喂爱工程推荐用书

母乳喂养宝典

Breastfeeding Answers Made Simple

轻松解决母乳喂养问题

A Pocket Guide for Helping Mothers

（精华版）

编著 [美] 南希·莫赫巴克尔
[中] 邱慧敏

中国科学技术出版社
·北京·

图书在版编目（CIP）数据

母乳喂养宝典：轻松解决母乳喂养问题：精华版 /（美）南希 · 莫赫巴克尔 (Nancy Mohrbacher)，邸慧敏编著 .—北京：中国科学技术出版社，2018.6（2018.12 重印）

ISBN 978-7-5046-8027-3

Ⅰ. ①母… Ⅱ. ①南… ②邸… Ⅲ. ①母乳喂养 Ⅳ. ① R174

中国版本图书馆 CIP 数据核字 (2018) 第 083674 号

著作权合同登记号：01-2018-3624

策划编辑 焦健姿 王久红
责任编辑 黄维佳
装帧设计 长天印艺
责任校对 龚利霞
责任印制 李晓霖

出　　版 中国科学技术出版社
发　　行 中国科学技术出版社发行部
地　　址 北京市海淀区中关村南大街 16 号
邮　　编 100081
发行电话 010-62173865
传　　真 010-62173081
网　　址 http://www.cspbooks.com.cn

开　　本 710mm × 1000mm 1/16
字　　数 292 千字
印　　张 18
版　　次 2018 年 6 月第 1 版
印　　次 2018 年 12 月第 2 次印刷
印　　刷 北京威远印刷有限公司
书　　号 ISBN 978-7-5046-8027-3 / R · 2232
定　　价 69.00 元

编委会名单

编　著

[美] 南希 · 莫赫巴克尔　　[中] 邸慧敏

内容提要

本书是一部新颖、独特、全面的母乳喂养参考书，由全球知名的母乳医学专家、国际认证哺乳顾问南希 · 莫赫巴克尔联合国内知名母乳喂养专家邸慧敏倾力打造，精选了新手妈妈及母乳喂养相关工作从业者在各种情境下遇到的母乳喂养问题，对各种母乳喂养问题都给出了极富指导意义的解决方案，完美呈现了母乳喂养所需的基本背景知识及精要策略。相信本书的出版可以对母乳喂养的各位妈妈有所帮助，对其他从事母乳喂养指导和母乳哺乳工作的人员亦有一定的参考价值。

序

徐国静老师在其所著的《有一笔资产: 母乳新发现》一书中曾说道,“母乳喂养,无论对母亲还是对孩子,都是一段极其短暂的时光,但母乳喂养过程所浓缩的生命信息却是无穷的。它凝聚了情商、智商和人格教育的所有能量,并培植了生命的雏形。”

母乳喂养是大自然赋予母亲的天职,每位母亲都希望能够顺利圆满地进行母乳喂养。但是,在世界卫生组织(WHO)提倡的纯母乳喂养半年后,继续母乳喂养2年及更久的时间里,总会遇到这样或那样的问题或困惑,尽管有母乳喂养的相关热线电话、咨询门诊、社会支持组织等在努力帮助妈妈们克服重重困难,坚持母乳喂养,但总会感到力所不及。

在人类繁衍的历史进程中,人们对母乳喂养既感到很熟悉又感到很无知。如今,母乳喂养已成为一门学科,既包含基础理论、实践技能,又包含沟通交流的技巧,既有生理的知识又有病理的变化,且研究在不断深入、知识也在不断更新,值得从事母乳喂养研究的各位同道与时俱进、不断学习。

本书兼顾了学术性和实用性,作者以丰富的母乳喂养实践经验和强大的理论底蕴,深入分析了母乳喂养过程的各种困惑及难题,提供了科学、简便的解决方案。本书既是从事或热衷母乳喂养相关人员的“充电站”,又是母乳喂养妈妈们的藏金宝书,可以指导她们在母乳喂养过程中轻松化解难题。

感谢此书的及时出版,相信能够成为中国母乳喂养支持用书的经典。

北京大学医学部硕士研究生导师

王山米

北京大学人民医院主任医师、全国爱婴医院评估员

前言

我非常高兴这本中文精华版在中国正式出版。自2016年开始，我曾多次访问中国，与努力改善中国母乳喂养实践的各位同道结下了亲密的情谊。

关于这本书与我之前所著的英文版《母乳喂养宝典：轻松解决母乳喂养问题（完整版）》，大家关注的最常见问题就是：精华版与完整版有何不同？

一个最明显的区别就是精华版的部头比完整版小了不少，这就引发了一个问题："到底缺少了哪些内容呢？"这次的中文精华版将完整版中数以千计的参考引文及摘要全部删去，还对过于冗长的注释、建议策略等进行了删减，仅保留了在各种情况下帮助母乳喂养的策略精要及所需的基本背景知识。

与大部头的《母乳喂养宝典：轻松解决母乳喂养问题（完整版）》不同，这次的精华版更为简便轻巧，方便随身携带，可以满足各位母亲随时翻阅参考的需求。其目的是为母乳喂养问题提供快速简便的解决方案，比如"在这种情况下，我需要牢记哪些事情"，又或者"下一步我该怎么办"，等等。

本书能够在中国顺利出版发行，首先要感谢邸慧敏女士与我共同创作了这本中文精华版，其次要感谢对本书提出很多宝贵意见的指导专家，最后还要感谢中国科学技术出版社和中国留学人才发展基金会母婴健康发展公益专项基金对本书出版给予的支持和帮助。

我希望这是一本有用的工具书，同时方便各位母乳喂养的妈妈随身携带，让她们及其家人在共同参与母乳喂养的过程中得心应手。同时，我也希望喂爱工程及其他进行母乳喂养指导的专业人员使用本书时能够有所裨益。

南希·莫赫巴克尔，IBCLC，FILCA

于美国芝加哥

2018年4月

Preface

I am very happy the Chinese version of the Breastfeeding Answers Made Simple Pocket Guide is now officially published in China. I have visited China many times since 2016, and I feel a special affinity with those striving to improve breastfeeding practices in China.

The most common question asked about Breastfeeding Answers Made Simple Pocket Guide is: "How does it differ from the full-sized Breastfeeding Answers Made Simple (BAMS)?"

One obvious difference is its size, which begs the question: "What's missing?" Gone from these pages are the citations of thousands of articles and books, and the summaries of their contents. Also gone are the sometimes lengthy explanations for its suggested strategies. What remains are the strategies themselves and the basic background information needed when helping breastfeeding mothers and babies in a vast range of common and unusual circumstances.

Unlike its larger cousin BAMS, this companion volume is intended to be small and lightweight enough to carry in your pocket or tote for easy reference as you assist mothers. Its purpose is to provide quick and portable answers to the questions: "What do I need to remember in this situation?" and "What should I try next?"

I am grateful for the successful publication of this book in China, and there are several people I'd like to thank for helping to make this possible. First, I would like to thank Ms. Di Huimin, my co-author of the Chinese version of the Pocket Guide. Second, I would like to thank all the editorial experts for their valuable comments. Finally, I would like to thanks China Science and Technology Press and China Oversea-Educated Scholars Development Foundation Special Fund of Maternal-Child Health & Development for their support and funding of this book's publication.

My hope is that this will be a useful tool Chinese breastfeeding helpers will carry with them, as they join families on their breastfeeding journey. I also hope this book will prove to be a helpful reference for the Breastfeeding for Love Project and for others involved in providing breastfeeding guidance to families.

Nancy Mohrbacher, IBCLC, FILCA

Chicago, USA

April, 2018

目录

第 1 章

母乳喂养行为准则

当母亲遇到母乳喂养困难时，引导其了解具体的喂养姿势或技巧可能会有所帮助。但是，按照惯例对所有母亲进行这些指导，对大多数母亲来说可能会使早期母乳喂养更加困难。虽然婴儿的摄食行为是先天性反射驱动的，但对母亲来说，母乳喂养可能一部分是通过后天学习的，还有一部分则是先天性的。与其他哺乳动物不同，人类母亲可能会认为母乳喂养及她们的智慧能够影响天生的行为，利用母亲的智慧甚至可以改变其激素水平。为正在进行正常母乳喂养的母亲提供最佳帮助的第一种方法，是培养母亲调节本能和天生行为能力的条件。

一、如何让母亲感觉更舒适

让母亲感觉舒适的母乳喂养姿势是肩膀自然放松，颈部肌肉不紧绷，以及良好的身体支撑，没有痛感且可以让母亲轻松维持长达 1 小时。为做到这一点，母亲可能需要利用枕头或垫子支撑身体。

许多母亲发现，采用保持良好支撑的半躺或“倚靠”姿势，会让早期母乳喂养更加顺利。鼓励母亲将其身体的倾斜角度调整到最适合自己和婴儿的位置，怎么舒服怎么来。

如果母亲想要了解关于具体喂养姿势的信息，不妨介绍一下对母乳喂养有利或者不利的动力学知识。比如，采用倚靠姿势（图 1-1），重力会自动将婴儿的正面贴近母亲的身体，从而触发先天摄食行为。而以直立或侧卧的姿势，母亲必须承受婴儿的重量，以保持婴儿的身体免受自己身体重量的压迫。如果母婴之间形成空隙，

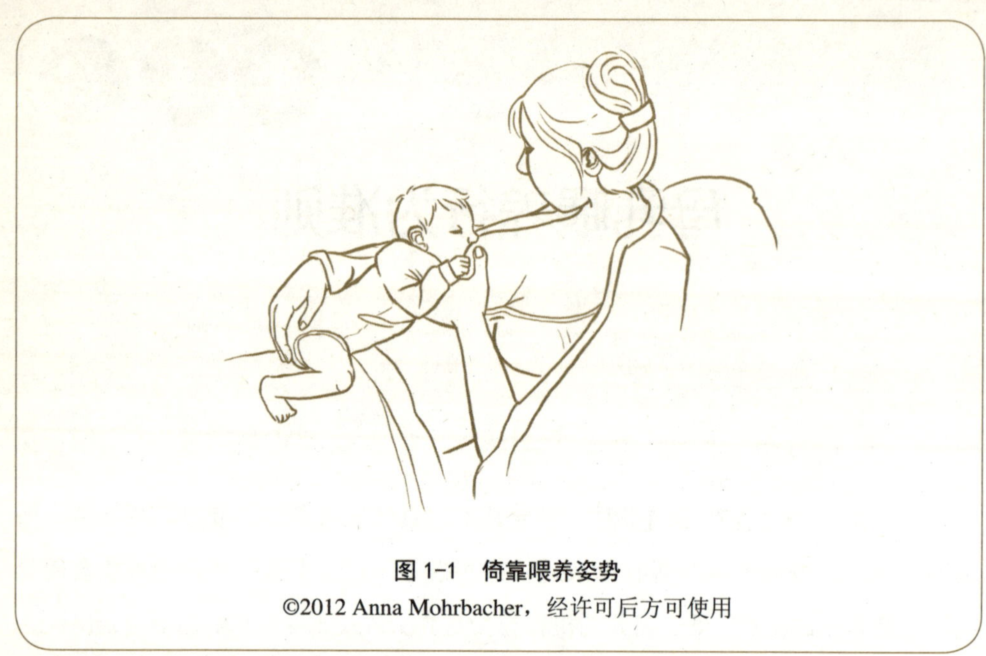

图 1-1　倚靠喂养姿势

©2012 Anna Mohrbacher，经许可后方可使用

就可能导致哺乳问题。由于重力的影响，采用倚靠式哺乳姿势，大多数母亲就不必再学习衔乳 / 辅助技巧了。

母亲和婴儿的身材和体型各异，有几百种可能的哺乳姿势。当母亲找到最适合自己的姿势，并且和她的宝宝在没有外界帮助的情况下进行母乳喂养时，可以提升新手母亲的自信心。引导新手母亲们采用特定的姿势和辅助策略可能会不经意地降低母乳喂养的长期满意度。

通过剖宫产分娩的母亲可以采用倚靠的姿势，让婴儿远离切口位置，例如将婴儿放置在胸前或肩膀上，这样婴儿的躯干和脚就可以靠枕头支撑在床上，而不会触碰到伤口（图 1-2）。

在情绪和身体上给母亲提供帮助的另一种方式，是创造一个有利于早期母乳喂养的环境，包括以下几点。

- 私密、温暖和舒适的场所。
- 尊重她的选择，肯定她所做的决定都是正确的。
- 除非绝对必要，或者为了帮助她提升照顾婴儿的成就感，否则不要给予太多指导，以免产生压力。

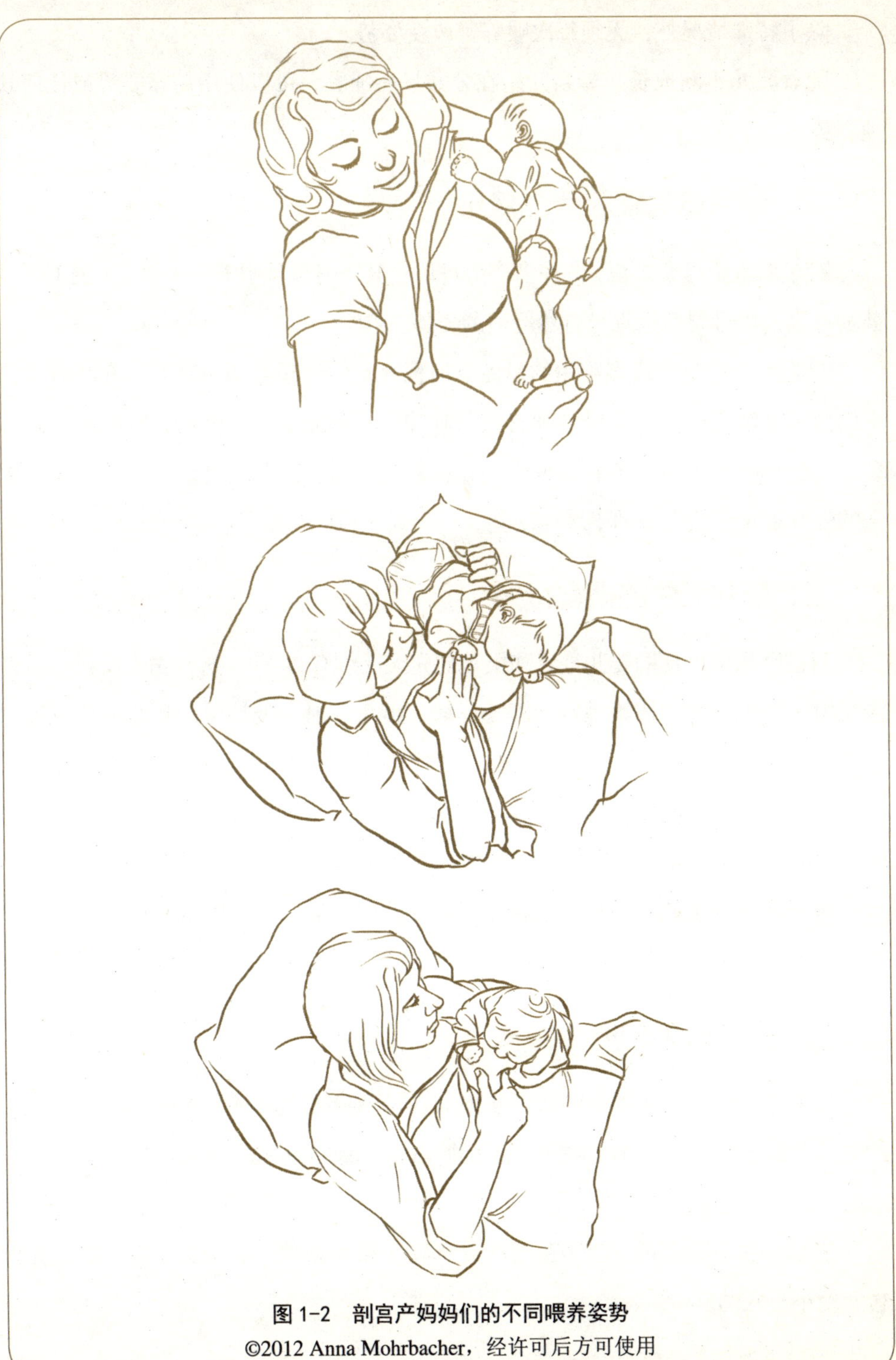

图 1-2 剖宫产妈妈们的不同喂养姿势

©2012 Anna Mohrbacher，经许可后方可使用

除了特殊情况外，无须每次喂养都改变姿势。

随着婴儿不断成长，母亲开始在公共场所哺乳，可以使用倚靠姿势或任何其他姿势。

二、同时母乳喂养两个婴儿

对于多胞胎母亲来说，有许多姿势可以让其同时母乳喂养两个婴儿（图1-3）。鼓励母亲采用母婴都感觉最自然舒适的姿势。

双胞胎、三胞胎或多胞胎的母亲有时候喜欢同时哺乳两个婴儿，有些时候则更愿意单独哺乳。而一些母亲则喜欢单独哺乳多胞胎婴儿。然而，有些时候两个婴儿一起母乳喂养可以节省大量时间，特别是在最初的几周可以更有效地提高母亲的催乳素水平从而有助于增加泌乳。

三、婴儿天生的摄食行为

目前已知可以帮助婴儿觅乳和摄食的先天反射有20种。这些先天反射包括迈步反射、抬头反射、挥舞手臂和蹬腿反射、嘴角反射、吸吮反射和吞咽反射等。这些反射并非是脆弱和短暂的，而是可以触发数月乃至数年。在不足29周的早产儿中已观察到这些反射。当婴儿躺在母亲身上时，他的反射动作也会影响母亲的激素水平，为母乳喂养做好身体上的准备。

乳房接触到婴儿的下巴和脸颊，同时婴儿的手部动作可以帮助他找到乳头，衔住乳头，并开始摄食。

四、觅乳行为的触发因素

婴儿的觅乳行为主要是依赖其正面靠在母亲身体上的感觉而触发和维持的，这也是大多数母亲非常自然地拥抱婴儿的方式。如果他的腿、脚和脚掌可以贴近母亲的大腿或旁边柔软的物体，婴儿就可以移动到乳房位置并且更容易停留在那里。

饥饿感和口渴感可能会刺激婴儿寻觅乳房和摄食，但是即使不饿，也可能会触发幼小婴儿的反射。

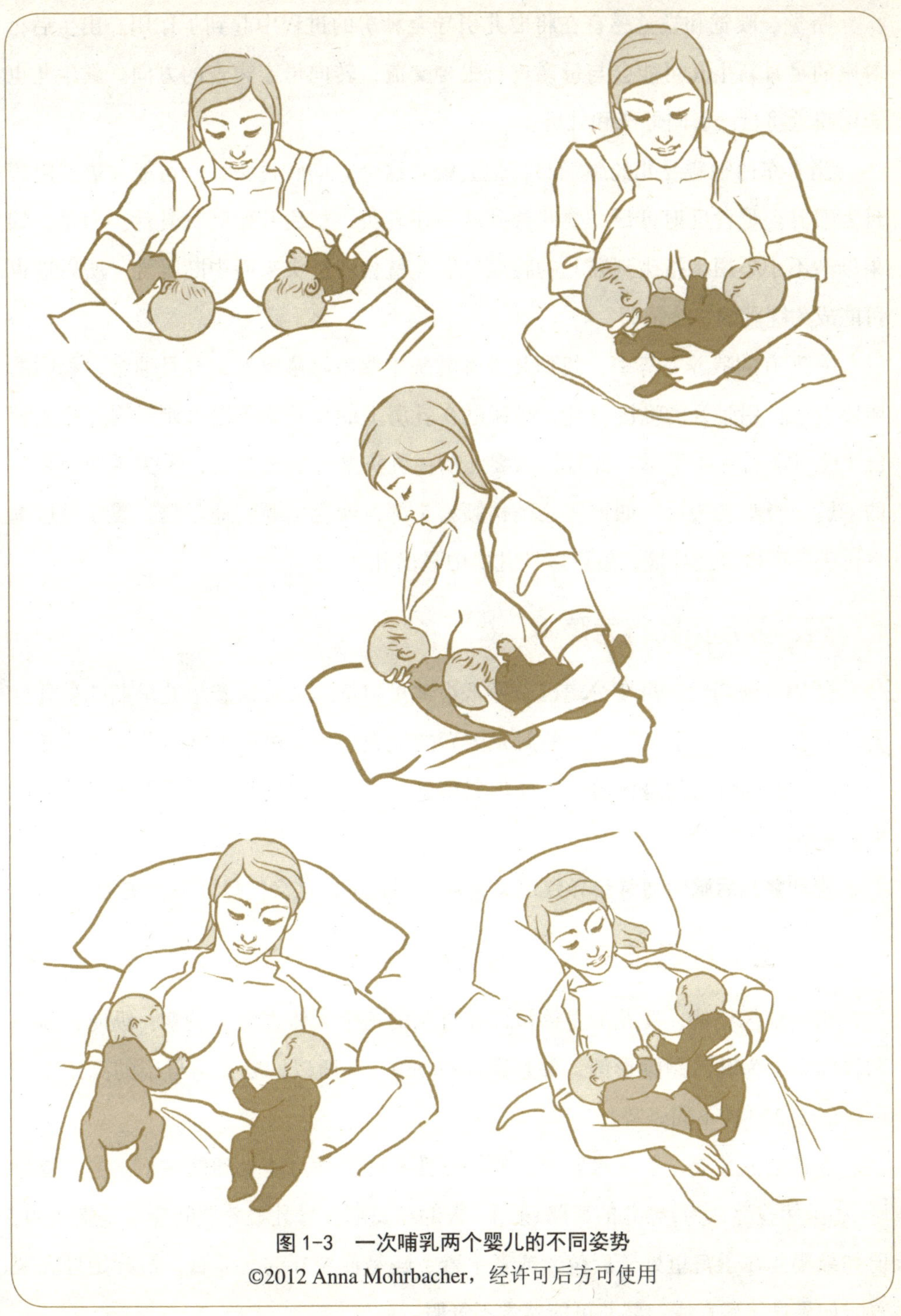

图 1-3　一次哺乳两个婴儿的不同姿势

听觉、嗅觉和视觉感官在将婴儿引导至乳房的过程中起到了作用。出生后，健康的足月新生儿可能会与母亲进行眼神交流，转向母亲声音的方向。新生儿也会用嗅觉将自己引向母亲和乳房。

当有东西触碰婴儿的脸颊时，他会朝着这个方向转过头，这可能促进或阻碍母乳喂养。觅食反射可帮助婴儿找到并衔住乳头，然后开始吸吮乳汁。但是，如果母亲不小心用手指碰到婴儿的脸颊，婴儿就会转过头来而中断吮乳，所以这也可能成为哺乳的一个阻碍。

在所有的喂养姿势中，找到并吸吮乳头主要由触碰触发，并且通常以相同的顺序发生：用张开的嘴巴寻乳，触碰贴在乳房上的婴儿的下巴可刺激婴儿张大嘴巴（张开）、舌头下垂。并且，当婴儿衔住乳头并开始吸吮时，舌尖延伸至婴儿的下唇。吸吮乳头后，如果婴儿稍稍倾斜头部，就会更顺利地吞咽。婴儿通过垂下舌头并产生真空环境，就可以从乳房中吸出乳汁。

五、婴儿觅乳行为障碍

使用分娩药物、母婴分离以及襁褓束缚可以抑制或延缓新生儿早期的觅乳行为。另一个障碍是上文中描述的触发因素的缺失。如果饥饿的新生儿无法感知处于自己正面的母亲的身体时，即使他离得足够近并可以清楚地看到母亲，他也可能会感到困惑和沮丧。

推动婴儿后脑勺通常会导致他又离开母亲乳房，这会使母乳喂养更为困难。

六、婴儿在母亲身体上的躺姿

采用倚靠姿势，婴儿的身体可以在母亲的三个大体方向上躺着：纵向、横向和斜向。因为乳房是圆形的，并且圆周有 360° ，所以，婴儿与母亲的身体至少可以形成 270 种不同姿势。

在最初的几周，婴儿母乳喂养的舒适性和协调性可能受到他在子宫中的姿势影响。虽然曾经认为，婴儿的肩膀、躯干、臀部和腿部在母乳喂养期间应该是直线的，但如果婴儿在子宫里处于后位，或者手臂、腿是伸展开的，那么，最开始母乳喂养时如果身体呈直线，婴儿可能感觉不舒服。

七、直立和侧卧姿势

在直立和侧卧姿势中提供良好的身体支撑会比较难。母亲需要确保婴儿的躯干、臀部和腿部与自己的身体保持接触（无间隙），并且婴儿的肩部和臀部能获得很好的支撑。这要求母亲对婴儿的背部施加压力，并且在某些姿势中需要在整个喂养期间支撑婴儿的体重。

当婴儿的臀部和躯干获得很好的支撑时，头颈部的协调功能就会得到改善。母乳喂养期间婴儿头颈部的控制在某种程度上取决于良好的臀部支撑。

八、帮助母亲和婴儿实现同步

母亲的右脑似乎在最初的几周内发挥了更积极的作用，因此右脑依靠“感觉”的帮助策略比左脑的指导方法更为有效。引导母亲学习母乳喂养的“感觉”来自于将母亲和婴儿相互吸引到对方身体上的反应。

如果在提供帮助时必须触摸母亲或婴儿，请先征得对方同意。

婴儿的状态影响其接受母乳喂养的能力。一个烦躁或爱哭闹的婴儿首先需要在乳房上安静下来。然而婴儿在任何状态都可以进行母乳喂养，并且在打瞌睡或睡着时让婴儿吮乳可能会有好处。睡眠会减弱寻乳反射并减少挣扎，而在打瞌睡或睡着时，婴儿可以更容易地进行吸吮、吞咽和呼吸。

当母亲和婴儿进行互动（交谈、互相进行眼神交流和触摸）时，这些行为形成了直接的右脑对右脑连接,有助于母亲调节婴儿的状态及其自主神经系统。起初，母亲和婴儿右脑之间的共鸣可以安抚婴儿并使其安静下来。母婴之间的这种右脑连接也可以改善婴儿的协调性，使早期母乳喂养更轻松。

特别是一开始，一旦婴儿适应了乳房，无论他是否饥饿，都可以促进母乳喂养。母亲想要缓解乳房饱胀感，或者她只是想要与婴儿亲密接触，都可以将婴儿放在胸前。母乳喂养的频率越高，婴儿学习的速度越快。

九、乳房扶托及塑形

如果婴儿需要外力帮助吸吮乳房，建议妈妈先尝试乳房塑形。根据母亲的身体姿势以及婴儿身体与乳房的位置，母亲可以在母乳喂养期间使用或不使用胸托。这最好由母亲自己决定。

如果直立姿势的母亲采用了胸托，建议她保持乳房接近自然高度。

给乳房塑形是指轻轻地挤压乳房组织，使婴儿更容易抓住。对于仍然存在吮乳问题的婴儿，请参阅第 4 章。

十、舒适感和乳汁流动

在正常母乳喂养期间，乳头平均达到婴儿的硬软腭交界处约 5 毫米。乳头进入婴儿口腔的深度可能会影响母亲在母乳喂养过程中的舒适感和乳汁流动，还会影响到婴儿吸吮的主动性。如果婴儿轻轻吸住乳头，乳头压在他的硬腭的前面，这可能会导致乳头疼痛或创伤以及乳汁流动缓慢。如果乳汁流动过于缓慢，可能会造成婴儿不主动吸吮、快速入睡或体重增长缓慢。

十一、如何结束喂养

如果婴儿正在茁壮成长，可用一侧乳房进行母乳喂养，直到婴儿自己离开这侧乳房后再换用另一侧乳房喂养。一些婴儿摄食比较快，一些则摄食比较慢。如果婴儿体重增长状况良好，定时喂养或在几分钟后就换另一个乳房喂养没有任何好处。允许在用另一侧乳房哺乳之前让婴儿吸吮完一侧乳房的乳汁。如果婴儿在哺乳期间睡着了，母亲可以在他醒来时用另一侧乳房哺乳。

如果母亲想要在结束哺乳之前让婴儿离开乳房，以免乳头疼痛或创伤，建议首先将干净的手指快速插入婴儿嘴角牙龈之间，使婴儿离开乳房时不会用力压迫乳房。

十二、哺乳问题一览

如果婴儿无法顺利吸吮乳房，请先阅读基础知识。

- 在哺乳姿势中，重力有助于母乳喂养还是会阻碍母乳喂养？
- 如果是倚靠姿势，母亲是否会为婴儿尝试不同的倾斜角度和不同的躺姿？
- 婴儿的脚会与母亲的身体或者附近其他柔软的东西接触吗？

- 婴儿以自己选择的姿势第一次躺在母亲的身体上，会自动寻觅乳房吗？
- 婴儿哭了吗？需要想办法让他安静下来吗？
- 母亲是否曾尝试过在婴儿睡着或有睡意时进行母乳喂养？
- 乳房扶托或塑形对婴儿有好处吗？

欲了解更多策略，请参阅第 4 章。

第 2 章

母乳喂养规范

由于哺乳受到生物学和文化的影响，母乳喂养包括多个方面内容：婴儿吸吮乳房的频率和间隔时间、单个乳房的产奶量是否可以满足婴儿的营养需求、喂养频率的昼夜差异以及婴儿日渐成长时这些变量如何随时间而变化。

一、分娩方式和母乳喂养

分娩时间延长或分娩不顺利的经历可能会影响早期母乳喂养。这些情况包括产妇需要长时间卧床、没有亲友陪同下独自分娩、禁食、禁水、药物引产、使用产钳术和（或）真空抽吸，以及进行剖宫产。

无论产妇在身体上还是心理上有分娩负面影响，都可能会延迟泌乳量的增加。延迟增加泌乳量的其他危险因素还包括在第二产程（消耗大量体力）时间超过 1 小时，以及分娩期间轻度到中度的产后出血。

经历创伤性分娩的母亲可能对“母乳喂养是为了弥补分娩”这一感受更为强烈，她甚至可能反对母乳喂养，认为她的乳房是“另一个被侵犯的身体器官”。在这种情况下，应提供建立母乳喂养的一对一心理辅导。

分娩时使用的药物可能延迟第一次母乳喂养，因为一些药物对新生儿有镇静作用、抑制摄食行为，并且降低新生儿的运动协调性，从而影响新生儿的警觉性、觅乳行为和哺乳效果。

产妇在分娩期间得到的情感支持与早期母乳喂养有关，与长期坚持母乳喂养也有非常密切的联系。

剖宫产加大了对母亲母乳喂养的体能要求，所以在手术分娩后，产妇可能需要外界帮助才能找到舒适的母乳喂养姿势。所有研究均未发现剖宫产分娩与乳汁分泌增加延迟有关。分娩后的早期哺乳频率可能更为重要。

二、建立母乳喂养机制

产后早期是母乳喂养和母婴关系的脆弱期。产后护理应根据母亲个体做出具有针对性的调整，促进护理过程的自然效用。

（一）最初的 2 小时

分娩后的最初 2 小时可能是敏感期，母婴肌肤接触对新生儿的生命体征稳定和早期母乳喂养都至关重要。在此期间，应保持母婴的正面肌肤接触。分娩后最初 1~2 小时的母乳喂养与婴儿存活率、母乳喂养持续时间以及乳汁摄入量的增加有关。

新生儿在母亲身上的早期觅乳行为增加了母亲的催产素水平，这可能有助于其身体做好进行母乳喂养的准备。分娩后母婴分离可能抑制新生儿的觅乳行为。

（二）出生的第 1 天

出生第 1 天，母乳喂养的新生儿平均每次摄入约 7 毫升初乳，平均每日摄入量为 37 毫升。出生第 2 天，母乳喂养婴儿平均每次摄入乳汁量为 14 毫升。当母乳喂养正常进行时，在出生第 1 周的每一天，随着婴儿需要摄取更多乳汁母乳产量随之增加。

对于新生儿来说，少量喂食比大量喂食更好。新生儿出生时需要排出体内过量的液体。麻雀虽小，五脏俱全，新生儿当然也有一个小小的胃。新生儿胃的大小因出生体重而异，较大的婴儿胃也较大，最大容量约为 30 毫升。出生第 1 天，婴儿的胃部不够伸展舒张。3 天后，随着婴儿更为频繁地摄入少量的乳汁，其胃部开始舒张，以容纳越来越多的乳汁。

出生第 1 天，新生儿可能需要经常进行母乳喂养，又或者一部分婴儿似乎对吸吮乳房不感兴趣。母乳喂养的感官体验对于婴儿的大脑构造和接受的乳汁量可能是非常重要的。

最初 24 小时的喂养次数可能对健康结果产生重大影响。如果婴儿母乳喂养状况良好，在最初 24 小时内采取频繁的喂养会影响到婴儿之后的生长发育，意味着乳汁摄入量较多以及体重下降较少。出生第 1 天，喂养次数的增加还可以降低第 6 天新生儿黄疸的可能性。

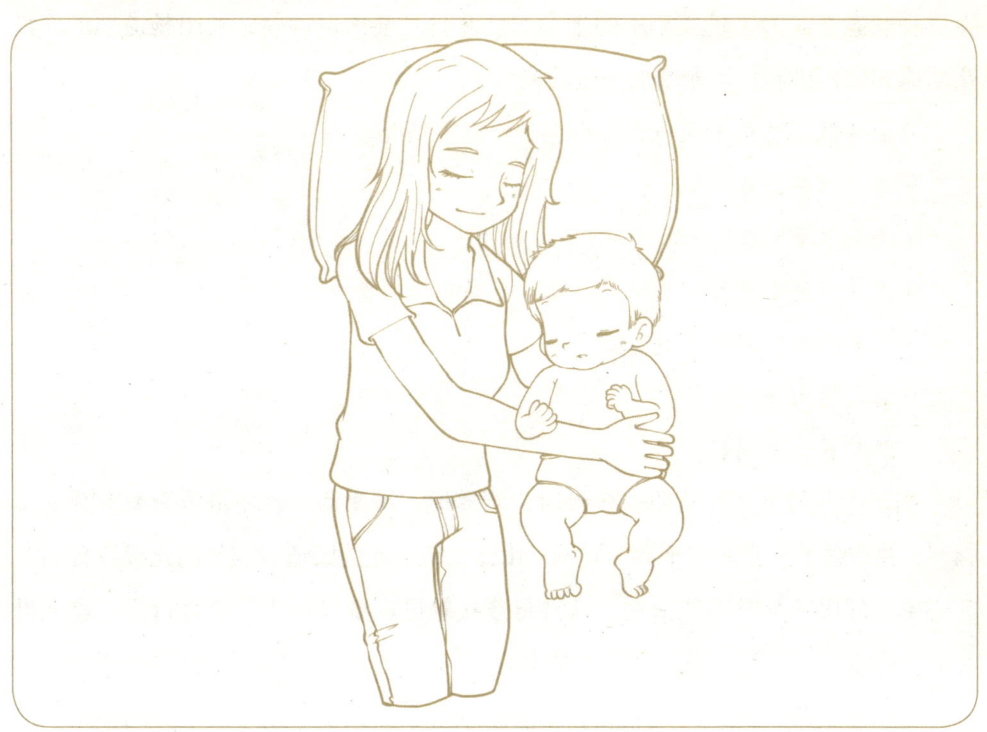

即使婴儿处于困乏状态，也可以通过保持婴儿与母亲身体正面接触（无论是肌肤接触还是穿着轻便衣物）来促进频繁喂养。在婴儿出生第 1 天增加喂养次数的其他方法包括以下几点。

- 在醒着的时间或“密集型哺乳”期间进行数次母乳喂养。
- 浅睡眠期间将婴儿的嘴唇放在乳房上。

由于白天其他人的干扰可能成为早期母乳喂养的障碍，一些分娩机构为母婴设置了私人空间，提供更多的母婴独处时间。

母婴晚上在一起，他们的睡眠会更充足。当婴儿睡在母亲病床旁边的婴儿床上，比分床单独睡觉时母乳喂养次数更多。医院工作人员对晚间母婴同室的态度会影响母亲的选择。

当与母亲分开时，哺乳动物的新生儿会表现出导致生命体征不稳定的可预测应激反应。这首先源自新生儿独特的“分离痛苦”的啼哭和被称为“抗议绝望反应”的可预测生理变化，如果婴儿的啼哭没有得到回应，他就会陷入绝望的状态。为了增加存活机会，新生儿会通过降低心率、呼吸频率和体温来消耗较少能量。在这种状态下，为了延续小小的生命，婴儿自身会做出调整，关闭肠道功能、消化功能和生长机制，从而增加应激激素。

在新生儿出生第 1 天母婴分离会加重以下情况。

- 婴儿体温降低。
- 血糖水平降低。
- 婴儿啼哭更频繁，应激激素水平更高和睡眠更少。
- 母乳喂养方面的问题更多。
- 母乳摄入量下降。
- 运动神经控制弱。

当新生儿与母亲保持肌肤接触时，营养模式被激活。这使得应激激素减少了 74%，并增强了婴儿的生理调节功能。由此，新生儿的肠道更容易消化吸收食物，其心率和呼吸不会升高或减缓。这种母婴接触可以激发母亲的养育行为，增强母婴的情感联系，并引发婴儿的先天的觅食反射。

襁褓中的婴儿睡眠时间较长，不容易唤醒，而减少早期母乳喂养的频率。出生后把婴儿裹在襁褓中会导致早期吮乳能力差，也不利于后期母乳喂养的建立。为了使婴儿的身体保持温暖，可以让婴儿趴在母亲的身上，并用毛毯盖在他们身上以替代将婴儿裹在襁褓之中。

在非医学原因的情况下，给婴儿喂食配方奶会阻碍频繁的早期母乳喂养。喂食奶粉使婴儿吃饱，长此以往就会对母乳喂养失去兴趣，可能会延缓母乳分泌增加。如果使用奶瓶喂养，这可能会改变婴儿吸吮的方式。在第 3 天至第 7 天，用奶瓶喂养婴儿的效果很可能比母乳喂养行为低 2~3 倍。配方奶还会增加婴儿对母乳量的期望，特别是当喂食超过 1 盎司（37 毫升）时；在这种情况下，当婴儿吸吮乳房并只摄入较少量乳汁时，他们便无法得到满足。

用源自非人类乳汁的配方奶喂食新生儿，其过敏原致敏的风险更大，因为他们的肠道连接更为开放并更具渗透性。随着婴儿肠道日益成熟，其肠道连接越来越紧密，这种致敏风险也随之降低。非人类乳汁会改变新生儿的肠道菌群，使其更接近于成年人的肠道菌群，从而增加了感染风险。

（三）出生的第 2 天

分娩后第 2 天产妇血液催产素水平越高，母乳喂养持续的时间将会越长。术语“激素肤色”用于描述母亲血液中催产素水平的外在指征，也是用来反映母乳喂养效果的一个指标。以下是母亲高催产素水平的外在指征。

- 看起来好像“魂不守舍”。
- 面色潮红或者有光泽。
- 昏昏欲睡或者精神松弛。
- 闭上眼睛时面带微笑或者似笑非笑。

当观察到这些指征时，避免与母亲交谈或消耗她的精力，因为这会改变她的激素状态。

三、最初 40 天

第 3 天或第 4 天，随着泌乳量的增加，大多数婴儿的母乳喂养方式发生变化，哺乳时间越来越短，婴儿越来越适应更长的哺乳间隔。大便颜色也开始从黑色胎便变为绿色过渡性大便，最后变为黄色大便。

在最初的 40 天中，通常认为婴儿对于母乳喂养的需求非常强烈，直到建立起充分的泌乳机制。虽然激素在促进泌乳方面起着重要作用，但主要的泌乳因素是通过母乳喂养或挤奶（“自分泌控制”）引起母乳消耗的节律性和有效性。

当母乳喂养婴儿有效时，其哺乳频率是母亲增大泌乳量的主要动力。在此期间，婴儿可以以不规则的时间间隔进行母乳喂养，即在一天中的部分时段“密集型哺乳”或密集式喂哺。

（一）第 1 周

随着母乳喂养的日益频繁，第 1 周结束时，到第 7 天母乳产量已增加了不止 10 倍，从第 1 天的平均 1 盎司（37 毫升）增加至每天 10~19 盎司（280~576 毫升）。同时，婴儿的胃容量增加，每次进食可以舒适地容纳 1~2 盎司（30~59 毫升）的母乳。随着婴儿快速生长，其胃容量随着母乳产量增加而增加。

（二）第 2 周和第 3 周

随着频繁的母乳喂养，母乳产量持续增长。现在，婴儿每次进食可以摄入 2~3 盎司（59~89 毫升），每天可摄入 20~25 盎司（591~750 毫升）的乳汁。在这个阶段，婴儿经常需要增加更多母乳喂养的次数和时长，以增加母乳产量，满足其日益增长的营养需求。这个更长时间、更频繁的喂养时期有时被称为“婴儿快速生长期”。

（三）第 4 周和第 5 周

在这一阶段婴儿每次进食平均需要 3~4 盎司（89~118 毫升）乳汁，乳汁日摄入量平均增至 25~35 盎司（750~1035 毫升）。在 1 个月的时间里，大多数母亲每天的泌乳量几乎与母乳喂养的婴儿所需的乳汁一样多。因为婴儿的生长和代谢率随着年龄的增长而变缓，他们在 1~6 个月的时间里仍然需要同样数量的乳汁。但不是每个婴儿都是平均水平，健康、茁壮成长的婴儿每天的乳汁摄入量可在 15.5~43 盎司（或 440~1220 毫升）。

如果可能，在这一忙乱的时期应安排他人进行协助，以便母亲可以把精力放在婴儿和母乳喂养上面。如果她认为母乳喂养可能会发生忙乱的情况，她可以提前计划获取帮助。如此一来，她在母乳喂养婴儿方面经常犯错误的可能性就变小了。

四、较大的婴儿

虽然有些人认为母乳喂养的婴儿随着其生长发育所需的哺乳日益减少，但这与研究或人类生物学相悖。与其他哺乳动物相比，人类婴儿出生时非常不成熟，在所有哺乳动物乳汁中人乳的脂肪和蛋白质含量是最低的。这将人类置于“携带”或“连续接触哺乳动物”的类别，这些哺乳动物通常需要全天候喂食，因而需要将婴儿带在身边，在狩猎采集文化传统中，占人类生存的 99% 以上，在分娩后的最初 2 年，母亲每小时会进行数次母乳喂养，每次只维持几分钟。

许多母乳喂养的婴儿不符合基于奶瓶喂养规范的西方文化的哺乳和睡眠期望。根据西方国家的预期，婴儿在哺乳后应该足以维持数小时的时间，并且可在夜间长时间地独自睡觉。虽然一些母乳喂养的婴儿会遵循这些哺乳和睡眠模式，但很多人不会这么做。当母乳喂养的婴儿的自然哺乳方式与文化信仰相冲突时，会给新手父母带来焦虑感。

西方育儿哲学的一些基本原则（或者说，做一个“科学的母亲”）包括“成年人被婴儿啼哭弄得团团转”和“对婴儿啼哭做出回应就是鼓励啼哭”。针对反应不太敏感的母亲的研究发现，得到及时回应的婴儿啼哭次数较少。

一些推荐的哺乳时间表更符合奶瓶喂养方式，而非母乳喂养方式。奶瓶喂养婴儿的进食速度更快，流量更稳定，奶瓶喂养的婴儿每次喂食可摄入更多的乳汁，每天喂养次数更少。更熟悉奶瓶喂养方法的家庭可能会尝试将这些方法应用到母乳喂养中，并取得不同程度的成功。

（一）日常喂养方式

许多母乳喂养的婴儿在晚上喂食的频率较高，而早晨则较少。随着新生儿与其他家庭成员的关系更加和谐，他们夜间需要母乳喂养的次数可能会更少，所以在早晨，母亲的乳房里可以积蓄更多的乳汁。而在晚上，许多婴儿的母乳喂养比较频繁。这种情况通常发生在晚餐时间，也有可能会持续整个晚上。

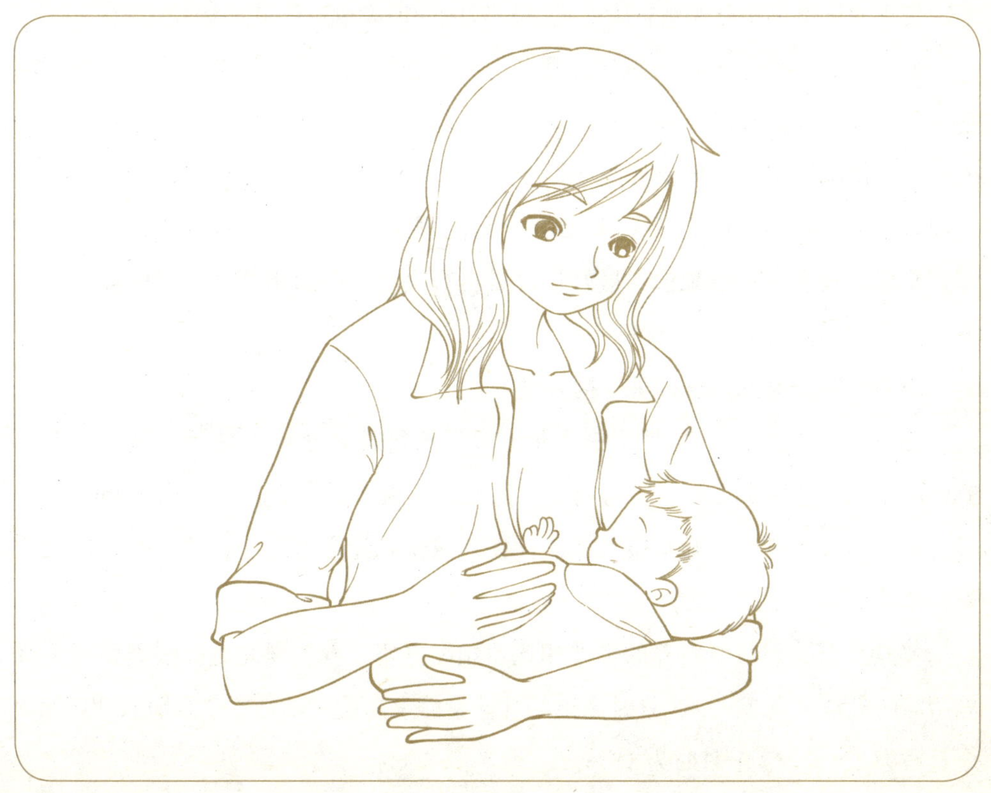

（二）初乳和后乳

无论哺乳间隔多久，实际上母乳喂养的婴儿在一天中消耗的脂肪量大致相同。这是因为，与母乳喂养较少的婴儿相比，母乳喂养频率高的婴儿与频率低的婴儿相比，通常可以从初乳中获取较多的脂肪，但从后乳中获取的脂肪相对较少。无论采用何种喂养方式，总体的日常母乳摄入量对婴儿成长最为重要。

（三）影响喂养方式的因素

包括婴儿的胃大小和母亲的乳房储奶量，或者婴儿的胃可以容纳的乳汁量，以及每次喂养从母亲的乳房可以获得的乳汁量。在某种程度上婴儿胃的容量因年龄而异。

术语“乳房储奶量”是指当乳房含奶量最多的时候，婴儿可以摄入的最大量乳汁。因为这个乳汁量在各个母亲之间存在很大的差异，这就动态地解释了为什么母亲和婴儿之间的喂养方式变化如此之大。已测定乳房储奶量范围为 2.7~20.5 盎司（74~606 毫升）不等，与乳房大小无关，主要由乳房脂肪组织的数量决定。乳房较小的母亲可能储奶量较大，而乳房较大的母亲也可能储奶量较小。

具有较大储奶量的母亲所生的婴儿可以每次只用一个乳房哺乳，并且每天喂食次数更少。而具有较小储奶量的母亲所生的婴儿，为了让婴儿生长良好和茁壮成长，每次哺乳婴儿可能需要吸吮两个乳房，而且每天需要喂食的次数较多。平均而言，婴儿在一些情况下可以采用一个乳房喂食，而在另一些情况下，可以采用两个乳房喂食。一般来说，最好让母婴自行决定，制定出适合自身的最佳哺乳方式，没有太多的所谓“规则”。

（四）随着婴儿成长的乳汁摄入量

由于生长减缓，母乳喂养的婴儿 1~6 月龄每日乳汁摄入量保持稳定。大约 5 周龄时，母乳喂养的婴儿达到峰值，每日乳汁摄入量为 25~35 盎司（750~1035 毫升），而且在 6 个月开始摄入固体食物并减少乳汁需求之前，这一摄入量大致保持不变。

平均而言，与母乳喂养的婴儿相比，用配方奶喂养的婴儿每次喂养和每天喂养所需的乳汁量更多：3 个月时多出的乳汁量需求高达 15%、6 个月时为 23%、9 个月时为 20%、12 个月时为 18%。

1年之后，母乳喂养方式因不同的幼儿和不同的地区而有所差异。如果长期母乳喂养已成常态，母亲每天平均喂食量更多，而且泌乳量更大。

五、安抚奶嘴 / 橡皮奶嘴

母乳喂养的第1个月不推荐使用安抚奶嘴 / 橡皮奶嘴。在母乳需求强烈的最初40天，如果母乳喂养方式是刺激充分产奶的关键时期，使用安抚奶嘴 / 橡皮奶嘴会延长母乳喂养的间隔时间。

当然有一些特殊的情况，奶嘴可以成为一个有用的工具，比如管饲喂养的早产儿通过吸吮安抚奶嘴促进消化，或者存在喂养问题、需要帮助学习有效吸吮的婴儿。

当对婴儿正常进行母乳喂养时，安抚奶嘴的使用与母乳喂养持续时间较短以及母亲再次妊娠较早有关。它还与耳部感染、念珠菌 / 鹅口疮感染、口腔畸形和龋齿的发病率增加有关。

在美国，建议超过1个月大的婴儿睡眠时使用安抚奶嘴，以帮助预防婴儿猝死综合征（sudden infant death syndrome，SIDS）。在荷兰，建议仅使用安抚奶瓶喂养婴儿。已发现纯母乳喂养可以有效预防SIDS。

六、夜间喂养

在新生儿期间，婴儿在凌晨3时至上午9时喂食次数最少，常见于晚上9时至凌晨3时。对夜间婴儿哺乳情况的了解可以防止摄入不必要的配方奶。

许多新生儿有一个长达4~5小时的睡眠时长。不要在这种长时间的睡眠过程中唤醒婴儿，除非婴儿每日喂食少于8次、体重增加低于平均水平。

为了帮助新生儿夜间睡眠时长达到最长，夜间刺激应保持最小。尽量做到光线要暗，声音要低，活动要少。只在婴儿排便时才换尿布。

选择最适宜的睡眠方式，尽量减少干扰，使母乳喂养更方便。当婴儿睡觉时，选择母亲可以睡觉的母乳喂养姿势。

纯母乳喂养的母亲比其他母亲睡得更深、睡眠时间更长。配方奶和固体食物不仅不会使婴儿睡眠时间更长，而且可能效果适得其反。

母亲乳房的储奶量因影响哺乳的最长间隔时间，进而影响婴儿在夜间对母乳喂养的需求。母亲乳房的储奶量大，婴儿的睡眠时间会更长，然而并不会导致母亲的产奶量下降。

母乳喂养和奶瓶喂养的婴儿睡眠模式各不相同。母乳喂养的婴儿比非母乳喂养的婴儿更容易醒，而且睡眠时间较短。睡眠模式的这些差异早在 1 个月时就很明显，并且可以持续长达 2 年，特别是在父母和子女同睡习惯的家庭中。

“睡眠训练”和严格的哺乳计划的长期影响尚不得而知。这些做法与生物学上的正常人类喂养和睡眠模式截然不同。

婴儿应该在哪里睡觉以及如何睡觉　大多数母亲和婴儿如果没有完全醒来，就可以更快地入睡。如果母亲疲惫不堪，可以权衡选择如下所示的睡眠方式，这样可以使母乳喂养更为方便，并且对其睡眠影响较小。

- 将婴儿放在靠近母亲床边的婴儿床或摇篮上，将一张婴儿床以“边车”的方式附接在母亲床上或将一张“共眠式”床附接在母亲床上。
- 让婴儿睡在父母房间离墙壁不远的地板上的床垫上，这样母亲就可以在母乳喂养时躺下睡觉，如果愿意的话也可以回到自己床上睡觉。
- 让婴儿睡在自己床上，无论是晚上的部分时间还是整个晚上。

母亲应该掌握最适合她的家庭的做法。不妨参考表 2-1 中有关安全和不安全的睡眠习惯，以帮助她找到一个安全可行的解决方案。

为了预防 SIDS，大多数卫生组织建议在开始 6 个月的夜间让婴儿在父母的房间里以仰卧的姿势睡觉。

在许多低 SIDS 发病率的文化传统中，父母同睡是常见的，并且与更充足的睡眠和更良好的母乳喂养效果相关。研究表明，与婴儿单独睡觉时相比，父母与婴儿同睡一张床，母亲的睡眠更为充足。

一些美国卫生组织建议新晋父母让婴儿睡在一个单独的床上，但就在父母床旁边的位置。但是，即使是远东地区的文化传统，以及 SIDS 发生率最低、与父母同睡现象最常见的国家，也都谨慎对待婴儿与父母同睡。西方 SIDS 研究人员无法控制不安全的和其他已知的 SIDS 风险因素。然而，尽管美国卫生组织建议不要与父母同睡，大多数美国父母仍然会这样做。随着母乳喂养率的增加，与父母同睡的数量也在增加。

试图避免与父母同睡可能会无意中导致危险的睡眠习惯。母亲在夜间坐起进行母乳喂养，弄得疲惫不堪，会让她在一些可能比成人床（如沙发或躺椅）更危险的地方入睡。

针对父母同睡的一系列建议、寻找可以适用于所有睡眠方案的可保证与父母同睡安全的替代性方案（表 2-1）。

表 2-1　安全和不安全的睡眠习惯

安全的睡眠习惯

- 让婴儿仰卧着睡觉。
- 在坚实平坦的平面上睡觉，例如远离墙壁处地板上的结实床垫，或附接在成人床上的“共眠式”婴儿床或小儿床。
- 把床垫周围的毯子掖好，以免蒙住婴儿头部。
- 如果室内很冷，应给婴儿穿上暖和的睡衣。

不安全的睡眠习惯

- 将婴儿暴露于吸烟环境（无论是母亲吸烟的环境或是其他吸烟者的二手烟环境）。
- 和婴儿在沙发、睡椅、坐卧两用沙发或者水床上入睡，或者靠着枕头或在婴儿附近的松散寝具上入睡。
- 在能照顾到婴儿的邻近空间共用一张床。
- 让婴儿的脸朝下（俯卧）或侧卧睡觉。
- 与其他子女或饮用了酒精、镇静药或其他致幻药物的成年人共用一张床。
- 让婴儿独自睡在成人床上。

第3章

乳房问题

一、乳房肿胀

产后第2天至第6天，如果泌乳增多，大多数母亲会感觉乳房有些充盈或肿胀，这一状况通常在产后几周内即会消退。这种充盈感是由于乳汁量增加，以及血液和淋巴液流向乳房促进了泌乳所致。如果婴儿能够深度吸吮乳房，并且可以频繁有效地吸吮、消耗乳汁，这些多余的体液很容易从乳房排出。数周内，随着分娩激素的减少，即使泌乳量很充足，母亲的乳房也会开始变得柔软。

但是，如果新生儿吸吮不频繁或母亲的乳房过度充盈，血液循环就会减缓。由于体内压力的增加，血液和乳汁中的蛋白质渗入乳腺组织而引起肿胀。这种肿胀可能导致乳房不适、发热和悸动，症状甚至可能蔓延至腋下。母亲乳房上的皮肤可能看起来较为紧绷且有光泽。

肿胀可能发生在一个或两个乳房，也可能仅发生在乳晕，或者仅发生在乳房的其他部位，或两者兼有。并可能导致高达101 ℉ / 38.3℃的发热症状，这一症状可能导致母婴不必要的分离。在各个母亲之间以及同一母亲生育不同婴儿时乳房肿胀表现存在差异。它通常发生在初产妇分娩1天之后。

在分娩过程中过量的静脉滴注会加重并延长肿胀，症状包括在一两天内发生乳房和脚踝肿胀。

对于接受过乳腺外科手术或有损伤史的母亲，乳房部位液体可能无法排空。但与乳头分离的乳导管不会增加患乳腺炎的风险，因为它们会迅速停止泌乳并恢复原状，而且它们不会接触外界，所以不可能发生感染。

为了防止和尽量减少肿胀，应注意如下事项。

- 在出生后保持母婴共处，并鼓励频繁而长期的母乳喂养。
- 在采用第 2 个乳房喂养之前，只要婴儿喜欢，就可以用同一个乳房进行母乳喂养。
- 如果产妇未进行母乳喂养，则至少每 2~3 小时挤奶 1 次。

（一）肿胀治疗

通常在 12~48 小时内可治愈其极端症状，但如果不及时治疗，可能需要 7~14 天乃至更长时间。有效的治疗可以减少肿胀、疼痛和（或）排空乳汁。只使用有效且感觉舒适的策略。

- 服用消炎药和（或）止痛药。
- 在母乳喂养间隙，用棉布冷敷约 20 分钟。
- 母乳喂养至少每 2 小时 1 次，让婴儿“先吸吮完第 1 个乳房的乳汁”。
- 如果母乳喂养后仍感觉充盈，可以挤奶使其更为舒适。
- 使用有效的吸乳器尽可能充分地排空乳房一两次，以减少乳房肿胀并帮助排出乳汁。

为了有助于放松和刺激乳汁流动以改善乳房排空，建议：

- 在母乳喂养或挤奶之前，要先用温水淋浴或湿热外敷一两分钟，让乳房变得温热。
- 从胸壁向乳晕轻轻按摩胸部，集中在最充盈的部位。

一些可能无效但可起到舒缓作用的治疗方法，包括：

- 甘蓝叶。使用方法：将冷藏或室温下的甘蓝叶冲洗干净，剥去大叶脉，并在叶片上切开一个孔以放置乳头。直接敷在乳房上，并将其戴在胸罩内。2~4 小时后，取出并敷上新鲜的叶子。
- 手动淋巴引流疗法是由训练有素的按摩师沿淋巴液流动方向轻轻按摩，以改善淋巴循环。

尽管采取了持续治疗，如果乳房依然肿胀，请咨询医护人员，以排除其他病因。

如果乳房紧绷、肿胀，而无法正常地母乳喂养婴儿，提出以下建议。

- 采用反式按压法。
- 进行乳房塑形。
- 挤出适量的乳汁以软化乳晕。
- 采取倚靠式母乳喂养姿势。
- 穿戴胸罩——喂养前穿戴约半小时。
- 使用乳盾——随着肿胀的消除，可逐渐停止使用乳盾 。

如果婴儿仍然不能进行母乳喂养，建议母亲挤奶喂养婴儿。

（二）避免并发症

及时治疗肿胀，以防止引发喂养问题、体重增加问题、乳头皲裂和乳腺炎。极端压力可能会损伤乳汁分泌组织。

二、乳腺炎

（一）概述

乳腺炎是指乳房炎症，程度可从轻微至严重。乳腺炎最常发生在母乳喂养的最初几周。症状可能包含乳头皲裂、受压、乳导管堵塞、胸罩过紧、乳头疼痛、乳腺炎病史和婴儿衔乳问题。

患有乳腺炎的母亲不需要断奶。如果进行母乳喂养时她很痛苦，可与医护人员讨论使用不影响母乳喂养的抗炎镇痛药，如布洛芬。

（二）乳腺炎的症状

症状包括乳房发红、疼痛或肿块。当乳导管引流不畅时，通常在一个乳房发生乳导管堵塞，堵塞后形成对乳房的压力。乳汁成分，如细胞因子，渗入周围的乳腺组织，引起炎症。从堵塞的乳导管中挤出的奶看起来很浓厚或黏稠，也可能是看起来像结晶体或沙粒的东西连同黏液一起挤出来。这些都不会对婴儿有害。患有乳腺炎的母亲即使没有细菌感染也可能会发热。

由于某些惯常的文化传统是不可靠的，并不总能分清乳腺炎症是由于感染还是乳导管堵塞。即使没有细菌感染，周围组织的炎症也可引起发热。乳导管堵塞也可引起流感样症状。

细菌感染的具体症状包括乳头皲裂中的可见脓水、乳汁中的脓液或血液、乳房上的红色条纹以及不明病因的恶心呕吐。有这些症状的母亲应联系医护人员，可以并且应该继续母乳喂养，因为突然断奶可能导致乳腺炎恶化成乳房脓肿。

如果母亲的两个乳房都患有严重的乳腺炎，而婴儿还不满 2 周，就有可能是医院感染，而这种感染对普通的抗生素有耐药性。

乳腺炎导致患侧乳房中的乳汁有咸味。如果婴儿不愿意在患侧乳房上吸奶，则将奶挤出，并继续用另一个乳房哺乳。症状消除后 1 周内，咸味会消失，婴儿又会回到那只患侧乳房吸奶。

炎症可能会降低患侧乳房的泌乳量，但如果频繁地进行母乳喂养或挤奶，会在大约 1 周内恢复正常。

（三）乳腺炎的治疗

家庭治疗，包括以下几项。

- 服用消炎镇痛药，如布洛芬。
- 哺乳前在患侧部位湿法或干法热敷 10 分钟，每天至少 3 次。
- 哺乳间隙用棉布裹住冷敷包，敷在乳房上以缓解肿胀（根据最有效和最舒适的方式选择热敷或冷敷）。
- 在母乳喂养或挤奶之前用水清除乳头上的干乳汁，并在乳房温热时轻轻按摩乳头。
- 热敷后进行母乳喂养或挤奶，促进乳汁流动，并帮助去除患侧乳导管堵塞物。确保婴儿深衔乳，以便更加均匀地排空乳房。
- 只要乳房感觉疼痛或温热，就先用患侧进行母乳喂养。
- 至少每隔 2 小时排空患侧乳房。
- 松开包括胸罩在内的任何紧身衣服，以使乳汁流动更顺畅。
- 采用各种不同的喂养姿势。在每次哺乳时至少调整 1 次婴儿的姿势，让他的鼻子或下巴朝向堵塞的乳房。
- 注意休息。带婴儿上床睡觉，母亲一直待在床上，直到感觉好一点为止。如果无法做到这点，则尽量减少多余的活动，每天至少花一两个小时与婴儿一起放松休息。

如果出现下列情况，立即开始家庭治疗，并联系医务人员。

- 24 小时后，症状没有缓解甚至更严重。
- 已经发热了一段时间。
- 有明显的细菌感染迹象，如可见脓液。
- 体温突然上升。

医护人员可以开具与母乳喂养相容的抗生素药方。通常开 10~14 天疗程的药物是耐青霉素酶青霉素（例如氯唑西林或双氯西林）或者头孢菌素，例如头孢氨苄（250~500 毫升 / 天）。即使感觉良好也要服用整个疗程的抗生素，否则乳腺炎可能复发。

如果采用抗生素治疗 2 天内没有改善症状，需要排除其他原因（如蜂窝织炎），并考虑不同的药物进行乳汁细菌培养。如果乳房肿块在几天内未见缩小，请联系医务人员排除癌症、积乳囊肿和囊肿等其他病因。

（四）乳腺炎的病因

包括乳头疼痛或创伤、持续的乳房压力和乳房充盈期，可由以下原因引起：

- 母乳喂养失效（由于浅衔、肿胀或解剖学问题，如乳头内陷、舌系带或异常上腭）。
- 过量泌乳。
- 限制母乳喂养的时长或频率。
- 母乳喂养、奶瓶喂养不足，或不规律的喂养方式。
- 白天或晚上婴儿睡眠时间长。
- 无效挤奶。
- 外部干扰，阻碍或延缓母乳喂养。
- 过快断奶。
- 由浅衔式母乳喂养造成的乳房排空不均匀。

（五）安全断奶

如果母亲决定断奶，请帮助她在乳腺炎病症消失后缓慢而安全地进行。如果断奶过早或过快，可能会导致乳腺炎发展为乳房脓肿。如果母亲单纯用吸奶器吸奶，每次吸奶后，等待几天，再吸奶，而且要逐步地少抽吸几分钟，然后再等待几天，如此交替进行。

（六）复发性乳腺炎

为了确定病因，可询问既往治疗情况，先前的乳腺炎未完全康复是乳腺炎复发的一个常见原因，特别是几周前的乳腺炎病史。如果在服用全疗程抗生素后乳腺炎复发，之前的乳腺炎可能还没有完全治愈，极有可能存在相同的风险因素。其他可能性包括以下几项。

- 抗生素疗程不足 10~14 天。
- 使用不对症的抗生素。
- 通过婴儿喉咙或鼻子中携带的微生物再感染（培养婴儿）。

随着耐甲氧西林金黄色葡萄球菌（Methicillin Resistant Staphylococcus Aureus，MRSA）的广泛传播，母亲可能带有耐药菌株，需要换别的药。

复发性乳腺炎也可以由其常见病因之一诱发：乳房充盈期、乳头皲裂引起的乳腺细菌侵入或乳房持续压力。可询问最近出现的各种变化，例如新工作、乳头咬伤、由于吸奶器法兰太小导致的创伤、衣服过紧、婴儿睡在母亲的肚子上、一件新的婴儿背带挤压乳房，等等。

异常风险因素，以及疲劳和应激，也可能导致乳腺炎复发。

- 乳头泡或“奶泡”，阻止乳汁从一个或多个乳孔流出。
- 专用抽吸，可以使排空乳汁的时间间隔延长。
- 增加感染风险的健康问题，如糖尿病、IgA 缺乏或贫血。
- 乳盾使用或乳盾不卫生。
- 剧烈运动或创伤引起的乳房创伤，可能引起肿胀并阻碍乳汁流动。
- 乳头穿刺，细菌侵入乳房。
- 内部乳房异常或既往乳房手术的瘢痕组织。

如果乳腺炎总是在同一部位复发，可能有内在病因。在这种情况下，母亲只能用未患病一侧的乳房进行母乳喂养，逐渐停止患侧乳房的泌乳。相同部位的复发性乳腺炎也可能是乳腺癌的警告信号。建议母亲就医检查排除这一病因。

复发性乳腺炎的可能性治疗方法如下。

- 长期服用低剂量抗生素（500 毫克红霉素，为期 2~3 个月）。
- 减少饱和脂肪摄入量。
- 每天服用 1 大匙（15 毫升）卵磷脂配方奶，分 1~4 次服用。

（七）乳房脓肿

乳房脓肿是没有引流开口的乳房封闭脓区，因此必须通过抽吸或手术排空。脓肿可以发生在乳晕下方或乳房内更深处，并且具有一个脓包或多个脓包，脓肿通常是乳腺炎未经治疗、延迟治疗或不当治疗的结果。一些脓肿培养结果呈 MRSA 阳性。

可以通过超声检查确诊脓肿，其优于乳房 X 线检查，可确认脓肿大小和位置，并确定是否需要手术引流。研究表明，对于 3 厘米或更小的脓肿，细针抽吸活检和冲洗之后再进行抗生素治疗要优于手术引流。

如果脓肿在乳头附近，母亲可能需要推迟使用患侧乳房进行母乳喂养，并挤奶，直到脓液排空并愈合。如果婴儿的嘴巴不会接触乳腺导管或切口，可以用患侧乳房继续母乳喂养。

（八）亚临床乳腺炎

人类母亲的亚临床乳腺炎是有争议的。有些人将其定义为母乳中钠和钾的含量以及一些乳酶的增加。当一个人类免疫缺陷病毒（human immunodeficiency virus，HIV）阳性的母亲经历这些变化时，她的婴儿面临被感染的风险更大。基本的母乳喂养咨询、促进早期和纯母乳喂养、按需喂养和深衔吸吮，可降低发生这些变化的母亲的百分比。断奶期间、妊娠、产后泌乳量迅速增加、乳头破裂、泌乳量过多、泌乳量过少、全身感染以及早产后，钠和钾水平较高也是正常的。

三、深部乳房疼痛

母亲可能感觉到一侧或两侧乳房疼痛。它可以局限于一个部位，也可以辐射到整个乳房。如果母亲有乳头疼痛、乳头皲裂或乳腺炎，这可能是其病因的线索。

深部乳房疼痛的病因　有几种可能的原因导致深部乳房疼痛。在提供建议之前应先确定病因。可询问婴儿年龄、感觉疼痛的部位和时间，以及母亲是否有乳头疼痛、皲裂或其他母乳喂养问题。

深部乳房疼痛的最常见病因如下。

如果喂养期间或喂养间隙只是一侧乳房疼痛，可能是以下原因。

- 乳头疼痛和（或）破裂。这种疼痛通常是放射性的，当母乳喂养不再感觉疼痛并且乳头已愈合时，痛感可能会消失。
- 乳腺炎。疼痛可能是局部或放射性的。在严重的情况下，可能两个乳房同时发生。大部分发生在母乳喂养的最初几周。如果乳腺炎治疗后疼痛持续，建议检查是否存在脓肿等乳房问题。
- 乳头感染。疼痛可能是局部或放射性的，并且母亲有乳头损伤病史。脓液可见，这可能是由于细菌感染，但如果脓液不可见，也可能是真菌感染，或两者兼有。

如果在喂养期间两侧乳房都疼痛，可能是以下原因。

- 乳房肿胀。疼痛通常是放射性的，并且会随着肿胀的消退而缓解。多发生在母乳喂养的前 2 周，乳房组织感觉紧绷。
- 强烈的排乳。疼痛通常是放射性的。可询问母亲是否在喂养开始后当她听到婴儿吞咽声时很快发生疼痛。泌乳过多可能会增加疼痛感。这种疼痛通常在母乳喂养 1 个月内消失。

如果喂养间隙两侧乳房都疼痛，可能是以下原因。

- 血管痉挛或雷诺现象。疼痛通常是放射性的。婴儿松开乳房后，乳头可能变白（发白），继而变成白色、红色和（或）蓝色，母亲在感冒时可能有手指发白的病史。
- 从乳头疼痛和（或）创伤引起的牵涉性痛。疼痛可能是局部或呈放射性，并且当乳头疼痛和（或）创伤治愈时疼痛也随之消退。

深部乳房疼痛的不常见病因如下。

如果喂养期间或喂养间隙只是一侧乳房疼痛，可能是以下原因。

- 既往乳房手术或损伤引起的内部瘢痕。疼痛通常是局部的。可询问母亲是否有丰胸、手术史，或者是否曾经有过乳房损伤。
- 乳房假体破裂。疼痛通常是局部的。乳房形状可能发生改变。

- 积乳囊肿。疼痛通常是局部的。乳房内可能会有明显的肿块。
- 乳导管扩张。疼痛可能是局部的，可能包括灼热、瘙痒、乳头肿胀。
- 由于肌肉劳损或损伤引起的疼痛可能会是局部或放射性的，并在伤口愈合时随之消退。可询问她是否有肌肉拉伤、肌肉劳损或任何其他损伤。
- 乳腺癌。疼痛可能是局部或放射性的。如果母亲的乳房疼痛在几周后仍旧没有消退，建议她检查排除这种情况。

如果在喂养期间两侧乳房都疼痛，可能是以下原因。

- 经前疼痛。通常在经前发生放射性疼痛并达到峰值。可以在喂养期间或喂养间隙感觉到疼痛，可能包括沉重感、充盈感和压痛感。症状通常在月经开始后消退。

如果喂养间隙两个乳房都疼痛，可能是以下原因。

- 乳房硕大而沉重，可能拉动乳房上方的结缔组织。可询问当母亲轻轻按压乳房时她是否感觉乳房与胸壁相连的地方、第3肋骨附近有触痛。更换更合适的胸罩有助于缓解疼痛。

如果除此之外无其他症状，喂养期间乳房刺痛不大可能是由于念珠菌引起。如果母亲有下列症状，可能是酵母菌引起的。

- 乳头发亮/乳晕皮肤刺痛。
- 片状乳头/乳晕皮肤和乳房疼痛。

四、乳房肿块

因为更多血液和淋巴液流向乳房，才使乳腺导管每天多次反复充盈和排空。喂养期间乳房纹理会发生变化，定期做乳房检查，母亲可以学会区分正常乳房肿块与可能需要医疗护理的肿块。如果肿块大小保持不变或增加，建议就医检查。

在母乳喂养期间，大多数肿块是充盈乳汁的腺体或由于乳腺炎。一些是良性肿瘤（纤维瘤）或乳汁潴留性囊肿（积乳囊肿）。这些肿块很少发生癌变。

如果母亲的医护人员对于乳房泌乳并不熟悉，建议他（她）咨询知识渊博的同事，或者建议母亲寻找经验丰富的医护人员。

建议母亲进行母乳喂养后马上进行乳房检查或手术，使其更容易感知到肿块，方便手术。

（一）诊断测试

母乳喂养与乳房肿块的大多数诊断测试是相容的。

- X线不会影响母乳，母亲可以立即进行母乳喂养。
- 成像扫描（PET、MIBI、EIT扫描以及超声）不会干扰母乳喂养或影响母乳。
- CAT扫描或磁共振成像（MRI）不会干扰母乳喂养或影响母乳，但母亲可能会注射不透射线的物质或放射性造影剂。通常用于CAT扫描的试剂是碘放射性造影剂，但这些产品中的碘保持与分子结合，这可以阻碍碘进入乳汁。与MRI一起使用的药物通常含有钆，已被发现它对母乳喂养的婴儿几乎没有风险。虽然有一些包装说明书建议母亲在使用后中断母乳喂养24小时，但这通常不是必要的。
- 细针抽吸活检细胞学检查非常快速，几乎无痛，可以确定乳房肿块的性质，可以在局部麻醉下进行，而不会中断母乳喂养。
- 活检通常可以在不中断母乳喂养的情况下进行。可以选择相容的药物。尽可能在垂直线方向进行切口，避开乳导管。
- 使用低剂量X射线进行乳房X线检查，不会对母乳产生影响。年轻女性和哺乳期女性乳腺组织较致密，对其乳房X线片的阅读通常比较困难，对老年妇女更有效。这些检查可以帮助确定肿块的大小和位置，但可能不能像超声那样显示哺乳乳房早期的软组织变化。

乳房组织的改变需要时间，断奶后大约需要1个月的时间，乳房X线片质量差异才会比较明显。可寻找在阅读检查哺乳妇女乳房X线片方面经验丰富的放射科医生，并在拍乳房X线片前进行母乳喂养。

（二）纤维囊性乳房变化

可能会感觉像密集的纤维区域或像一个平滑的圆形肿块，可以轻松移动。一些女性感到疼痛和压痛，月经期间可能会加剧。减少咖啡因摄入也可能减轻症状。对于几周内仍未消退的任何乳房肿块应采用细针抽吸活检进行检查。

（三）积乳囊肿

积乳囊肿或乳汁滞留的囊肿并不常见，是无害的，可能是由于乳导管堵塞导致的。由于体液吸收，久而久之乳汁变成浓稠、乳脂状、干酪状或油性的物质。肿块是光滑圆形的，并且挤压之后可能导致从乳头挤出乳状液体。如果不愿意做手术，积乳囊肿会再次填满。可以在局部麻醉下手术切除，且不影响母乳喂养继续进行。可以通过超声波诊断；囊肿和乳汁会呈现相同的液体，而肿瘤会呈现固体。

为了避免手术，通常可以在医疗机构或诊所进行使用局部麻醉药的细针抽吸活检，这可去除和检查囊肿的内容物。一旦确诊为积乳囊肿，如果未见疼痛或增生，就无须再进行任何治疗。

（四）钙化或微钙化

乳房中的钙化或微钙化是微量的钙沉积物，只能用乳房 X 线片检测，并且可能在母乳喂养的女性中更常见。如果乳房 X 线检查发现钙化均匀分布在两个乳房中，通常不会引起人们的关注。当它们密集出现时，被认为是癌症的风险因素。

五、乳汁或乳头溢液中的血液

在 15% 的无症状母乳喂养女性中发现乳汁中含血液，通常很快消失，不会伤害婴儿。妊娠晚期和产后早期乳房出血通常是由于无害病因引起的。常见病因包括以下几项。

- “锈管综合征”——几乎不会造成不适，最常见于初产妇，而且是轻微的内部出血引起的。血液通常在分娩后 3~7 天内消除，但可能在几周后再次出现。
- 导管内乳头状瘤——一种乳导管内的良性疣样生长，侵蚀时出血。它通常只发生在一个乳房，感觉不到肿块，但可能引起不适。出血常常在几周内停止，无须治疗。
- 乳房或乳头皲裂——源自粗暴处理或过高的吸乳器真空度，导致毛细血管断裂。

如果乳汁中的血液持续超过数周，应进行乳房 X 线或 MRI 检查，排除更为严重的病因，如佩吉特病和其他类型的乳腺癌。

（一）乳头溢液

乳头溢液应与妊娠期间和母乳喂养期间挤出的乳汁区分开来，它们的颜色可能存在差异。

（二）乳腺导管扩张症

乳腺导管扩张症是由扩张导管中刺激性脂质液体的形成引起的，会导致炎症和黏性溢液，其颜色和乳汁也可能存在差异。母亲可能没有不适感，或者可能有灼痛、瘙痒和乳头肿胀感。治疗包括热敷和抗生素。如果痛感剧烈，可选择手术切除乳导管。

六、乳腺发育异常

（一）额外的乳头和乳房组织

通常发生在从腋窝到腹股沟的乳基线上。有些是没有乳头的乳房组织或没有乳房组织的乳头。在没有乳房或乳头的情况下，乳汁可能通过皮肤渗漏。一些母亲发育了多个乳房。

如果额外的乳房有乳头，乳汁可能会从其中渗漏出来，母亲可以挤奶以减轻充盈感。如果没有乳头，可采用冷敷减少肿胀感。如果没有乳汁流动，泌乳会很快停止，乳房组织会软化。

额外的乳房、乳头或乳导管不会影响母乳喂养。母乳喂养期间渗漏的任何乳汁都可以用乳垫吸收。

（二）未完全发育的乳房

如果母亲的产乳腺体未完全发育，她可能无法充分泌乳。由于缺少一些腺体组织，她的乳房可能是宽间隔的、不对称的、管状的或锥形的。她可能有球根状乳晕。妊娠期间她的乳房可能不会生长。虽然这些都是危险信号，但它们并不造成一定泌乳量低。乳房增大也发生在产后第 1 个月。

虽然在这种情况下，母亲可能无法通过哺乳给予婴儿充分的营养，但她可以添加配方奶进行部分母乳喂养。久而久之她的泌乳量也可能会继续增加，最终对婴儿进行纯母乳喂养。只要有可能，在不引起她们疑虑的情况下，应该密切关注这些带有危险信号的母亲。

（三）乳房过快过度生长

在妊娠期巨乳症期间，母亲的乳房对妊娠激素过敏，并且可以生长 8~20 个胸罩杯大小甚至更大，这可能是无法承受的。小胸女性和大胸女性都会发生这种情况。

三种类型的妊娠期巨乳症具有不同的激素触发因素，可以通过其时间来区分。第一种最常见的类型对抗催乳素激素治疗反应良好。早期乳房增大发生在妊娠初期，并持续贯穿三个孕期阶段。第二种类型通常伴有血中高胰岛素水平，并且在妊娠中期乳房开始快速增大，持续 3~6 周，随后减缓。第三种也是最罕见的类型，涉及分娩前或产后乳房快速增大，激素敏感性尚不明确。

妊娠期巨乳症通常在每次妊娠时复发，并且在婴儿出生后乳房恢复正常。在极端情况下，可能在妊娠期间需要进行乳房切除术。

欲了解有效治疗的最新信息，建议母亲的医护人员联系专门攻克这种病症的医生。

七、乳房手术或损伤

（一）影响母乳喂养的因素

- 切口或损伤的位置。如果关键的神经通路被破坏，就很难达到正常的乳汁流动。首先，第 4 肋间神经进入右乳 1 点和 4 点位置之间以及左乳 8 点和 11 点位置的乳晕，所以，与乳房、腋窝或肚脐下皱襞中的切口相比，乳晕周围的切口更容易引起神经损伤并且切断乳导管。
- 手术或损伤的日期。乳头感觉丧失意味着神经损伤。随着时间的推移，神经可以以每月约 1 毫米的速度重新长出，这不受妊娠或母乳喂养的影响。
- 母亲拥有的乳导管数量和切开的乳导管数量。母亲不会知道这个变化。与乳房、腋窝或肚脐下皱襞中的切口相比，手术切口在乳晕周围或乳房内部时，乳导管更容易被切开。切开乳导管的影响将部分取决于母亲最初有多少乳导管。平均值为 9 个，但有些只有 4 个，有些则多达 14 个。与神经不同，在妊娠和哺乳期间乳导管的再生长更快，所以母亲每多生产一次可能会生产更多的乳汁。

- 手术并发症可能导致乳头感觉变化、明显瘢痕、感染，并可能需要后续手术，这可能造成泌乳量较低。
- 乳房手术的病因。如果母亲的乳房发育不正常，那么，低泌乳量可能是由于缺乏乳腺组织而与她的手术无关。乳房缩小可能表明了影响泌乳的其他健康状况，如肥胖症、糖尿病、甲状腺功能减退或多囊卵巢综合征。

除乳房不对称的母亲（也可能没有足够的腺体组织），如果只有一个乳房受到手术或损伤的影响，那么另一侧乳房就更有可能充分泌乳。

乳头或乳房敏感度降低或升高可能会导致神经损伤。

（二）妊娠期准备

具有这种病史的女性往往过于关注自身的特殊情况，并认为面向普通母亲的信息对她们并不适用。但这些母亲比大多数人更需要了解母乳喂养规范。由于对自己的身体抱有疑虑，如果母亲也没有现实的期望，那她可能会认为即使是正常的行为和喂养方式也表明母乳喂养不起作用。

建议母亲通过以下方式找到知识渊博并乐于助人的医护人员以及倡导母乳喂养的分娩机构。

- 在倡导母乳喂养婴儿的分娩机构进行分娩。
- 学习如何尽量减少分娩前后的干预措施。
- 寻找技能熟练的母乳喂养支持，并保留联系信息。
- 在第 1 个月内每周请婴儿医护人员进行体重检查。
- 学习何时需要添加配方奶，并讨论喂养方式的选择。

（三）倡导母乳喂养

为了避免早期的问题，专注于实现深衔乳和尽量减少肿胀。将乳房肿胀和充血视为正在泌乳的乳房的正常现象，并采用“乳房肿胀”一节所述的舒适措施。

如果母亲的神经损伤阻碍乳汁排出，她可以借助心理意象，使用合成催产素鼻喷雾剂，或在母乳喂养期间通过乳房挤压或其他类型的手部按压，给乳房施加压力将乳汁排出。

乳头疼痛、发白和（或）喂养问题可能与神经损伤或瘢痕形成有关。排除更常见和可治疗的原因，如浅衔乳、细菌感染、血管痉挛和雷诺现象。

如果由于乳头和乳晕感觉并不“饱满”造成婴儿难以吸吮乳房，则应采用更佳的母乳喂养技巧。

如果母亲的泌乳量很低，建议可以采用最大限度发挥其作用的策略，例如母乳喂养期间的乳房挤压或按摩、增加喂养频率、服用草药或规定的催乳剂，并在母乳喂养之后和（或）之间进行挤奶。

（四）配方奶需求

密切注意婴儿的体重和尿布用量，以衡量是否需要配方奶。

产后3~4天内出生体重下降7%~10%，视为在正常范围内，婴儿平均每天增重约1盎司（28克）或每周约6盎司（170克）。如果婴儿体重快速下降，需要立即补充。然而，如果婴儿的体重增加略低于平均水平，那么有时候要首先尝试增加乳汁的策略。尿布用量也可以作为一个粗略的衡量标准，第4天后，每天超过4次排便，粪便直径不小于一枚25美分硬币（2.5厘米），表明有良好的乳汁摄入量。

（五）母乳喂养的可能结果

乳房手术或损伤后**母乳喂养的可能性结果**包括以下几点。

- 充分泌乳，不需要配方奶。
- 连续数周泌乳足够，但随着生产后激素的减少和泌乳越来越依赖于挤奶，就有必要添加配方奶了。
- 很少甚至没有泌乳，出生后不久就需要配方奶。

即使是少量泌乳的母亲，也可能在最初几天内进行纯母乳喂养。一些神经受损的母亲发现即使频繁的母乳喂养，久而久之泌乳量也会下降。

如果婴儿在乳房中没有摄取到足够的乳汁，在排除其他原因（例如浅衔乳、舌系带等原因）之后方可假定是由于乳房手术或损伤造成的。

如果婴儿在前5周或6周内不需要配方奶，那么之后就很可能也不需要配方奶了。

当需要使用配方奶时，鼓励母亲给予足量，但不宜太多。为了刺激她的乳房分泌尽可能多的乳汁，她需要在给予婴儿所需的最少配方奶的同时尽可能多地积极进行母乳喂养，从中找到微妙的平衡。必须确保婴儿营养良好才能有效增加体重和进行母乳喂养。如果婴儿没有摄取到足够的乳汁，可能会变虚弱，这可能会损害其母乳喂养能力。

如果需要配方奶，建议她考虑使用乳旁加奶装置，这种装置可以使婴儿积极主动喂养更长时间，从而刺激更多的乳汁产量。讨论喂养选择。母亲的选择可能取决于她是否接近充分泌乳，是生产大量乳汁，或是生产一点点乳汁，甚至是几乎不生产乳汁。

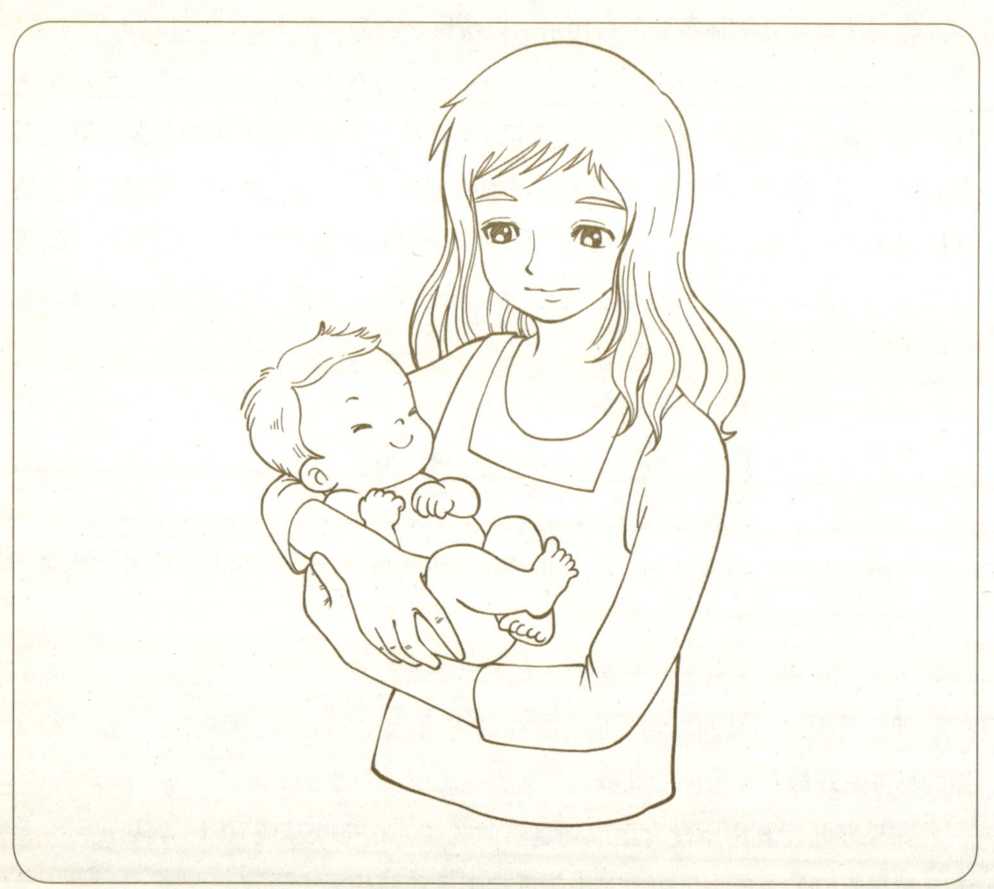

（六）隆胸手术

隆胸手术也称乳房增大成形术，是将生理盐水硅胶囊假体塞入到胸部肌肉和腺体组织之间或肌肉下方形成的组织腔隙中。切口可能在乳房下方、腋下附近的褶皱处，乳晕边缘周围，极少超过肚脐水平线以下。一种日益普及的技术是“自体脂肪移植隆胸技术”，该技术是将母亲自身其他部位的脂肪注入乳房，以增加至两个罩杯的大小，这对母乳喂养的影响可能小于切口技术的影响。

植入物的位置也可能影响泌乳。将植入物直接放置在乳房组织下，而不是部分或几乎完全被胸肌覆盖，可能会对乳腺腺体造成压力而减少泌乳量。

植入手术后，手术本身及随后的瘢痕形成过程，都会引起乳房明显不适并使泌乳量降低。

存在于母亲乳汁中的任何硅胶成分都不会影响到她的婴儿，因为配方奶中硅胶的含量要比植入硅胶假体的母乳中的含量高10倍以上。而且硅胶还是绞痛治疗药物的一种成分。

盐水植入假体是由一种硅胶包膜通过填充盐水制成，属于一种天然体液，因此如果假体发生渗漏或破裂，对母婴均无健康危险。

（七）缩乳手术

缩乳手术也被称为缩乳成形术，可以通过吸脂术去除乳房内的脂肪或手术去除乳房组织来减小乳房的大小。其对泌乳的影响将取决于手术的类型。

- 抽脂是最不可能影响泌乳的，因为只是去除了脂肪组织，并且瘢痕和神经损伤小。
- 游离乳头移植会使泌乳面临最大风险，因为这一手术是将乳头从乳房上切除并将其重接在其他位置，使乳房看起来更加对称。这一手术过程切断了所有乳导管、神经和血管。
- 椎弓根技术保护血液流向乳头和乳晕。乳房的一些部位在手术中被切除，而包括重要动脉、乳导管和神经的一部分乳房（称为“椎弓根”）保持完整。

现已发现组织去除量和母乳喂养结果之间没有关联。

（八）乳房提升手术

乳房提升手术或固定术，是通过去除多余的皮肤，用于重塑和重新定位松弛下垂乳房。神经和产乳腺体并未受损，因此泌乳通常不受影响。如果乳房提升术是通过隆胸来完成的，风险将是两项手术风险的总和。

（九）乳房损伤

乳房手术后女性的状况同样适用于乳房损伤的女性。如果乳导管和神经没有损坏，则不会影响泌乳。

一个或两个乳房的感觉丧失可能意味着神经损伤。如果是这样，那乳房的排乳可能会受到影响。然而，如果只有一侧乳房受到影响，母亲可以在另一侧乳房中建立充分泌乳机制。

如果母亲的乳头被烧伤，即使二度和三度烧伤通常不足以深入乳房、影响乳腺。瘢痕仍可能会影响乳汁流动和皮肤弹性，并可能在母乳喂养期间引起疼痛。如果母亲的乳头被烧伤并留下瘢痕，其母乳喂养的能力将取决于有多少乳头孔被瘢痕组织堵塞。对母乳喂养的影响将取决于母亲有多少个乳导管和相应的乳头孔。乳头孔和相应的乳导管平均为9个，但是一些母亲只有4个，还有一些则多达14个。妊娠期能挤出初乳表示一些乳头孔未被堵塞。

瘢痕组织也可能使乳房组织不够柔韧，这可能使婴儿衔乳更为困难。一些有瘢痕乳头的母亲早期母乳喂养非常痛苦，尽管在某些情况下，产后不久疼痛就会消退。

第4章 拒吃母乳以及母乳喂养不均衡

一、母乳喂养保障

喂养问题对一个母亲来说是一种压力，让人沮丧。但她们通常可以克服困难。为了保障母乳喂养，首先必须喂养婴儿，母亲的泌乳必须得到保障，在给出策略前，应做好认真的检查工作，找出原因。

（一）喂养婴儿

为了确定婴儿是否需要配方奶，可询问婴儿的年龄、体重、每天的尿布用量，每天进行正常母乳喂养的次数以及用哪一个乳房喂养。饥饿带来的应激可能会使婴儿变得虚弱并损害婴儿吃奶的效果，因此在某些情况下，促进母乳喂养的一部分可能涉及喂养婴儿，无论是用母乳还是替代品。预存乳汁，直到婴儿“太饿了”才让其吃奶，可能导致婴儿脱水。

衡量婴儿是否需要配方奶的最可靠方法是其体重是否增加。在前3个月，每周平均体重增加约8盎司（245克）。3~6个月，平均体重增加通常会减慢至每周3.5~5盎司（99~142克）。6~12个月，平均体重增加为每周2~3盎司（56~89克）。

尿布用量是不太可靠的乳汁摄入量指标，但对于结合体重的检查有所帮助。在出生的第1周，在第4天或之前过渡到黄色排便是一个好兆头。

在第4天，每天至少有3次排便，粪便直径至少一枚25美分硬币（2.5厘米）大小，以及根据母亲自身的状况，她的乳汁尚未增加表明需要进行体重检查。

在最初的6周左右的时间内，当乳汁摄入量足够时，大多数婴儿至少有平均

4 次排便，直径至少有一枚 25 美分硬币（2.5 厘米）大小。如果婴儿粪便较少但体重增加良好，这就不成问题。婴儿 6 周大后，粪便计数这个指标就不太管用了。

如果婴儿需要配方奶，应商定喂养方案。对于幼婴来说，这些方案包括勺子、杯子、乳旁加奶装置、奶瓶等。如果婴儿年龄为 6~8 个月，杯子应该是最好的选择。最好的配方奶几乎总是母乳。如果没有可选的配方奶，建议母亲向医护人员询问推荐产品。

（二）维持母亲的泌乳量

如果新生儿拒绝吃奶，每天至少有 8 次有效挤奶，以保持她的舒适感并建立泌乳机制。在前 2 周，频繁的挤奶可激活催乳素受体，这是长期泌乳的关键。

如果婴儿在一些母乳喂养中状况良好，则可根据需要量身定制母亲的挤奶计划。挤奶的频率取决于婴儿的年龄、每天喂养的次数、母亲的泌乳量和婴儿的体重。表 4–1 列出了按照年龄统计的每天和每次喂养婴儿平均摄入的乳汁量。计算喂养婴儿所需挤出的乳汁量。当母乳喂养顺利的时候，母亲也可以在不挤奶的情况下保持泌乳。

表 4–1　不同年龄婴儿的乳汁摄入量

婴儿年龄	每次喂养平均摄入乳汁量	每天平均摄入乳汁量
第 1 周（第 4 天后）	1~2 盎司（30~60 毫升）	10~20 盎司（300~600 毫升）
第 2 周和第 3 周	2~3 盎司（60~90 毫升）	15~25 盎司（450~750 毫升）
1~ 6 个月	3~4 盎司（90~160 毫升）	25~35 盎司（750~1035 毫升）

引自 Mohrbacher，Kendall–Tackett. 2010：80 . 经许可方可使用

母亲保持泌乳量所需的每天挤奶次数取决于她的乳房储奶量。如果喂养问题始于母亲产乳状况良好之后，她可能通常只需要减少挤奶次数即可维持泌乳。

二、最初几周的喂养问题

（一）掌握基本信息

在提出建议之前，首先要确定产生喂养问题的原因，有时不止一个因素在起作用。如果情况得到改善，请确保婴儿在问题解决之前母乳喂养良好。

以平静轻松的方式提问，并肯定母亲所做的事情是正确的。强调个人对同一因素的反应不同，没有硬性规定。

可询问婴儿的年龄和母乳喂养问题开始时的年龄，这为喂养问题的原因提供了线索。有关从出生开始的喂养问题的概述，请参见表4–2；从第2~5天开始的喂养问题概述，请参见表4–3。了解母乳喂养开始出现问题的时间也有助于确定其原因。

如果问题在喷乳前开始，应考虑以下因素。

- 姿势问题或婴儿浅衔乳，可能是由乳房组织紧绷造成的。
- 产伤、医疗过程或其他原因造成的疼痛。
- 婴儿口腔解剖结构异常或母亲乳头解剖结构异常。
- 健康问题，如早产、呼吸困难、感知处理障碍或神经功能损伤。

喷乳时，咳嗽或喘息可能意味着婴儿在应对乳汁流动方面遇到了问题。如果是这一因素，请尝试倚靠姿势。其他因素可能包括过量产乳、口腔解剖结构异常、呼吸困难、感知处理障碍或神经功能损伤。

如果在喂养后期开始产生问题，婴儿可能需要打嗝（抚摸或轻拍背部）或者通便。随着喂养的进行，患有神经、心脏或呼吸系统症状的婴儿容易疲劳，在喂养过程中表现更差。

表4–2　引发始于分娩时喂养问题的因素

次优母乳喂养动力学
• 影响天生喂养行为的产后习惯，例如分娩用药和母婴分离
• 姿势问题和（或）浅衔乳
• 配合不良（大乳头 / 小嘴巴）
婴儿因素
• 产伤造成的疼痛
• 粗暴抽吸或乳房粗暴处理造成的乳房厌恶
• 口腔解剖结构异常

续 表

• 感知处理障碍 • 神经功能损伤 • 健康问题（即心脏缺陷、唐氏综合征、其他疾病等）
母亲因素
• 乳房组织绷紧 • 乳头或乳房解剖结构异常

表 4-3　引发始于第 2~5 天喂养问题的因素

婴儿因素
• 无法应对口腔解剖结构问题引起的乳汁流动增加，如结舌、呼吸困难或其他健康问题 • 包皮环切术或任何其他医疗过程造成的疼痛
母亲因素
• 水肿造成的新发乳房组织紧绷（由于静脉滴注过多），泌乳量增加造成的乳房饱胀度增加和（或）肿胀 • 延迟泌乳，婴儿因饥饿出现应激（体重减轻超过 10%） • 过量泌乳造成的乳汁流动过快，导致婴儿难以承受

（二）喂养姿势

起初，采用直立或侧卧姿势进行母乳喂养可能更为困难，因为重力会把婴儿拉开，可能导致浅衔乳、拒吃乳和其他喂养问题。倚靠喂养姿势能够更有效地激发婴儿的先天行为，这可以使一些母亲的早期母乳喂养更轻松（见第 1 章）。

（三）乳头疼痛或创伤

可能意味着浅衔乳、吸吮异常、口腔解剖结构异常或过早使用人工乳头。

（四）分娩和产后习惯

例如在分娩期间使用的药物、产后的积极抽吸、使用奶瓶和奶嘴，以及产后母婴分离，可能加重一些婴儿的母乳喂养困难（见第 2 章）。

（五）过早使用人工乳头

过早使用人工乳头可能导致“浅衔乳吸吮”，并且可能在母亲乳头扁平或内陷的婴儿哺乳中产生更多的喂养问题的风险。

（六）配合不良

包括母亲乳头大而婴儿嘴巴小。婴儿可能只适应含在他嘴里的乳头，这可能导致乳头疼痛和（或）乳汁流动缓慢。

（七）嗜睡婴儿

如果一个新生儿睡得过多，以至于无法每天进行至少 8 次母乳喂养。应确保婴儿不要太热，并且母亲以倚靠姿势让婴儿躺在身体上，以激发婴儿天生的摄食行为，并在他醒着的时间里进行密集型喂养。此外，在婴儿浅睡眠时，将婴儿引导至乳房。

对嗜睡婴儿进行良好喂养可以很好地增加其体重，并且确保尿布用量正常。

如果在第 2 天和第 5 天开始嗜睡，婴儿可能无法将较硬的乳房组织放入口腔深处激发主动吮乳。那么，可尝试反式按压法。

如果婴儿（吮乳时）很快入睡了，可能是由于浅衔乳的缘故。帮助婴儿深衔乳往往需要将嗜睡婴儿转变成主动吮乳的婴儿（见第 1 章）。进行乳房按压也可以加速乳汁流动并刺激婴儿主动吮乳。

（八）难产、新生儿黄疸或婴儿疾病

上述疾病可能使婴儿对母乳喂养不太感兴趣。婴儿的喂养效果也可能受到健康问题的影响，如心脏病、腭裂、唐氏综合征等（见第 2 章、第 8 章和第 10 章）。

（九）婴儿因饥饿出现应激

如果婴儿的体重增加接近正常或偏低，可能是没有摄入足够乳汁。这可能会导致极度的嗜睡、吃奶时哭闹和拒吃乳。首先要做的就是喂食婴儿，或喂食挤出的母乳，如果没有母乳，也可以喂食医护人员推荐的替代品。然后找出婴儿乳汁摄入量低的根本原因，可能是由于母乳喂养次数太少、泌乳量低或母乳喂养无效。如果婴儿的体重增加正常或偏高，应考虑其他原因。

（十）母亲生病或正在服用药物

1 型糖尿病、妊娠期卵巢卵泡膜叶黄素囊肿、甲状腺功能减退和某些药物可影响早期泌乳。

（十一）婴儿受伤或疼痛

如果婴儿出生时体位异常，或历经漫长而艰苦的分娩，或遭受过产伤，这可能会导致婴儿疼痛，从而降低婴儿对喂养的兴趣。特别是婴儿在大部分时间看起来挑剔、烦躁，应对婴儿进行检查，看看是否存在疼痛或损伤。

如果确诊婴儿有身体疼痛，可尝试不同的姿势，并采用最舒适的喂养姿势，也可咨询是否需使用镇痛药物。如果无法找到舒适的喂养姿势，并且婴儿不愿意进行母乳喂养，可挤奶喂养，直到婴儿损伤愈合。

包皮环切术的疼痛会导致一些婴儿的母乳喂养问题。可要求医护人员推荐止痛药。

斜颈是由子宫内狭窄的空间造成的。婴儿的头部可能会转向一侧，下颌部出现倾斜。如果婴儿过于疼痛且喂养无效，就要调整喂养姿势。职业或物理治疗师可以提供锻炼帮助，以改善婴儿的颈部活动范围。

髋关节发育不良的婴儿可能需要佩戴支架或用石膏固定，并避免髋关节的异常应激，这可能会使喂养姿势更为困难。跨式或半斜跨式姿势可能使母乳喂养更舒适，或者使用枕头来支撑婴儿的腿部。

不均衡或无效的母乳喂养通常导致婴儿体重增加缓慢或体重下降。检查母乳喂养有效的一些迹象，包括如宽颌角、婴儿耳朵附近的摆动运动、吞咽声音、乳房越来越强的放松感和婴儿离开乳房时的满意神情。

1. 可能无效的母乳喂养的迹象

- 听不到吞咽声。在喷乳时，大多数婴儿在吸吮 1 次或 2 次后吞咽，随着喂养的进行，吞咽越来越少。
- 婴儿从未感到满意。母亲可能会误认为宝宝“一直”都在吃奶。
- 母乳喂养时浅衔乳。乳头落在婴儿的嘴前面，他的下颌角显得很狭窄，这可能导致乳汁流动缓慢、更少的乳汁摄入量或婴儿的嘴难以停留在乳房上。
- 吃奶时咳嗽或呛咳会导致乳汁流动过快以及不协调的哺乳、吞咽或呼吸问题。

- 肌肉张力偏高或偏低。低张力婴儿包括患有唐氏综合征和其他神经功能损伤的婴儿。高张力婴儿可能处于正常偏高范围或神经受损状态，并可能在采用垂直喂养姿势时身体弯成弓形而远离乳房。
- 婴儿吃奶时发出咔嗒声意味着中断吸吮。如果体重增加良好，则无须过多顾虑。
- 母乳喂养期间婴儿脸颊凹陷表示婴儿的嘴巴是空的，并且可能会伴随或未伴随吮乳损失现象。如果体重增加良好，则无须过多顾虑。
- 乳头疼痛或创伤可能是由于浅衔乳、舌头运动异常或解剖结构变化，如舌系带。
- 乳房充盈未缓解或复发性乳腺炎可能是由于乳汁未充分清除。

如果母亲根本听不到婴儿的吞咽声，或在喂食的早期可听见的婴儿吞咽停止，或者婴儿很快入睡，应增加深衔乳式主动母乳喂养和乳房按压。如果这些措施无济于事，请参阅表4–2查看可能的潜在原因。

2. 舌头问题 舌头是有效母乳喂养的关键。为了有效地吮吸乳汁，婴儿必须能够将舌头伸出他的下牙龈，将舌头前部抬起至口腔上腭，舌背放低，并用舌头形成沟槽，以便更容易吸吮乳汁以及吞咽。

舌头运动受限会阻碍婴儿有效地进行母乳喂养。

舌系带是将舌头附着在口腔底部的线状膜。较短的舌系带（又称“结舌”或舌系带过短）可能是家族性遗传，男孩比女孩更常见。

不是所有结舌婴儿都有母乳喂养的麻烦。与舌头相关的最常见的问题是难以吸吮乳房或停留在乳房上的时间过短、乳头疼痛和创伤、乳汁摄入不足以及无法连续喂养。母乳喂养开始时，这些问题通常很明显。

任何在母乳喂养期间反复中断吸吮的婴儿，应检查一下是否舌系带过短，但如果体重增加良好，母乳喂养舒适，则无须过多顾虑。

现已确定四种不同类型的结舌，并且通过舌系带附着在舌头以及附着于婴儿口腔底部的位置来确定。

- 第1类：舌系带附着在舌尖附近、在牙龈线上或其附近。
- 第2类：舌系带在舌尖后2~4毫米处，正好在牙龈线后面。

- 第 3 类：舌系带附着在舌头的中间以及婴儿口腔的中间。
- 第 4 类：舌系带附着在口腔底部的黏膜后面，使舌头显得很短。

第 3 类和第 4 类被称为后舌系带，并且此类迹象包括舌尖出现卷曲、当婴儿张大嘴巴时舌头无法抬起到口腔上腭、舌头扭曲、舌尖凸起同时舌背平坦、舌背外观下拉和舌头抬起时外观不对称。

如果婴儿愿意，一种检查婴儿口腔中是否结舌的方法是将您的小手指放在舌头的一侧，并将其扫过另一侧。如果您未感觉到轻微"减速"阻力，可能表示没有问题。但如果感觉像"树干""栅栏""琴弦"（推动舌头向下弯曲并在中间向下折弯），这些类型的舌系带过短可能会导致母乳喂养问题。

为了帮助一个有喂养问题的结舌婴儿，首先尝试以倚靠式喂养姿势获得更深的衔乳。如果结舌造成舌头缩回或下拉，让婴儿花点时间觅乳并激发其摄食行为将有助于婴儿更好地组织自己的动作。给乳房塑形和更加不对称的衔乳也可能有助于婴儿更好地吸吮乳房。

如果哺乳仍然是痛苦或无效的，可讨论是否需要切断舌系带。舌系带切断术很简单，可以在医生或牙医的办公室进行，不用缝线，出血少，通常无须麻醉即可完成手术。切断舌系带后，喂养问题可以立即改善或在 1~2 周得以改善。

如果不打算切断婴儿的舌系带而喂养问题继续存在，可挤奶喂养，向物理治疗师或职业治疗师咨询婴儿舌头练习方面的问题。这些措施可能会提高喂养效率。

另外，乳盾可以使喂养更为舒适并改善喂养效果。

3. 大舌头或低肌张力舌头 首先要激发婴儿的先天性摄食行为，并让他可以自己吸吮乳房（第 1 章）。如果婴儿患有唐氏综合征，请参阅第 8 章。

4. 婴儿腭异常 如果是气泡腭，不妨用手指触摸整个腭，可以在手指上方感觉到间隙（或气泡）。如果是沟槽腭，细沟槽沿着腭部长度方向延伸，这可能导致吃奶时保持吸吮困难。高腭可能会导致母乳喂养时中断吸吮和咔嗒声。具有高腭或气泡腭的婴儿可能会抗拒深深吸吮乳房，因为他不习惯被触及腭部的最高部分，这可能会刺激干呕反射。采用轻松快乐的游戏方式，逐步帮助婴儿自己调整腭部的正常接触，首先触摸他的嘴唇，等待他张开嘴巴，然后用一根指甲修剪整齐的干净手指沿着他的硬腭向后轻轻地滑动（手指肚朝上），引发干呕发射之前马上停止。借助跟宝宝愉快互动的这段时间，逐渐把手指往后移动，婴儿可能会习惯这种感觉，克服这种敏感性。

任何腭部异常的结舌婴儿都应进行检查。

5. 腭裂 根据大小和位置，婴儿腭部裂缝或腭部开口使婴儿难以产生吸吮力甚至无法产生吸吮力，从而破坏有效的母乳喂养，这是从乳房吸食乳汁的关键。

其他婴儿口腔问题也可能导致母乳喂养困难。

6. 紧密的唇系带 连接上唇与牙龈的膜有时会引起喂养问题，并可能需要正畸后再闭合上部前牙之间的间隙。

7. 下巴后缩和短舌 以倚靠式喂养姿势进行母乳喂养可能更容易，因为重力可促进舌头向前拉。

8. 婴儿呼吸问题 如果婴儿经常吃奶时咳嗽或呛咳和(或)发出尖锐的“吱吱”声，请检查婴儿的体重增加情况以排除呼吸问题。气道畸形的婴儿通常每分钟需要更多的呼吸才能获得所需的氧气，这就会减少吞咽时间。这可能导致母乳喂养无效及拒吃母乳。与母亲过量泌乳的婴儿(此类婴儿的体重增加通常高于平均水平)不同，有呼吸问题的婴儿体重增长缓慢。

倚靠喂养姿势对于呼吸困难的婴儿是有帮助的，因为这一姿势对乳汁流动有更多的控制力。确保婴儿的头部可以稍微向后倾斜，通过将身体沿着脚的方向滑动，延长气道，减轻呼吸窘迫。避免将婴儿的头抱在胸前哺乳，以便他可以根据需要休息片刻。一些此类婴儿可以比较从容地长时间舒适喂养，而另一些则喜欢在短时间内喂养。

如果婴儿母乳喂养无效，母亲可能需要通过挤奶维持泌乳量，并用挤出的乳汁补充婴儿养分。对于具有严重呼吸问题的婴儿，采用设为最慢流量设置的Haberman奶瓶进行补充可能是最容易操作的。

（十二）婴儿感知处理障碍

感知处理障碍意味着感知刺激过度反应或反应不足，出现喂养问题时应首先注意以下几点。

- 婴儿吸吮乳房时反应很小或几乎没有反应，即使他深吮乳房。
- 长时间喂养。
- 不均衡喂养。
- 婴儿深吮乳房时出现呕吐。
- 对婴儿口腔感官提示判断错误导致母乳喂养无效。
- 当喂养不顺利时，吃奶时产生强烈的挫败感。

如果怀疑有感知处理障碍，请通过感知处理资格认证的职业治疗师或物理治疗师对婴儿进行检查评估。

大多数具有感知处理问题的婴儿如果在感觉极度饥饿之前开始喂食，则会更有效地进行母乳喂养。感知刺激过度反应的婴儿在以下情况下可以更好地哺乳。

- 喂养之前，将婴儿放在毯子上，将毯子四个角揪在一起，让婴儿从头到脚轻轻摇摆，直到他放松并且绷起肌肉（毯子摆动）。
- 在喂养过程中，尽量减少活动（母亲处于倚靠姿势，婴儿穿着舒适的吊带，用襁褓包裹，躺在一个坚实的枕头上，或侧躺在坚实的平面上）。
- 触摸时用点儿力，而非轻触。
- 灯光柔和，声音低柔。
- 如果婴儿吃奶时容易噎住，则应让他在吸吮乳房方面发挥更主动的作用。

一个对刺激反应迟钝的低肌张力婴儿，如果采用下列措施可能会更好（如果对触摸不敏感）。

- 在喂养之前，轻轻地按摩婴儿的脸、嘴、舌和腭部，并（或）让他紧贴在母亲胸前，与此同时母亲脚后跟上下蹿动。
- 婴儿的胳膊和腿弯曲，裹在襁褓中吃奶。
- 保持母婴肌肤接触。

有些婴儿的母乳喂养无效，他们需要用配方奶喂养。

（十三）婴儿神经功能损伤

由于发育不成熟或身体问题，例如脑部出血或癫痫发作，婴儿的神经功能可能会受损。当婴儿的大脑或神经系统受到影响时，这可能会损害他组织动作和有效喂养的能力。然而，随着不断练习并保持耐心，许多婴儿可以学会母乳喂养。

通常，神经功能损伤导致肌张力偏高或偏低。肌张力偏高的婴儿可能弓着身体，对刺激做出过度反应，并在吃奶时会用牙咬或咬住乳房。肌张力偏低的婴儿往往对喂养激发因素的反应不足。肌张力偏高和偏低的婴儿可能在协调吸吮、吞咽和呼吸方面遇到困难。

（十四）分娩相关性疼痛或心理创伤

经历困难性或创伤性分娩的一些母亲也会经历产乳不足或乳汁增加延迟，这可能导致婴儿因饥饿而受到应激时出现喂养问题。

（十五）乳房组织绷紧

在紧绷乳房组织使乳头变平时可能发生喂养问题，使婴儿难以深度吸吮乳房。产后第1天或第2天，在分娩过程中给予静脉滴注会引起乳房肿胀。在第2天之后，肿胀会引起乳房组织绷紧。

首先采用反式按压法和乳房塑形，母乳喂养通常会排空乳房，如果母亲在母乳喂养频繁的情况下依然出现严重肿胀，这可能是母乳喂养无效的征兆。如果是这样，检查婴儿异常的口腔解剖结构和健康问题。另外，可通过挤奶以缓解肿胀，并保障泌乳量，为母乳喂养供应乳汁。

（十六）扁平乳头和乳头内陷

如果婴儿吮乳有困难，请从检查清单着手。第13章还提供了一些建议。最重要的是耐心和坚持。

扁平乳头和乳头内陷可能导致早期喂养更为困难，但是有效的母乳喂养并不需要突出（外翻）的乳头。大多数婴儿会吸吮胳膊、肩膀和脖子。母亲乳头扁平和乳头内陷的婴儿在吸吮奶瓶和奶嘴（橡皮奶嘴）之后可能面临母乳喂养问题的风险更大。最重要的是乳房足够深入婴儿口腔（乳头可以突出或不突出），以激发主动吮乳。

哺乳前用抽吸装置拉出母亲的乳头可能有所帮助。抽吸装置可以是工厂制品也可以是临时装置。

但扁平乳头可能本来并不是这个样子。过度静脉滴注导致的水肿可能导致母亲的乳头产后平坦。

（十七）大乳头

“配合不良”是指大乳头的母亲生了一个小嘴的婴儿。在某些情况下，只可以采用适合婴儿口腔的乳头，否则可能导致乳头疼痛和（或）乳汁流动缓慢。如果乳头过长引发婴儿的干呕反射，可能会导致婴儿厌食。

如果母亲采用挤奶的方法建立了她的泌乳机制，一旦配合问题逐渐适应，婴儿就可以开始母乳喂养。

（十八）乳房大小和乳头位置

如果乳房硕大和（或）乳头位置异常，创新性的姿势可能会有所帮助。首先采用倚靠姿势，使得婴儿的先天摄食行为在喂奶之前被激发。从乳房处于其自然高度开始，看看婴儿是否可以衔住乳房。母亲托起和支撑婴儿所需的力量越小，母乳喂养就越容易。

（十九）乳汁流动太快或太慢

乳汁流动速度可能是婴儿要应对的难题。乳汁流动太快可能会在喷乳时导致婴儿哽住、咳嗽和喷溅，并且反复中断吃奶停下来喘气。乳汁流动缓慢可能导致婴儿感到不安，并在喂养时哭闹。

检查体重是否增加，以确定乳汁流动是快还是慢。每月超过 2 磅（900 克）的体重增加可能是由于乳汁流动过快。在喂养间隙或有乳腺炎病史的母亲也会有乳房充盈感。如果是这样，请采取措施减缓泌乳量。

如果婴儿体重增长缓慢，乳汁流动缓慢是一种可能的影响因素，也要考虑婴儿身体的原因。以下因素会降低婴儿应对平均乳汁流量的能力。

- 乳汁“下坡”式流动的喂养姿势。
- 舌系带过短或其他异常口腔解剖结构。
- 疼痛或产伤。
- 呼吸问题。
- 感知处理障碍。
- 神经系统问题（大多数婴儿有明显的身体问题）或其他健康问题。

为了让婴儿对乳汁流动有更多的控制力，采用倚靠姿势，让婴儿的头稍微向后倾斜，并根据需要自如地躺下来。母乳喂养更频繁可能使乳汁流动更易于管理。使用乳盾时，有些婴儿可以更轻松地应对乳汁流动。

如果母亲的泌乳量较低，请参阅第 11 章增加泌乳量的策略。

三、最初几周后的喂养问题

如果婴儿超过两三周大，而母乳喂养状况一直不错（母亲感觉很舒适，婴儿的体重增加也符合预期），前面章节描述的身体原因不太可能会突然引起喂养问题。然而，一些具有轻度结舌或呼吸困难的婴儿在母亲泌乳充足的初期可能会做得很好，但随着泌乳量降低，可能会出现喂养问题。

婴儿的年龄可以为喂养问题的原因提供线索。如果婴儿在第 1 周开始出现喂养问题，可以参考表 4–4 中列出的原因。

表 4–4　在最初几周之后喂养问题的影响因素

婴儿问题
• 使用人工乳头改变了婴儿的吮乳模式。这在 1 个月以下的婴儿中更有可能发生。 • 性情。一些以前性情温和的婴儿在 2~3 周龄时“活跃起来”，变得闹腾。 • 疾病，如耳部感染、感冒或其他病症。这可能发生在任何年龄阶段。 • 胃食管反流病（gastroesophageal reflux disease，GERD）。通常症状在 4 周后出现。 • 超敏反应、不耐受或过敏，引起不适、肿胀和皮疹。症状通常出现在 3~4 周龄后。 • 拥抱时疼痛。它可能是由免疫、医疗过程或损伤引起的，在任何年龄阶段都有可能发生。 • 念珠菌（鹅口疮）。在任何年龄阶段都有可能发生。 • 出牙期。通常发生在 3~4 个月龄之后。 • 注意力不集中。这通常在 3 个月龄左右开始，随着时间的推移而增加。 • 对母亲使用的新产品的反应，如除臭剂、洗涤剂等。

续 表

<table>
<tr><td>

• 这通常发生在 2 个月之后。

母亲问题

• 泌乳量过高或过低，导致乳汁流速过快或过慢。

• 乳腺炎或其他乳房疾病。应激、过度刺激或烦躁，如家庭活动、节假日等。任何延迟或减少母乳喂养的事情都可能会减少泌乳量。

</td></tr>
</table>

症状可能会为喂养问题的原因提供线索。喂养问题发生在一侧乳房还是两侧？喂养期间问题从何时开始也可以提供线索。

在喷乳前开始出现喂养问题，可考虑以下因素。

- 姿势不当造成不适。婴儿最近是否接种过疫苗或受伤？
- 使用奶嘴 / 橡皮奶嘴或奶瓶可缓解一些婴儿的喂养问题。
- 乳房或乳汁流动问题。母亲的乳房组织紧绷是否由于错过母乳喂养？是婴儿晚上睡眠延长导致泌乳变缓吗？母亲患有乳腺炎吗？

从喷乳开始出现喂养问题。如果婴儿咳嗽或噎住，这可能是婴儿在应对乳汁流动时存在困难的信号。如果是这样，建议妈妈尝试倚靠喂养姿势，以便婴儿的脸高于母亲的乳头。考虑是否由于泌乳过多或婴儿健康问题。

在喂养一段时间之后开始出现喂养问题，可考虑以下几方面因素。

- 需要使婴儿打嗝（轻拍婴儿背部）或通便。
- 低泌乳量。婴儿的体重是否接近正常或下降？
- 泌乳过量。婴儿每月增重超过 2 磅（900 克）吗？
- 胃食管反流病（GERD），通常在 4 周龄大之后出现。
- 超敏反应、不耐受或过敏。婴儿是否有皮疹、哮鸣或充血？

为了排除乳汁摄入量低的原因，可询问婴儿的喂养方式。问婴儿是否正在吃固体食物。过度使用奶瓶、奶嘴和固体食物会降低母亲的泌乳量，这可能导致婴儿不快。如果纯母乳喂养婴儿的体重增加正常或偏高，可考虑其他原因。非常快速的体重增加可能表明泌乳量过多。

（一）乳头疼痛

在一段舒适的母乳喂养期后出现乳头疼痛可能表明存在浅衔乳、念珠菌（鹅口疮）感染或出牙期（通常为3–4月龄的婴儿）等问题。如果她曾经有过乳头皲裂，那么就会增加念珠菌过度生长的风险。

（二）乳腺炎

如果母亲最近罹患乳腺炎，婴儿可能会对乳房中的乳汁流动减缓或乳汁的咸味做出反应。经过大约1周的频繁喂养或挤奶，泌乳量将反弹。

（三）婴儿鼻塞

鼻塞可能会导致婴儿吮乳时呼吸困难。充血可导致耳朵感染。持续性充血可能是过敏或疾病的症状。欲了解母乳喂养策略，请参阅第8章。

（四）腹绞痛

腹绞痛被定义为婴儿为期至少3周、每周至少3天、每天至少3小时的哭闹，并且通常在婴儿2~3周龄时开始。母亲可能会将婴儿描述为挑剔或激动，并且很难帮助他安静下来和进行母乳喂养。怀抱、母乳喂养、散步和摇摆对于安慰腹绞痛的婴儿最奏效。如果婴儿很难安定下来进行母乳喂养，母乳喂养前应该注意如下几点。

- 确保婴儿不要太热或太冷，而且他的衣服不会太紧。
- 如果让婴儿平静下来很困难，可让婴儿吸吮一根修剪过的干净手指（手指肚朝上）。

母乳喂养期间应该注意如下几点。

- 保持声音轻柔和灯光柔和。
- 当婴儿处于轻度睡眠状态且尚未完全清醒时开始母乳喂养。
- 采用倚靠喂养姿势。
- 让婴儿吃完一侧乳房的乳汁后再吃另一侧乳房的乳汁。

尽可能多花时间抱着婴儿或让其穿着柔软的婴儿背带或吊带。

排除身体方面的病因，如GERD。患有GERD的婴儿通常只能正常母乳喂养几分钟，然后变得越来越激动。似乎是腹绞痛也可能是超敏反应、不耐受或过敏的症状，可能包括皮疹、充血或哮喘、胃肠道症状和睡眠问题等。当母亲泌乳过多时，也可能发生腹绞痛样症状。如果婴儿每月增重已经明显超过 2 磅（900 克），请商讨这个问题，并考虑采取措施减缓泌乳量。

（五）出牙

出牙通常在 3~4 个月龄后发生，可能引起婴儿母乳喂养差异，由于压力可以帮助缓解牙龈不适，婴儿用力咬乳头，从而产生乳房下坠感，甚至产生咀嚼动作。婴儿甚至可能抗拒哺乳。欲了解有关策略，请参阅第 13 章。

（六）念珠菌 / 酵母菌

念珠菌也称为鹅口疮，可以在婴儿的口腔中发育。婴儿可能热切地寻找吸吮乳房，但又屡次因疼痛而放开。可询问婴儿口腔中是否有白色斑块，当被擦掉时，看起来会发红或出血，或者是红色尿布疹，可能有凸点，也可能没有。母亲可能在一段时间的舒适母乳喂养之后出现乳头疼痛。欲了解更多详情，请参阅第 13 章。

（七）婴儿损伤或口腔溃疡

婴儿损伤或口腔溃疡比如唇疱疹，可能会影响喂养。如果触碰敏感区域，如注射部位或瘀伤，婴儿可能会抗拒喂养。那么，则尝试不同的喂养姿势。

（八）发育性注意力不集中

发育性注意力不集中可以改变婴儿的喂养行为。如果婴儿在短时间内哺乳，那么年龄较大的婴儿母乳喂养 5~10 分钟是很常见的。婴儿的体重增加表明母乳喂养较短是否是需要关注的原因。

（九）家庭应激异常

搬家、家庭紧张关系和母亲重返工作岗位可能会影响敏感婴儿的母乳喂养，以及假日准备工作等正向应激也会影响母乳喂养。

（十）对新产品的反应

乳头霜或软膏可能会导致婴儿在喂养时变得不安分或抗拒母乳喂养。新产品，如新型除臭剂、润肤露或洗衣粉可能会导致婴儿吃奶时变得不安分或抗拒喂养。如果是这样，在下一次母乳喂养之前可用清水冲洗乳房。如果是由于除臭剂的原因，把喷雾剂变成涂抹剂，或将香味变成无味，就可能了。

（十一）乳汁流量过多

如果母亲的乳汁流动非常快，难以应对，婴儿可能会出现以下情况。

- 吮乳期间大口吸气，吞咽大量空气。
- 有规律地呕奶。
- 大量放屁。
- 入睡后很快醒来。即使刚刚才进行母乳喂养，可能醒来后也会表现出饥饿。
- 被认为是腹绞痛。
- 哺乳时烦躁不安，喷乳时噎住、喷溅或弓起身而离开乳房。
- 定期或偶尔喷出绿色或水样粪便。
- 婴儿伴有绞痛、反流病和过敏症时，也可能出现类似的症状。

婴儿可能有强大的吸吮力、强壮的肌肉张力，想要经常进行母乳喂养，或者他可能抗拒一些喂养。

母亲可能会在喂养期间和喂养间隙渗漏大量乳汁，而且喷乳时可能会感到痛苦。如果快速的乳汁流动持续得不到缓解，一些较大的婴儿可能会有以下行为。

- 即使明显饥饿，也不愿意母乳喂养。
- 拒绝母乳喂养而喜欢睡觉，喜欢吸吮手指或拇指。
- 吮乳时使用咀嚼或“咬”的动作，以避免乳汁快速流动。
- 罢奶。

在母亲泌乳变缓之前，检查婴儿的体重增加量，以确保他每月平均增重远超过2磅(900克)。欲了解应对乳汁流动过快和减缓产乳过多的策略，请参阅第11章。

如果婴儿在母亲喷乳时出现喷溅和咳嗽，但体重增加不超过平均水平，婴儿的喂养困难可能与低泌乳量或者第11章描述的身体原因有关。

（十二）母亲激素的变化

虽然月经不正常，但是当母亲的月经周期开始时，一些婴儿吃奶时会变得不开心或抗拒母乳喂养一两天。

四、抗拒一侧或两侧乳房

当婴儿从出生时抗拒一个或两个乳房，第一步是排除诸如斜颈、产伤、口腔解剖结构异常等医学问题。当一个婴儿在平静的母乳喂养期后开始抗拒一侧或两侧乳房时，排除医学问题也很重要。鼻塞、耳部感染、反流病等健康问题可能引发抗拒母乳。欲了解新生儿期后的病因摘要，可参阅表 4-4。

（一）抗拒一侧乳房

如果新生儿抗拒一侧乳房，请考虑以下可能的原因：

1. 乳头差异 如或多或少的内陷或纹理差异。尝试倚靠喂养姿势，并首先激发婴儿的天生摄食行为。使用乳房扶托和塑形和更不对称的衔乳技巧。

2. 乳房紧实度 其中一侧乳房的乳房紧实度可能会导致婴儿不安。首先采用反式按压法，用乳房喂奶前先软化乳晕。挤出足够的乳汁来软化乳房也可能有所帮助。还可以尝试乳房扶托和乳房塑形技术。

3. 喂养姿势 一些新生儿采取某些姿势时会感到不适，如果使用更舒服的姿势，可能会接受原本抗拒的乳房。在直立姿势，以完全相同的身体姿势尝试将婴儿滑动到另一侧乳房。母亲可用惯用手帮助婴儿调整姿势。

4. 乳汁流动差异 双乳之间的泌乳量可能存在巨大差异，而且随着时间的推移，产乳率可能会发生变化。例如，乳腺炎可能会大大减缓一个乳房中的泌乳量，如果婴儿喜欢较快的乳汁流动，则在将婴儿放在其抗拒的乳房之前刺激喷乳。如果婴儿喜欢较慢的乳汁流动，请尝试使用倚靠姿势让婴儿吸吮其抗拒的乳房，使婴儿更好地控制乳汁流动。

5. 乳房健康 乳房充盈可能导致乳房难以深衔。乳腺炎可以改变乳汁的味道，使其变咸并减缓乳汁流动。

完全可以使用一侧乳房进行纯母乳喂养，但是母亲可能想先尝试鼓励婴儿吸吮两个乳房。如果只使用一侧乳房，婴儿可以更频繁地进行母乳喂养。如果母亲担心单侧母乳喂养后双乳是否会恢复到相同的大小，请确保断奶后乳房大小相同。如果在妊娠之前双乳大小相同，则在母乳喂养结束后预计也应该如此。

6. 说服婴儿吸吮抗拒的乳房 在给婴儿哺乳时，每次母乳喂养期间，都要从婴儿抗拒的乳房中挤奶。为了鼓励婴儿吸吮他所抗拒的乳房，应该尝试以下建议。

- 从首选乳房开始，并在喷乳后，在不改变身体姿势的情况下将婴儿移至另一侧乳房。

- 首先刺激母亲喷乳之后，用婴儿抗拒的乳房哺乳。
- 尝试不同姿势，从倚靠姿势开始。
- 采用抗拒的乳房哺乳时，给予婴儿更多的帮助，如乳房塑形和乳房扶托。
- 当婴儿处于浅睡眠状态时用其抗拒的乳房哺乳。
- 在微暗的房间里尝试进行母乳喂养。
- 尝试在步行或摇晃时将婴儿移至其抗拒的乳房，以分散他的注意力。

如果母亲担忧婴儿的乳汁摄入量，可监测婴儿的体重和尿布用量。如果体重增加太低，而且没有挤出足够的母乳或捐赠人乳作为补充乳汁使用，请咨询医护人员，以获得有关选择适当配方奶的建议。

7. 突然抗拒一侧乳房 建议母亲咨询医护人员，排除乳腺相关性医学原因，如乳腺炎、脓肿、积乳囊肿，甚至乳腺癌。

（二）在最初几周抗拒两侧乳房

如果婴儿出生后就抗拒乳房，请让婴儿的医护人员检查排除身体原因（表4–2）。如果在第2~5天之间开始抗拒母乳，请考虑是否由于肿胀或母乳增加延迟（表4–3）。如果抗拒母乳在第1个月内开始并且婴儿已经接受了人工乳头，可以将这作为一个可能的因素。

一些婴儿在出生时粗暴用力吮吸或用力推乳房，而无视他们先天的摄食行为。一些母亲通常在婴儿明显烦躁的情况下尝试给婴儿哺乳。部分婴儿在不久之后就可以正常母乳喂养，而部分婴儿则会产生导致乳房抗拒的负面效应。如果是这样，母亲需要花点时间让乳房成为让婴儿感觉愉悦的乐园。

抗拒乳房的婴儿可能会在缺乏某些东西的情况下进行哺乳，比如：

- 感觉到母亲的身体贴近自己，婴儿会激发他的先天摄食行为。
- 让婴儿主动寻找乳房，并让他自己安排时间吸吮乳房。
- 婴儿口腔中乳房深度的感觉。
- 乳汁流动偏快或偏慢，更易于控制乳流。
- 坚挺、突出的乳头（在用奶瓶或奶嘴喂养的婴儿中）。

改进技巧可能有助于克服乳房抗拒。当婴儿不太饿的时候，母亲采用舒适的倚靠姿势，使得乳房容易靠近，让婴儿自己寻找乳房。

如果婴儿浅衔乳房，他可能无法感觉到激发主动吸吮的口腔后部感官知觉而变得不安。如果是这样，母亲可能需要通过使用乳房塑形和不对称衔乳，这在帮助婴儿更靠近乳房方面发挥更积极的作用。如果紧绷乳房组织可以发挥作用，采用反式按压法逆压软化会有所帮助。

如果婴儿已经接受了人工乳头，并且对母亲的柔软乳房组织感到不安，首先要通过使用乳房塑形和乳房扶托来帮助婴儿感觉到乳房更深入口腔。在乳房上滴乳可能有所帮助。在某些情况下，可能需要一个薄薄的硅胶乳盾来帮助婴儿过渡到乳房。

（三）罢奶

罢奶是形容母乳喂养正常却突然抗拒两个乳房的婴儿。如果婴儿小于 1 岁，不太可能是自然断奶，因为在这个年龄段，婴儿对母乳有身体需求。与自然断奶不同，婴儿通常是因为不满意而抗拒乳房。

大多数罢奶持续 2~4 天，但可能持续长达 10 天，可能需要一些技巧才能帮助婴儿过渡到母乳喂养。有时原因尚不明确。

罢奶的原因通常分为两类：

1. 身体原因

- 耳部感染、感冒或其他疾病。
- 胃食管反流病（GERD），喂养时引起疼痛。
- 泌乳过多，非常快的乳汁流动可能会使婴儿烦躁。
- 超敏反应、不耐受或过敏。
- 受伤、医疗过程或注射导致的疼痛。
- 由于出牙、鹅口疮、口腔溃疡或损伤引起的口腔疼痛。
- 对产品（如除臭剂、护肤液、洗衣粉等）的反应。

2. 环境原因

- 应激、烦躁、过度刺激或混乱的家庭环境。
- 按严格的时间表进行母乳喂养、定时喂养或频繁的中断。
- 婴儿长时间哭闹。
- 日常事务的重大变化。

- 与其他人争论或母乳喂养时大喊大叫。
- 婴儿咬乳时反应过于强烈。
- 母亲和婴儿分开的时间过长。

如果找到了原因，会使母亲安心，并可能影响所建议的策略。即使原因无法确定，建议采用上一节中描述的策略。

在努力克服罢奶的同时，通过确保婴儿良好进食保障母乳喂养，并通过挤奶保障泌乳。

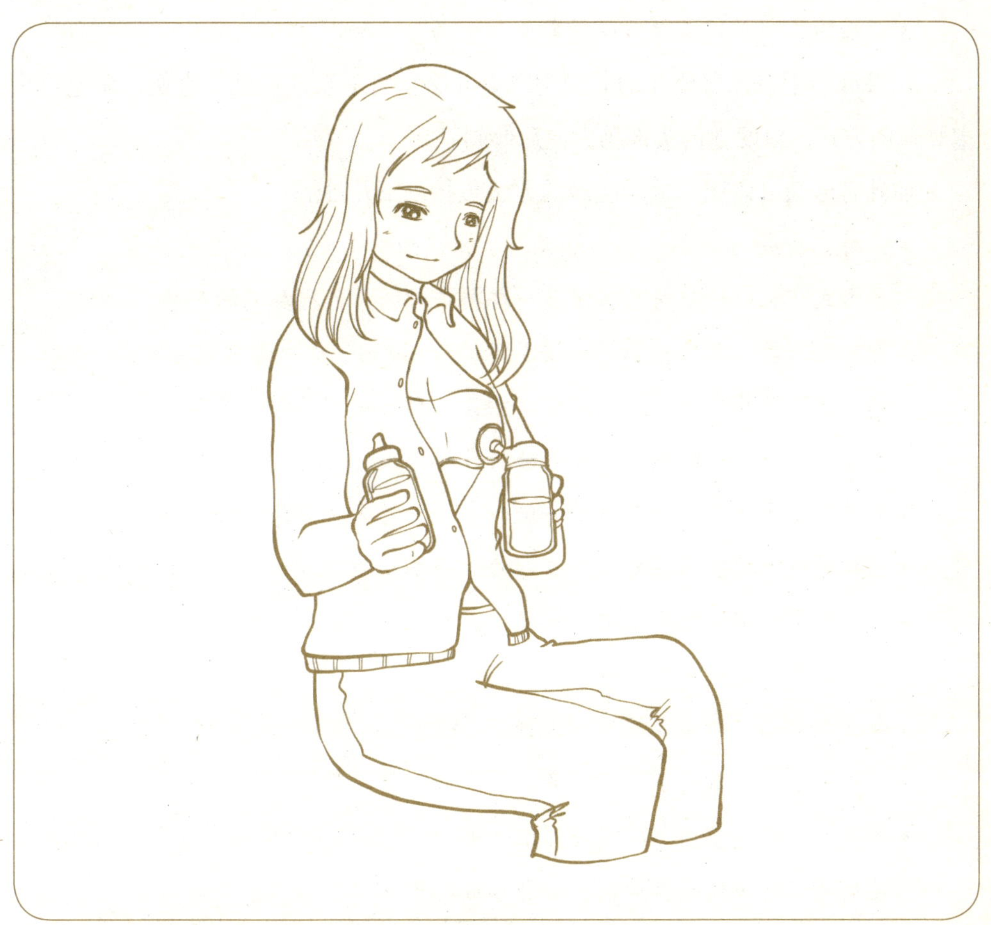

五、实现舒适母乳喂养的策略

无论出现问题的原因是什么，本节所述的基本策略都可能会有所帮助。在建议策略之前，先回顾一下母乳喂养动力学基础。

- 宝宝安静吗？
- 母亲和婴儿是否互相凝视对方的眼睛、触摸和交流？
- 宝宝的躯干和臀部是否受到良好的支撑并压在母亲身上？
- 婴儿的脚是否接触母亲或附近有些柔软的东西？
- 重力是对母乳喂养有利还是不利？
- 宝宝身体放松、两侧都无肌肉紧张吗？
- 宝宝的下巴或脸颊是否碰到乳房？
- 婴儿的头部是稍微倾斜以便容易吞咽吗？

如果母亲正在托着婴儿的后脑勺或婴儿必须将下巴埋进乳房吃奶，调整母亲抱婴儿的方式，以便他的头部稍微向后倾斜。

哺乳时母亲可以用来减少应激的方法包括以下几种。

- 保持乳房成为一个让婴儿愉悦的乐园，而不是战场。如果有必要，用另一种方式哺乳，吃奶时给宝宝多一些搂抱时间，包括睡着的时候。
- 花时间与婴儿肌肤接触并触摸婴儿。不喂养时，建议母亲抱着宝宝，并且，如果宝宝喜欢的话，进行肌肤接触，让婴儿裸露的躯干紧贴母亲。
- 在婴儿处于轻度睡眠或昏昏欲睡时让婴儿吸吮乳房。
- 使用婴儿最喜欢的喂养姿势并进行尝试，首先从倚靠姿势开始。
- 在宝宝吸吮乳房前激发喷乳立即给予夸赞。
- 尝试先在宝宝的嘴唇上挤一点乳汁。
- 尝试乳房塑形或乳房扶托。
- 尝试在运动、散步或摇晃中进行母乳喂养。
- 当母乳喂养正常时，尽可能多花时间进行母乳喂养。
- 如果婴儿的体重增加减慢使用配方奶，确保婴儿得到需要感觉平静的乳汁。使用无须吸吮的喂养方法，如勺子或杯子。

在某些情况下，工具和其他策略可以有所帮助。

- 婴儿吃奶时滴注挤出的母乳。如果婴儿会去寻找乳房，但不会停留，请一名助手将挤出的母乳滴在乳房或婴儿的嘴角。吞咽可激发吮乳。如果婴儿未含住乳头，应给予更多的乳汁。

- 先喂一点点乳汁。如果不是很饿，一些婴儿更愿意进行母乳喂养。给予三分之一到一半的喂养量，然后采用乳房喂养。
- “诱导吸乳”是指采用母乳喂养的姿势先用奶瓶喂养，当婴儿主动吸吮时，拔出奶瓶奶嘴并把乳头塞入婴儿口中。
- 如果采用直立姿势，当发现婴儿感觉身体接触太亲密，刺激太大，请尝试使用枕头进行支撑。
- 如果母亲的乳头扁平或内陷，则在母乳喂养前使用抽吸装置拉出来。
- 尝试使用薄薄的硅胶护乳盾。
- 如果乳汁流动缓慢影响了喂养，请尝试使用乳旁加奶装置。

第 5 章

避 孕

一、母乳喂养、性生活和生育能力

（一）母乳喂养和性生活

与妊娠期相比，产后早期许多母乳喂养的母亲性欲减退，而另外一些母亲则性反应比较强烈。有些女性在发生性关系时会漏乳，但是按压乳头可以抑制漏乳。低雌激素水平可能导致阴道干燥，这很容易补救，用润滑剂就可以了。

（二）母乳喂养对生育的影响

对大多数母亲来说，母乳喂养的激素延迟了产后生育能力的恢复。婴儿的母乳喂养模式在母亲的月经和生育能力恢复中起着重要的作用。分娩和第一次母乳喂养之间的时间间隔越短，母亲月经的恢复时间延后越长。主动哺乳次数越多，花在非哺乳中断中进行喂奶的时间越多，母亲月经的恢复时间延后也越长。产后白天和晚上经常性的纯母乳喂养（喂养间隔时间不长）可产生比计划性或补充性母乳喂养更长的不孕期。

当母亲的激素水平变化足以出现月经和排卵时，根据母亲个体的身体状况，每个母亲最终会达到“临界点”。身体状况在一定程度上解释了为什么在婴儿具有类似的母乳喂养模式和哺乳刺激的母亲之间恢复生育力会有如此巨大的变化。这也在一定程度上解释了为什么一些在白天和晚上纯母乳喂养的母亲在产后 8 周内恢复月经，而其他一些母亲在 12 个月、24 个月或更长时间恢复月经，即使她们的婴儿睡眠充足或定期喂食配方奶粉。母亲在产后何时开始月经的最重要的预测因素是她前次妊娠后的经历。

母亲的营养状况对生育力的恢复影响不大。

母乳喂养增加了母亲的第一次月经不会先于排卵（“警告期”）的可能性，特别是如果她在婴儿的头 6 个月内开始恢复月经。频繁的纯母乳喂养可能在 3 个月经周期之后才能妊娠。母乳喂养的母亲月经延迟时间越长，她在第一次月经前排卵的可能性越大。

母亲的身体对母乳喂养的反应与对挤奶的反应方式并不一致，因此在对生育能力的影响方面，挤奶喂养可能并不等同于母乳喂养。

在开始喂食固体食物后，母亲可以通过以下方式延迟月经恢复。

- 喂食固体食物之前先进行母乳喂养。
- 逐步添加固体食物。
- 白天和晚上经常性的持续母乳喂养，白天母乳喂养间隔时间不超过 4 小时，晚上不超过 6 小时。

为了加快月经恢复，母亲可以在母乳喂养前喂食固体食物，迅速添加大量固体食物，并延长母乳喂养之间的间隔时间。

减少母乳喂养频率的常规措施的任何改变都会增加月经 / 排卵和怀孕的可能性。实例包括开始喂食固体食物或大量添加其他食物（流体或固体）、夜间睡眠时间更长、减少母乳喂养频率、减少婴儿吃奶的总时长以及断奶。

想要在她的月经恢复之前具备生育能力，母亲可以减少母乳喂养。

很少发生母亲在婴儿完全断奶之前才可能具备生育能力的情况。

（三）月经恢复后

产后 8 周，如果母亲有阴道出血 2 天以上，或者如果她有阴道出血让她认为是月经，她会误认为自己已恢复生育能力。

月经恢复后继续母乳喂养可以降低母亲怀孕的可能性。

月经恢复后，母乳喂养或挤奶的增加可能会再次抑制月经，但母亲仍会认为自己可生育。

二、母乳喂养和避孕

文化和宗教价值观影响母亲认为可接受的计划生育选择。可能实施或排除的某些方法的信息包括如下几项。

- 母亲的母乳喂养模式和婴儿年龄（哺乳闭经避孕法和激素类方法）。
- 母亲的年龄（激素类方法）。
- 婴儿父亲的意见。
- 母亲的生育目标（临时或永久的方法）。
- 母亲的健康状况（临时性或长久性的方法、激素类方法）。
- 母亲的资金来源、医疗保健方案和方法的可行性。

（一）非激素类方法

该方法被认为是母乳喂养母亲的首选，因为它们对母乳喂养没有不利影响，或者在采用哺乳闭经避孕法的情况下，也支持母乳喂养。

1. 哺乳闭经避孕法（lactational amenorrhea method，LAM） 该方法是一种临时性避孕方法，不需要禁欲，在产后 6 个月内可靠度至少 98%。实行最佳母乳喂养可延长自然不育期，取得更好的健康效果，节省用于配方奶和避孕药具的花费，还可以使母亲控制其生育能力。哺乳闭经避孕法也是所有宗教团体都可以接受的避孕方法。

为了使哺乳闭经避孕法起效用，以下三个问题的答案必须是“否”。

- 您的月经恢复了吗（界定为产后 8 周连续 2 天出血或母亲把阴道出血误认为是月经）？
- 您是否正在定期给婴儿使用配方奶粉或您的婴儿长时间白天、晚上均不进行母乳喂养？
- 婴儿超过 6 个月了吗？

当使用哺乳闭经避孕法时，母亲应该经常问问自己这些问题，如果在任何时间点她的回答改为了“是”，她就应该开始使用另一种避孕方法。如果她的婴儿纯母乳喂养（只有母乳，没有其他液体或固体食物）或几乎纯母乳喂养 [每天不超过两口其他食物、饮料和（或）维生素 / 矿物质]，她就可以依靠哺乳闭经避孕法避孕。

如果母亲的月经在最初6个月后仍然没有恢复，而且在母乳喂养后再喂食固体食物，母亲在白天母乳喂养间隔时间不超过6小时，晚上不超过4小时，那么哺乳闭经避孕法可能持续有效。

使用哺乳闭经避孕法的母亲母乳喂养持续的时间更长而且恢复生育能力的时间更迟。

在挤奶喂养的就业母亲中，哺乳闭经避孕法的效果似乎略差。

2. 关于女性在具备生育能力时期不发生性行为的自然方法 主要包括自然避孕法（natural family planning，NFP）或症状体温避孕法。当使用自然避孕法时，女性应观察并解释她身体的排卵迹象，例如她的温度变化、宫颈黏液的一致性和宫颈口。因为没有涉及药品或产品，所以自然避孕法对母婴来说是安全的，不会影响母乳喂养。在母亲进行母乳喂养期间，当学会自然避孕法时，可能更难以认识到恢复生育力的迹象。

为了在不使用人造避孕药具的情况下避免妊娠，母亲可以首先采用哺乳闭经避孕法，并在婴儿超过6个月时开始采用自然避孕法。如果方法使用正确，自然避孕法有效率为91% ~99%。

其他自然避孕方法在母亲不育时期（如排卵、排卵后和日历方法）使用不同的定期性交标准。熟练掌握这些方法后，这些方法的有效性从91% ~98%。

3. 隔膜法和杀精剂 主要包括安全套、子宫帽、避孕海绵、宫颈帽等隔膜法，并且不会影响母乳喂养。这些在大多数地方容易买到；有些还能保护其免受性传播疾病；它们往往比较便宜；而且可以与其他方法一起使用。

隔膜法有一些缺点。除非使用润滑的避孕套，否则可能会在母乳喂养早期由于雌激素水平低造成的阴道干燥而引起不适。子宫帽需要在母亲产后以及每当她体重变化超过10磅（4.5千克）时做身体检查后重新安装。

单独使用杀精剂或与隔膜法一起使用不会影响母乳喂养。

4. 非激素宫内节育器（intrauterine contraceptive device，IUD） 本品能够可靠地预防妊娠，且与母乳喂养相容。可以将其放置在女性子宫内且长期留在子宫内。

它们通过改变母亲的激素状态来预防受精或植入受精卵。非激素宫内节育器不影响泌乳、乳汁成分或母乳喂养婴儿。

为了减少脱落或子宫穿孔的风险，应在产后2天或产后6周内放置节育器。

（二）节育手术

主要包括输精管切除术和输卵管结扎术，通过物理阻断精子和卵子之间的途径来预防妊娠。手术绝育应视为永久性的，因为不能保证可逆转。输精管切除术的风险较低，就和走一个办公流程一样，而且显然对母乳喂养没有影响。

当母乳喂养的母亲进行输卵管结扎术时，她面临手术相关风险，如果产后进行手术，在脆弱的产后早期就会暂时中断母乳喂养。此外，手术的疼痛可能使母乳喂养不适。如果母亲打算产后输卵管结扎，则应避免使用配方奶粉，建议在分娩和手术之间安排足够的时间，采用挤奶喂养弥补无法正常进行的母乳喂养。

除了术后面临的挑战之外，完全或部分子宫切除术不会影响母乳喂养或泌乳。

（三）激素类方法

由于担心泌乳和对婴儿理论上的风险，激素类方法不是母乳喂养母亲的首选。孕酮(一种合成形式的孕酮)和雌激素(激素类方法中使用的激素)与母乳喂养相容，但是世界卫生组织和其他一些组织认为这些方法是母乳喂养母亲的第二和第三选择，因为这些激素有少量会进入乳汁。如果在最初几个月使用，无论是天然还是合成类固醇，婴儿均不太可能代谢和排泄。

雌激素和孕酮也可能通过降低泌乳量来破坏最佳母乳喂养，尽管研究尚未证实这一点。母亲或婴儿出现健康问题、婴儿年龄小于6周龄（单纯孕酮方法）或6个月（含有雌激素的方法）、已证实母亲低泌乳量或乳房手术史，如果存在这些造成泌乳问题、多胎或婴儿早产的其他原因时，一些专家建议应坚持使用激素类方法。

1. 单纯孕酮的方法　此方法被认为是母乳喂养母亲的第二选择。它们通过增厚宫颈黏液来防止妊娠，使精子穿透更加困难，阻止排卵，并使子宫内膜变薄。然而，由于天然孕激素的迅速减少发生在哺乳期开始之前，所以在产后早期使用这些方法可能会扰乱一些妇女的哺乳期。研究尚未发现过后使用这些方法的任何问题，但是有很多关于产乳量下降但未经证实的报道。以下单纯孕酮方法的可行性各不相同，它们之间的差异可能增加了可选择性。

- 单纯孕酮的小剂量口服避孕丸在每天大致相同的时间服用效果最好，但是与含有雌激素的复方避孕丸相比效果略差，而且错过服用避孕丸就很难补救。母乳喂养时发生不正常的出血、常见不良反应的可能性较小。
- 孕酮释放阴道环每21天取出1周。
- 单纯孕酮宫内节育器与非激素宫内节育器的作用类似，随着时间的推移，少量孕酮被释放到母亲身体系统中。这提供了与非激素宫内节育器相同程度的妊娠预防和母乳喂养结果，但是有一项研究发现对哺乳具有深远的负面影响。
- 单纯孕酮注射（即甲羟孕酮避孕针）每3个月注射1次。由于不可逆转，哺乳期应谨慎使用。
- 单纯孕酮植入物（即皮下埋植避孕法或皮下埋植剂）植入女性皮肤下，预防妊娠时间可长达5年。一些植入物，比如Nesterone或Elcometrine，可输送给婴儿不能吸收的口服无活性的孕激素，使其成为母乳喂养母亲的更好选择。

婴儿通过乳汁获得激素的量较少来自于药物和植入物，而更多的来自注射剂，如甲羟孕酮避孕针和单纯孕激素的宫内节育器。

大多数建议母乳喂养的母亲切勿在产后6周内开始使用单纯孕酮的方法。

孕酮对泌乳的影响是早期使用这些方法需要关注的问题。有一些未经证实的报道说，母乳喂养的母亲开始使用孕酮后，泌乳量下降。在产后的第一天，泌乳量迅速增加的生物学触发因素是胎盘剥离后孕酮的急剧下降。

如果母亲在分娩后立即注射孕酮，这可能会改变其激素状态，足以阻断泌乳。然而，研究发现在6周后采用这些方法，使用单纯孕酮方法和减少泌乳量、改变母乳喂养模式或减缓婴儿生长发育之间没有统计学意义上的关联。事实上，一些研究发现，与使用非激素方法的母亲相比，使用单纯孕酮方法的母亲的乳汁量稍多、母乳喂养持续的时间也略长。

当考虑开始使用单纯孕酮方法的时机时，建议母亲及其医护人员应考虑到，在婴儿以母乳喂养为主时，母乳喂养所影响的自然不育期（见“哺乳闭经避孕法”）。

孕酮对婴儿的影响是关注早期使用这些方法的另外一个方面。新生儿在产后早期可能难以代谢激素。然而，婴儿通过母乳对天然孕酮的生物利用度低，所以即使婴儿从乳汁中获得了孕酮，在肠道中也无法很好地吸收。依据对长达 17 年使用单纯孕酮方法的母亲母乳喂养的儿女所进行的研究，发现对生长发育，包括性发育，并无长期影响。

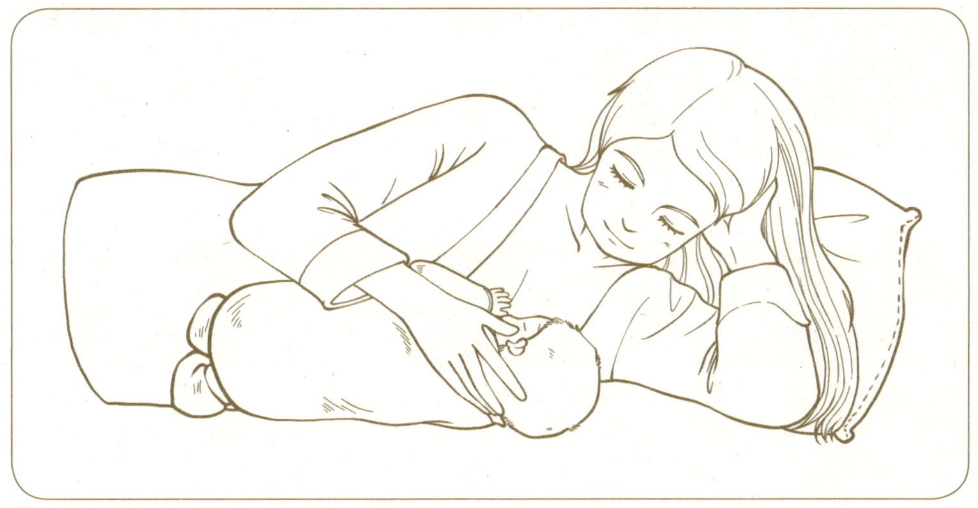

2. 含有雌激素的方法 这是母乳喂养母亲的第三选择，直到婴儿满 6 个月时才推荐使用雌激素，因为已发现雌激素可能降低泌乳量并缩短母乳喂养持续的时间。这些方法中最常见的是复方口服避孕药，需要每天服用，内含雌激素和孕激素。其他复合方法包括避孕贴片、复方注射剂和复方阴道环，所有这些方法都像甲羟孕酮避孕针一样，可给予持续的高效保护，以避免妊娠和人为失误。这些方法不适用于 35 岁以上的吸烟女性以及凝血问题患者、雌激素依赖型癌症患者或严重偏头痛患者。复方注射剂的缺点是：如果出现泌乳问题，依然不能停药。

如果使用含有低剂量雌激素的新型复方口服避孕药，应在建立充分泌乳机制后开始，这对母乳喂养持续时间和泌乳量的影响较小。但是由于之前已掌握这些方法所存在的风险，世界卫生组织和国际计划生育联合会都建议，如果添加固体食物可以补偿下降的泌乳量，母乳喂养的母亲在婴儿满 6 个月之前避免采用这种避孕药。

使用复方口服避孕药的母亲，其婴儿在母乳喂养期间并不会从母亲体内摄入更多的雌激素。美国儿科学会认为，雌激素和孕激素都与母乳喂养相容。

之前对使用复方避孕药会改变乳汁成分的担忧是毫无根据的。

如果母乳喂养的母亲使用含有雌激素的避孕方法，建议她继续哺乳并监测婴儿的体重增加。

（四）紧急避孕药物

这一方法包含高剂量的孕激素。母乳喂养可以继续不间断，因为剂量不会给婴儿带来风险。

第6章

紧急情况

在紧急情况下，母乳喂养是婴儿健康和生存的关键。即使在发达国家和平富足的时期，采用非人乳喂养的婴儿也面临更大的疾病和死亡风险。然而，在战争、饥荒、干旱、地震、飓风或其他自然灾害中，配方奶粉喂养的风险随着条件的恶化以及困难升级而呈指数增长。

- 卫生差。
- 有限的或受污染的水源。
- 所有类型的食物，包括婴儿配方奶粉的供应减少。
- 冷藏和加热配方奶和灭菌容器的途径有限。
- 增加源自人群的患病风险。
- 降低医疗的可行性。

一、非人乳的风险

在紧急情况下，非母乳喂养的婴儿更容易因接触被污染的食物和水中的微生物而患病，因为他们缺乏从母乳获得的免疫力。当配方奶变得稀缺时，他们还有喂食不足的风险。在一些紧急情况下，与配方奶喂养相关的婴儿死亡率增加高达25倍。

母乳喂养在紧急情况下变得至关重要，因为它在最初6个月为婴儿提供无限安全的食物和水，之后是安全的部分食物和水源，并可防止疾病。此外，母乳喂养增强了母亲和婴儿之间的亲密关系，推迟了母亲恢复生育能力的时间，使她以更有限的资源来养育婴儿。

二、促进最佳母乳喂养习惯

正确的母乳喂养习惯对所有母亲和婴儿都很重要，在紧急情况下，甚至可能关系到生死。建议所有母亲在紧急情况下尽量做到以下几点。

- 在出生后 1 小时内开始哺乳。
- 出生后保持母婴肌肤接触，增加婴儿的情绪稳定性。
- 白天和夜间经常进行良好的母乳喂养。
- 最初 6 个月纯母乳喂养。
- 在 6 个月的时候为婴儿添加适当的固体食物。
- 至少在最初 2 年继续母乳喂养。

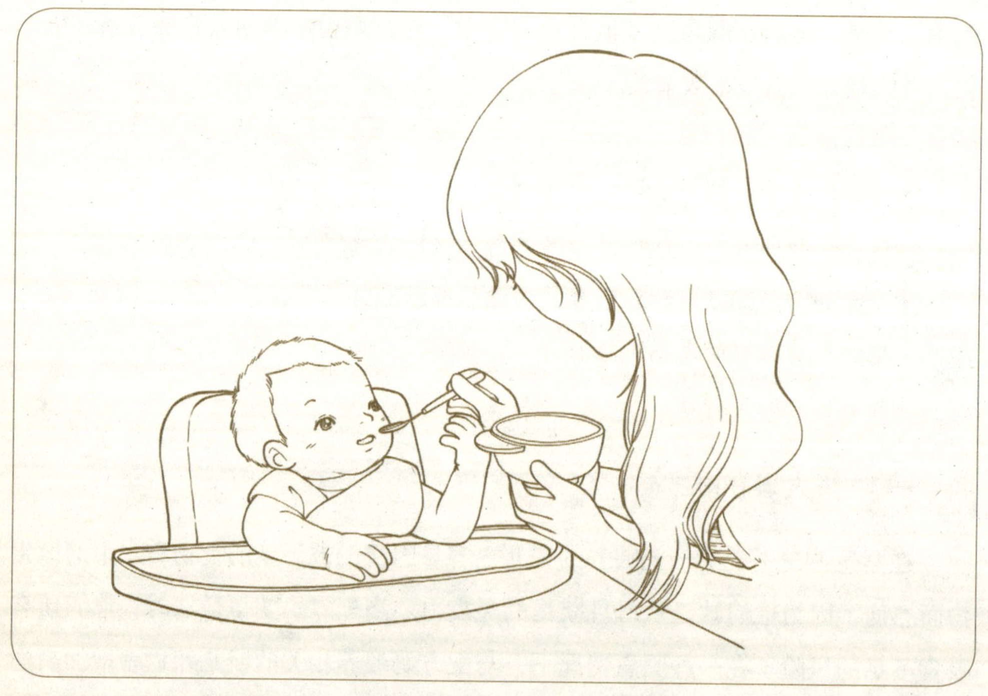

（一）泌乳可灵活应对压力和有限的食物

营养不良和紧张状态下的母亲可以为其婴儿生产充足的乳汁。婴儿有时会由于对紧急情况下母乳喂养的错觉而不幸夭折。心理紧张状态可能会延缓母亲喷乳，但如果母亲坚持母乳喂养，就会继续泌乳。研究发现，感觉紧张、睡眠困难和疲劳与泌乳量无关。

女性可以在食物匮乏的情况下分泌充足的乳汁。只有当饥荒或类似饥荒的状况持续数周时，母亲的泌乳量或乳汁质量才会受到影响。在饥荒情况下，如果母亲之前营养状况良好、身体良好，泌乳可能只会受到轻微影响。如果出现饥荒，与给婴儿提供的配方奶粉相比，为母乳喂养的母亲提供的食物成本较低，且可带来更好的健康效果。

未发现母亲的液体摄取量与她的泌乳量之间存在关联。液体摄入量增加 25% 不影响泌乳量。

（二）寻求母乳喂养方面的援助

可向训练有素的援助人员和经验丰富的母乳喂养母亲寻求母乳喂养方面的援助。特别是在配方奶粉使用很普遍的文化传统中，在紧急情况下，许多妇女需要帮助检查泌乳是否充足，如有必要，需要增加泌乳量。即使在母乳喂养是常态的国家，即使泌乳充足，妇女也常常担心不能分泌足够的乳汁。“感觉乳汁匮乏”可能是母亲对正常婴儿行为的误解或对新生儿母乳喂养频率的不切实际期望的结果。因此，在紧急情况下，保健工作者需要了解母乳喂养的规范，从而可以帮助母亲学习如何衡量足够的泌乳量，并鼓励母亲在需要增加泌乳量的情况下更为频繁地哺乳。

所有援助工作的一部分应该是制定母乳喂养信息和支持优先权的政策。有人发现支持母乳喂养的一种有效方式是找到受灾地区目前正在母乳喂养的母亲或之前进行过母乳喂养的母亲，他们可以用掌握的知识和技能帮助其他母亲。这些妇女可以给母亲出谋划策，克服难以应对的常见困难，如乳头疼痛、低泌乳量和乳腺炎等；为大多数母乳喂养母亲提供增加泌乳量的信息；并在紧急情况之前为那些从未母乳喂养或断奶的母亲提供重新泌乳或诱发泌乳的信息。

（三）鼓励纯母乳喂养和重新泌乳

鼓励纯母乳喂养的重新泌乳，以及乳母喂养和诱发泌乳。在紧急情况下，即使是部分泌乳也可以通过提供安全、未受污染的食物来源，保护婴儿的生命。为防止婴儿夭折，可以鼓励之前断奶或从未母乳喂养的生母重新进行泌乳，并鼓励乳母诱导哺乳（见第 17 章）。

在紧急情况下，主要重点应该放在基本方法上，比如把婴儿放在乳房旁喂养并让他感到舒适，当婴儿不在吃奶时使用手动挤奶进行乳房刺激。也应鼓励不分昼夜进行日常母婴肌肤接触。如果情况允许，可以使用催乳剂提高泌乳量。

三、只给那些未充分母乳喂养的孩子提供配方奶粉

发展中国家发生战争或自然灾害时，发达国家的首要举措就是提供婴儿配方奶粉作为援助。但是，除非经过严格处理，否则很可能会帮倒忙。因为纯母乳喂养在世界任何地方都不是常见的，即使母乳喂养是常态的，让所有家庭都使用配方奶粉给母乳喂养婴儿带来风险。在受灾地区为纯母乳喂养家庭提供配方奶粉可能有以下几种情形。

- 增加与配方奶粉有关的死亡。
- 削弱母亲对母乳喂养的信心。
- 对商业产品造成不必要的依赖。

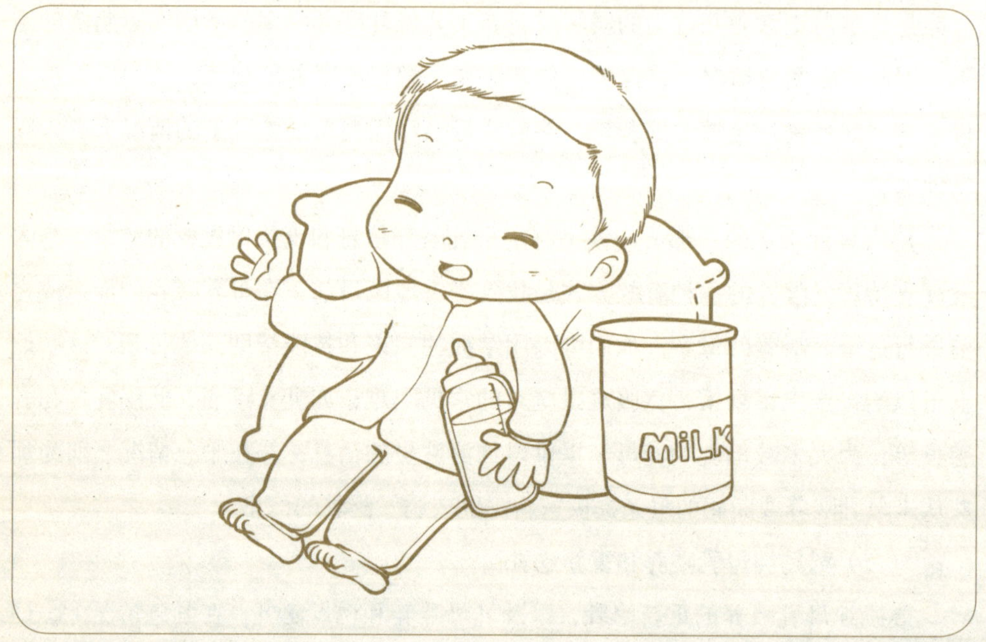

尚未使用配方奶粉的母乳喂养母亲可能会决定开始用来喂养婴儿，因为他们认为发达国家的任何东西都是“更好”的。援助人员需要知道，当母乳喂养的婴儿食用配方奶粉时，会降低母亲的泌乳量并增大婴儿面临配方奶粉相关的疾病和

死亡的风险，主动或被动使用婴儿配方奶粉会损害婴儿的免疫系统，使其易于因腹泻和肺炎导致感染乃至死亡。

当在母乳喂养并非常态的地区出现紧急情况时，如果无法获得配方奶粉而且卫生条件恶化，婴儿的健康风险就会增加。在这些地区，想要支持母乳喂养的援助人员可能面临着应对破坏母乳喂养的传统做法的其他挑战，例如计划性母乳喂养和早期定期使用配方奶粉。当婴儿配方奶粉不再供应时，仅仅几天内就会让婴儿面临生命危险。

四、遵守配方奶粉供应的国际准则

配方奶粉供应的国际准则包括以下几项。

- 对配方奶粉的分发限制在特殊规定的情形下。
- 确保只要婴儿有需要（直到满 6 个月）就能获得。
- 只供应非品牌，通用包装的配方奶粉，因此不会提升销量。
- 仅对部分或全部断奶的 12 个月以下的婴儿分发配方奶粉。
- 供应配方奶粉的同时提供用于加热和灭菌的清洁水、燃料和容器，说明书以及测量工具，并且提供配方奶粉相关疾病的额外医疗支持，比如腹泻的治疗。
- 制定具体的促进母乳喂养的计划与补充配方奶粉的计划相辅相成。

在卫生条件差的地区也可能需要便于清洁的喂食杯，以避免使用容易污染的奶瓶和奶嘴。可以向母乳喂养母亲提供额外的食物补给以激励继续母乳喂养。

提升婴儿在紧急情况下的存活率必须鼓励纯母乳喂养并制定能够帮助女性实现这一目标的措施。

- 让母亲优先获得食物和其他资源。
- 为母亲提供可以照顾婴儿并获得母乳喂养帮助的“安全空间”。
- 防止婴儿配方奶粉或其他奶制品不受控制的分发。

第 7 章

母亲就业

一、设定母乳喂养目标

在讨论就业的母亲母乳喂养目标之前，应确保她了解母乳喂养不一定是“全有或全无”，也不一定是婴儿摄入的母乳越多越好。包括以下可选方案。

1. 纯母乳喂养

- 保持母婴共处。
- 带着婴儿上班方便喂养。
- 亲自回去喂养。
- 逆循环母乳喂养：母亲在家时哺乳婴儿；当母亲上班时婴儿睡眠时间最长。

2. 为了弥补所有错过的母乳喂养可挤奶喂养

- 在上班休息时间挤奶。
- 在工作闲暇之余挤奶。

3. 有时用挤出的母乳，而有时则用其他食物弥补错过的喂养

- 与其他食物一起喂食时，用挤出的母乳喂食。分开喂食时则不用挤出的母乳喂食。
- 在与某些食物分开喂食的情况下，采用挤出的母乳喂食。

4. 与其他食物一起喂食时，采用配方奶粉或其他食物弥补所有错过的喂养和母乳喂养

二、考虑就业选择

（一）产假

产假尽可能长，以便建立良好的母乳喂养机制。产假短于6~8周会造成母乳喂养持续时间较短。

（二）工作时间表和工作场合

考虑一些较为灵活的选择。

- 兼职——每周工作时间较短。
- 轮班——与另一人分享一个职位。
- 逐步回归——从兼职逐渐过渡到全职。
- 时间灵活——按照婴儿的日常习惯调整工作时间。
- 密集处理1周内工作——在更少的天数里完成相同的工时。
- 远程办公——在家工作。
- 日间现场护理——根据需要回婴儿身边喂养。

有些工作场合比其他工作场合更有利于母乳喂养。如果母亲的工作场合不方便或工作时间表过于紧凑，可探讨逆循环母乳喂养的可能性。

（三）护理人员的选择

靠近工作单位的护理人员可以给母亲的母乳喂养带来一些灵活性，下班后回到婴儿身边进行母乳喂养或在工作日带婴儿上班。这还省去了母亲上下班往返时间。

（四）支持工作场所哺乳

工作场所喂养可增加母乳喂养持续时间。其基本要素包括支持、时间、教育，以及母乳喂养或挤奶的场所。可以以不同的方式为工作场所制订计划。理想情况下，如果雇主希望启动这一计划，可以给他们提供一系列方案。

当一位母亲与老板商讨工作场所哺乳期支持时，应侧重对雇主带来的利益。可使企业大大节省成本的三个主要方面。

- 母乳喂养的员工不会耽误太多工作。
- 母乳喂养降低医疗成本。

- 支持母乳喂养能够降低员工流失率，提高员工的工作效率和忠诚度。

有些雇主需要依法提供母乳喂养或挤奶的时间和地点。但是在讨论母乳喂养相关法律规定的时候，要措辞谨慎地提出这个问题，这样就不会被看作是一种隐晦的威胁。大多数美国的工作场所如果未遵守母乳喂养相关法律规定，并不会因此受到处罚。

通过创造性思维和开放思维，可以克服工作场所支持哺乳的常见障碍。

- 离开工作岗位的时间。许多女性在定期休息时间和用餐时间挤奶。如果她们需要更多的时间，可以通过提早到公司或推迟下班来弥补。此外，工作时间挤奶或母乳喂养的需要只是暂时的，1 年后几乎全部停止。
- 对母乳喂养感觉不适应。使用“哺乳”一词。避免使用带有母乳喂养照片的资料，争取机会讲述其他工作人员的故事，以便雇主可以了解其需求。
- 其他员工的抵制。包括为其他员工制订计划和提供员工培训。向婴儿的父母提供母乳喂养培训和设备。让人们了解对公司的经济利益。
- 缺少可用空间。所需的空间可以小到 4 英尺 ×5 英尺（1.5 米 ×2 米）。集思广益确定可以使用的现有区域，例如储物柜或规划一个小房间。

即使没有正式计划，母乳喂养的支持也应该包括福利和服务，比如 3 个月以上的产假、灵活的工作时间、轮班或兼职就业选择、用于储存母乳的冰箱，以及挤奶或母乳喂养的休息时间。

三、商讨挤奶方案

（一）是否挤奶

如果母亲和婴儿在工作日分开，婴儿年龄小于 1 岁，挤奶对于母亲来讲有几个优点。

- 会让她感觉舒服，防止漏乳。
- 降低乳腺炎的风险。
- 有助于保持她的泌乳量。
- 避免或最大限度地减少喂养非母乳的成本和健康风险。

（二）不挤奶

如果母亲不挤奶，又正计划离开她的幼儿进行全职工作，可商讨其他选择。虽然情况比较罕见，但确实有某些乳房储奶量非常大的母亲（见第 11 章）可能在不需要挤奶的情况下在 8 小时工作日内保持舒适。如果婴儿年龄稍大，已经喂食固体食物，母亲泌乳量也已经减少，则可能在整个工作日时间都无须挤奶。但绝大多数纯母乳喂养的母亲需要承受乳房充盈痛，这增加了乳腺炎的风险，导致泌乳量迅速减少。在工作期间挤一次奶可以大大增加她的舒适度，并有助于保持整体泌乳量。

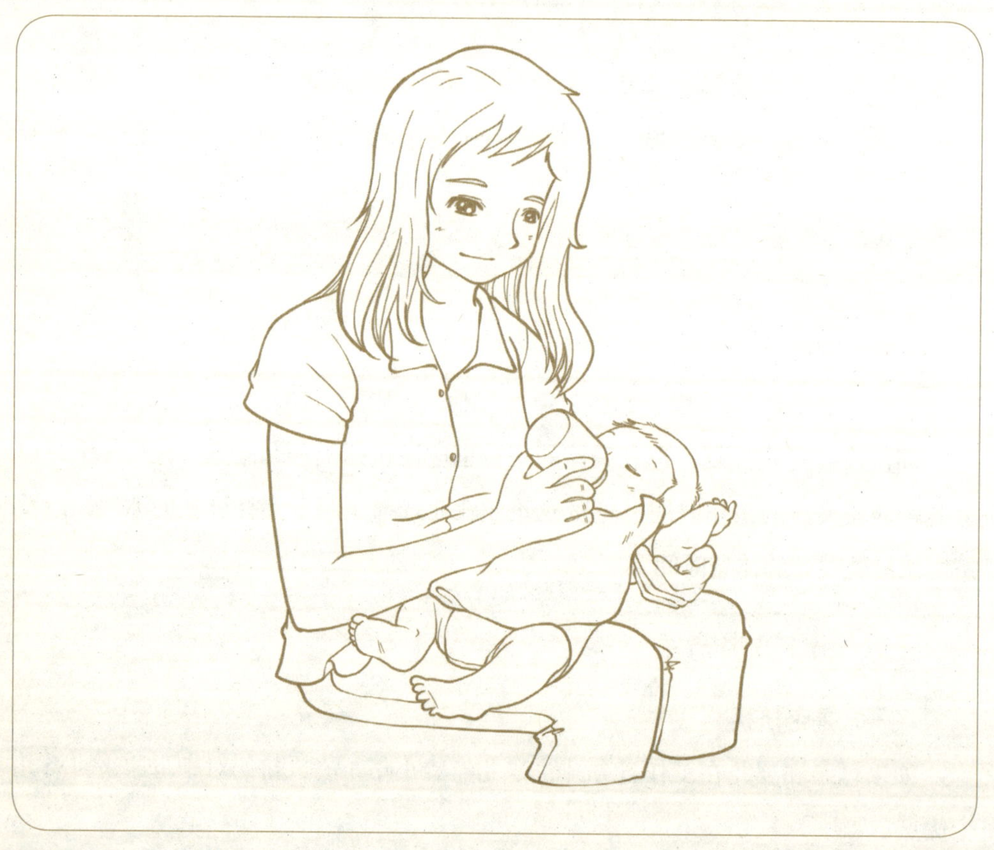

如果母亲的工作时间不会比在家中母乳喂养的最长间隔时间更长，她不需要做任何改变。但是，如果她的工作时间比她目前在家中母乳喂养的最长间隔时间长得多，并且她既不母乳喂养也不挤奶，她可能会考虑“部分断奶”以减少她的泌乳量。

（三）挤奶方法

手工挤奶和吸乳器各有优缺点。如果对于一位母亲来说，以下所有情况都是符合的话，吸乳器可能在维持泌乳方面发挥重要作用，因此请仔细选择。

- 她每周离开婴儿不超过 30 小时。
- 她的婴儿年龄小于 6 个月。
- 她的目标是错过喂养时仅提供母乳。

对于那些离开自己的孩子不超过每周 30 小时和（或）那些计划为错过喂养提供其他乳汁或食物的母亲来说，吸乳器的类型和质量就不那么重要了。

（四）未雨绸缪

母亲在工作中挤奶时需要一个私人空间，如果使用吸奶器，她可能需要一个电源插座。在工作中挤奶所需的总时间某种程度上取决于使用的挤奶方法。除了清理时间和往返私人区域之外，如果母亲一次挤一个乳房的乳汁并且每次挤奶时间为 10~15 分钟，那么，同时挤两个乳房的乳汁应计划每次挤奶时间为 20~30 分钟。

许多母亲可以将挤奶融入其日常的休息时间和用餐时间。为了减少清理时间，一些母亲购买了足够多的吸乳器零部件，因此所有的清洗都可以下班后完成。

母亲在工作日期间为了维持泌乳量，所需的挤奶次数取决于婴儿是否纯母乳喂养、母婴分开时间（包括上下班往返时间）以及母亲的乳房储奶量。

为了计算每个工作日的挤奶次数，作为起点，6 个月以下纯母乳喂养婴儿的母亲应将母婴分开的小时数（包括上下班往返时间）除以 3。

- 12 小时，4 次挤奶（12÷3=4）
- 9 小时，3 次挤奶（9÷3=3）

平均而言，母亲每天全职工作挤奶 2~3 次，花费少于 1 小时的总挤奶时间。大多数母亲在孩子 1 周岁时停止挤奶。

在工作中是否需要冷藏挤出的乳汁将取决于室温和工作时长。

如果遵循乳汁储存指南，则室温下储存的乳汁可以稍后再冷藏和（或）冷冻。

母乳不是生物危害性材料，在工作或儿童保育设施中不需要特别的预防措施。

四、产假的优先考虑事项

（一）婴儿时间

在家中的最初几周，应重点保证较长以及较频繁的母乳喂养，以确保之后充足的泌乳量。把产假看作是一个亲密相处的时刻。由于婴儿的适应能力随着年龄的增长而增加，等到母亲回到工作岗位就可以遵循她的工作时间表了。

在回到工作岗位之前 1~2 周内，记下母亲每天母乳喂养次数。这可以提示她的乳房储奶量（见第 11 章），而储奶量将影响母亲每天在工作中所需挤奶次数，以保持她稳定的泌乳。

（二）何时挤奶

如果可能，在回到工作岗位之前，应花费 3~4 周练习挤奶并储存一些乳汁。大多数母亲都发现，无论挤奶方法如何，通过不断练习，她们更容易挤出更多的乳汁。这也让她有时间储存储备的乳汁。如果母亲在产后大约 5 周开始挤奶，当她的泌乳量达到顶峰时，她每天早上在母乳喂养后大约 1 小时挤奶，通过练习，每次挤奶中应该可以挤出大约一半的单次喂奶量。挤奶 4 周后，回到工作岗位时，她应该有大约 14 份冷冻的单次全喂奶量作为储备。

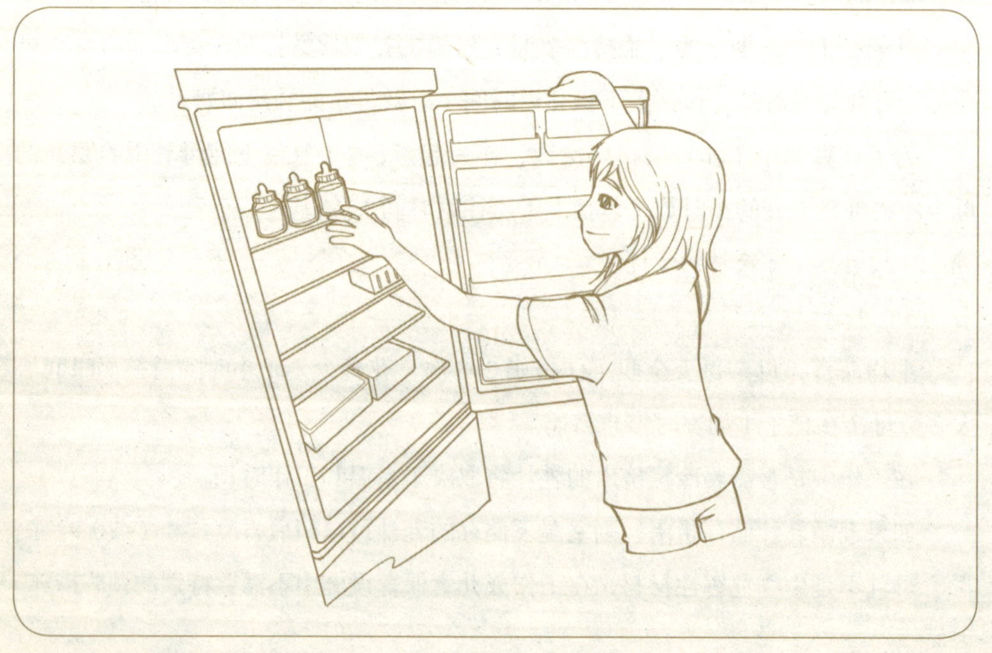

在产假期间，最初几周内，母亲在不干扰母乳喂养的情况下可以通过储存所有挤出的乳汁而让自己感觉舒适，并且允许在某次挤奶和下一次母乳喂养之间至少间隔1小时，以便于挤奶和储存乳汁。为了挤出最多的乳汁，应该做以下尝试。

- 大多数母亲通常在早晨储存了较多乳汁，可在这时候尝试进行挤奶。
- 在母乳喂养后30~60分钟并在下一次喂养前至少1小时进行挤奶。

如果婴儿想要在挤奶后立即进行母乳喂养，那就继续给婴儿母乳喂养。大多数婴儿不介意喂养更长时间以获得所需的乳汁。要不然，母亲也可以从一侧乳房挤奶，而用另一侧乳房进行母乳喂养。这对于喜欢在哺乳时只愿吃一侧乳房的婴儿来说是很有效的。

如果一个母亲在产后6周内恢复工作，则在工作时间集中挤奶（每天排空乳房至少8~10次），或者在产假时，母乳喂养频繁地挤奶用于母乳喂养，以达到较早充分泌乳。

（三）挤奶量

婴儿出生后第1个月，挤奶量部分取决于婴儿的年龄，以及婴儿是否为纯母乳喂养；如果不是，则取决于婴儿每天摄入多少其他的乳汁或固体食物、自上次乳房排空已经过去的时间、每天挤奶时间、母亲的情绪状态和其他一些因素，如吸奶器质量、法兰匹配度和练习时间。

（四）存储乳汁

只要遵循乳汁储存指南，母亲们可以在不同时期进行挤奶。为了避免浪费，不要将超过婴儿一次摄入量的乳汁存放在容器中。加热并喂食给婴儿后，剩下的乳汁都要丢弃。

母乳喂养时的平均乳汁摄入量为3~4盎司（88~118毫升），但每个婴儿不尽相同，因人而异。如果不知道婴儿摄入挤奶量具体是多少，则要储存到几个1~2盎司（30~59毫升）的容器内，以备婴儿想要多吃一点时，可以随时添加更多乳汁，而且更少的量乳汁还有一个优点是加热快。

（五）婴儿需要的乳汁量

计算母亲在母婴分离的工作时间内所需的奶量。平均而言，母乳喂养的婴儿每24小时摄入约25盎司（750毫升）乳汁，而茁壮成长的婴儿每日乳汁摄入量范围为15~41盎司（440~1220毫升）。

计算母亲在工作时婴儿所需的乳汁，以食量较大者计算，每24小时食用30盎司（887毫升）作为基准。然后将其按照母婴分开的时间划分等份。例如，母婴分离8小时的时间是24小时的1/3，30盎司（887毫升）的1/3是10盎司（296毫升）。母婴分离12小时，是24小时的一半，30盎司（887毫升）的一半是15盎司（444毫升）。大多数全职工作的母亲每天都要离开婴儿8至12小时，所以大多数婴儿需要10~15盎司（296~739毫升）的乳汁。这里是假设母亲在母婴共处的时间里经常进行母乳喂养。如果母乳喂养很少，同时，在家里或婴儿晚上睡觉时长时间没有母乳喂养，她在上班时婴儿就需要更多的乳汁。

因为婴儿的生长速度日益减缓，所以大多数婴儿在5周内每天需要的乳汁量和6个月时所需的乳汁量相同。

配方奶粉喂养的婴幼儿随着月龄增长需摄入更多的乳汁，但这对母乳喂养婴儿并不适用。

如果一个婴儿在晚上睡眠时间较长，白天则会需要更多的乳汁来补偿错过的夜间喂养。如果上班的母亲在晚上保持与婴儿亲密接触，这将促进夜间喂养，从而减少她在工作期间的挤奶次数。

（六）采用奶瓶喂奶

如果母亲计划在上班的时候用奶瓶给婴儿喂奶，应等到婴儿满3至4周龄才能用奶瓶喂奶。没有发现较早开始或定期用奶瓶喂养的优势。大多数婴儿无论是在1个月、2个月或3~6个月开始，都可以轻松用奶瓶喂奶。

尝试不同类型奶嘴的奶瓶，并选择一个婴儿可以接受的流速慢的奶嘴。流速慢的奶嘴更有可能只需要少量乳汁就可以让婴儿感觉吃饱，最大限度减少所需的挤奶量。

婴儿的嘴形各不相同，所以，适合一个婴儿的奶瓶和奶嘴并不表示适合所有婴儿。

用奶瓶喂奶的最合适人选是在母亲工作时照顾婴儿的人。如果护理人员花一段时间先与婴儿一起互相适应磨合，这个过程可能会更顺利。

如果婴儿不愿意用奶瓶吃奶，以下策略可能有所帮助。

- 当母亲不在家时，让其他人用奶瓶给婴儿喂奶。
- 婴儿不太饿时用奶瓶给婴儿喂奶。
- 首先，短时间内试试奶瓶是否合适。如果婴儿不喜欢，就把它换掉。
- 尝试不同的喂奶姿势，紧紧依偎，抱着婴儿向前靠着护理人员的胸部，抬腿撑起，或让婴儿待在婴儿座椅上。
- 将婴儿放在带有母亲气味的睡衣或其他衣服上。
- 先用温水将奶嘴温热至体温，或将其浸入温热的母乳中。如果婴儿正在出牙，试试冰箱里冷藏过的奶嘴。
- 用奶嘴轻敲婴儿的嘴唇，等他张开嘴巴，让婴儿将奶嘴吸进嘴里，而不是把它推进去。
- 用奶瓶给婴儿喂奶时可有节奏地走动，通过行走、摇晃或摇摆让婴儿安静下来。
- 尝试不同类型的奶瓶和奶嘴：不同的材料，不同的形状。
- 试着趁婴儿还没完全睡着的时候把奶瓶放入婴儿嘴中。
- 给大点的婴儿一个奶瓶，让他玩几天，然后再尝试用奶瓶喂奶。
- 首先用勺子喂一些乳汁，然后再用奶瓶，或者让婴儿吸吮手指，并在他吸吮时沿着嘴角将奶瓶滑入他的嘴里。

如果这些方法都不可行，请尝试使用杯子、勺子或吸管喂奶。

为了防止婴儿逐渐依赖奶瓶，应避免或限制由母亲进行奶瓶喂奶。

如果错过母乳喂养后婴儿从奶瓶中摄入的奶比母亲挤的奶更多，这并不一定意味着母亲泌乳量很低。因为奶瓶中的乳汁一直流动，这可能会超越婴儿的“食欲控制机制”，导致过量喂养。

五、回到工作岗位

（一）平缓过渡

首先，母亲回到工作岗位的时间应在接近周末的周四或周五，工作较短时间，或者回去做兼职工作。

依据母亲内心的母乳喂养或挤奶需求规划她的工作衣柜。手头多准备一些乳垫以便在乳汁溢出的情况下使用。穿两件套式的衣服，可以在不完全脱去衣服的情况下进行挤奶或母乳喂养。为了在乳汁泄漏或溢出到衣服上时不让别人看出来，最好穿上有图案的上衣，而不是纯色衣服。如有必要，可以使用夹克或毛衣作为遮盖。

母亲回到工作岗位初期可能情感脆弱、压力巨大，可寻求其他同时也在工作和母乳喂养的母亲的帮助。如果同事中没有经验丰富的母乳喂养母亲，可与当地的母乳喂养支持小组联系。

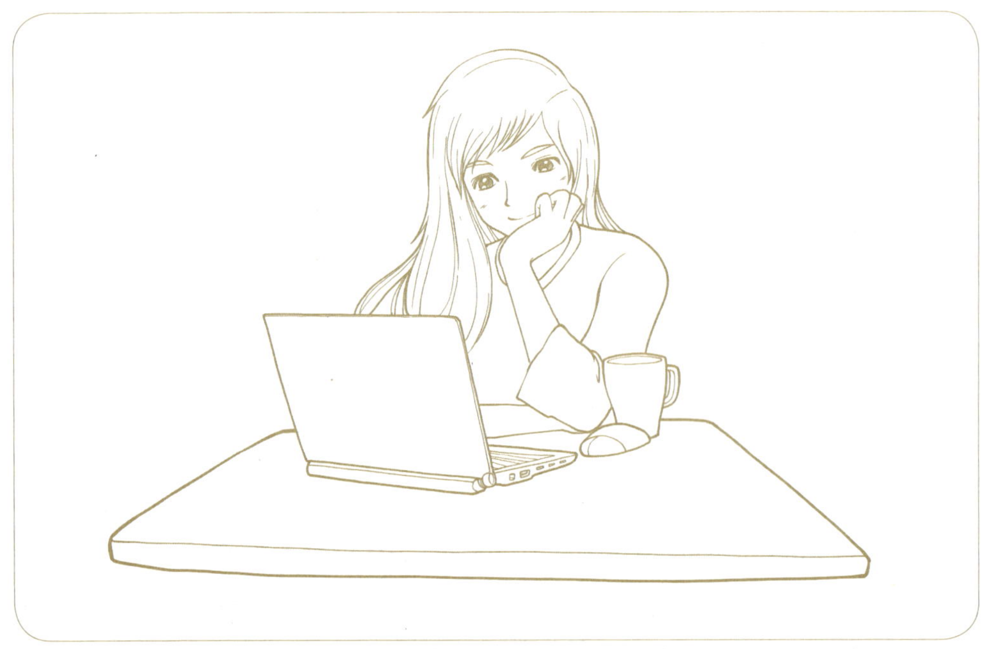

（二）最大限度减少乳汁需要和避免浪费的策略

母亲如何计划她的日常工作可以影响她在工作中的挤奶量。为了尽量减少挤奶，应做到以下几点。

- 如果母亲打算跟婴儿分开、由护理人员照料婴儿前，至少要跟护理人员一起进行两次母乳喂养，一次是母亲醒来后，另一次是出门上班前在护理人员身边喂养。

- 下班后，一看见护理人员和婴儿就开始进行母乳喂养。如果母亲快下班前婴儿似乎饿了，尽可能少给婴儿喂奶，以便母亲回家后婴儿会想要母乳喂养。
- 在家频繁进行母乳喂养，晚上继续母乳喂养。婴儿在家里摄入的乳汁越少，母亲在工作时就需要挤越多的乳汁。
- 选择离公司近而非离家近的护理人员，以减少上下班往返时间和母婴分开时间。
- 如果可能的话，在最长的休息时间内进行母乳喂养。

为了尽量减少母亲在工作时所需的挤奶量，应做到以下几点。

- 储存婴儿所需的最小数量的乳汁。平均母乳喂养量为 3~4 盎司（88~118 毫升），但储存一批 1~2 盎司（30~59 毫升）的乳汁，以备不时之需。
- 选择一个流速慢的奶嘴，让婴儿只需喝少量乳汁就感觉饱了。

（三）保持泌乳稳定："魔法数字"

保持泌乳稳定的一种方法是在回到工作岗位后保持产假期间每天的乳汁排出次数（"魔法数字"）稳定。母亲的乳房储奶量将影响她每天需要排空多少次泌乳量，以保持泌乳稳定。储奶量多的女性每天靠排出较少的乳汁就能维持泌乳量，且每次挤奶都会比其他母亲挤出更多的乳汁。储奶量小的女性感觉充盈速度更快，必须多排空几次乳房才能获得相同量的乳汁。这两种类型的女性都能为婴儿提供充足的乳汁，但她们的"魔法数字"可能差别巨大。

随着婴儿晚上睡眠时间的延长，每日排出的乳汁总量可能会下降至维持泌乳所需的"魔法数字"之下。许多母亲在工作时维持挤奶量稳定，但随着时间的推移，每天在家里母乳喂养的次数越来越少。如果母亲出现泌乳量下降，可询问她 24 小时内在家里母乳喂养和工作时挤奶的总量。当她休产假时，询问她的每日乳汁排出总次数与她的"魔法数字"相比更高还是更低。每天增加乳汁排出量可能会促进泌乳。

（四）最长时间间隔

为了长期保持泌乳稳定，将最长时间间隔限制在 8 小时以内。排空乳房使乳汁流得更快，而充盈的乳房乳汁流得更慢，因此在夜间母乳喂养的间隔时间长会减缓母亲的泌乳量。对于一些储奶量小的母亲来说，8 小时的间隔甚至可能都太长，足以导致泌乳量下降。

如果一个母亲在不携带婴儿的情况下出门工作，她可以借助她的“魔法数字”的指导。

（五）添加固体食物后

随着婴儿摄食更多的其他食物，喝奶量减少，母亲的泌乳量自然会向下调整。

如果婴儿摄入的乳汁比预期的多，应确定原因，询问母婴在工作日分开多长时间。当母婴分开时间在 8~12 小时，婴儿通常摄入 10~15 盎司（296~444 毫升）。流速快的奶嘴可能会导致喂食过量。可尝试不同品牌的奶嘴。

一些护理人员过量喂奶以维持婴儿所需。过量喂奶的一个症状是对在家中的母乳喂养不感兴趣。如果婴儿增重良好，但是几乎没有在家里母乳喂养，其原因之一可能就是过量喂奶。

可询问在母亲的工作日期间，护理人员丢弃多少乳汁。如果奶瓶里的乳汁比婴儿摄入的乳汁多得多，储存少量乳汁可能会有很大改观。

（六）如果母亲泌乳量较低

可考虑以下几个方面因素，尝试找出根本原因。

- 她的最高泌乳量——她是否曾经纯母乳喂养？如果没有，她可能还没有达到充分泌乳量。
- 她的“魔法数字”——自从回到工作岗位后她每天的乳汁排出总量是多少？
- 她最长的乳汁排出时间间隔——是否超过 8 小时？
- 她的挤奶方法——她的挤奶量曾经达到预期的数量吗？如果达到，请尝试能够改进方法的有效性策略。如果没有达到，她会尝试另一种方法吗？

当母亲需要提高泌乳率时，提出几种方法供参考并鼓励她迅速采取行动。

当泌乳减慢时，母亲越早开始促进泌乳量增加，她越快看到效果。母亲犹豫观望的时间越长，增加泌乳量就越困难。

第8章

婴儿健康问题

一、母乳喂养婴儿疾病

继续母乳喂养对于病患婴儿几乎总是最好的选择。母乳喂养通过提供抵抗婴儿疾病的抗体抚慰婴儿并加快康复。

（一）感冒、流感、呼吸困难和感染

患感冒或流感的婴儿通常更容易用乳房进行喂养，因为他可以更好地协调吮乳、吞咽和呼吸。但如果婴儿鼻子堵塞，则母乳喂养会变得更为困难一些，下列几个基本策略可能有所帮助。

- 在母乳喂养之前，保持婴儿直立（在怀中或在童车内），以便他的窦道可以通气。
- 如果需要建议的话，请使用柔软的橡胶球注射器轻轻清洁婴儿鼻子。
- 用直立姿势进行母乳喂养，以便使婴儿的窦道可继续通气。
- 母乳喂养更频繁，因为频繁的喂养通常更容易应对各种困难。
- 在加湿器或正在流水的淋浴器附近的润湿空气环境中进行母乳喂养。
- 联系婴儿的医护人员以获取其他缓解症状的建议。

如果婴儿在鼻塞或耳部感染期间抗拒乳房，可以挤奶喂养。

由于疾病以外的原因慢性鼻塞或呼吸困难的婴儿应由医护人员进行评估。慢性鼻塞可能是过敏、胃食管反流病或其他身体病症的征兆。如果吃奶时呼吸困难，婴儿可能会离开乳房抗拒吃奶，并且体重增加缓慢。

在新生儿中，吃奶时呼吸困难可能是口腔或咽喉发炎，出生后粗暴的抽吸或气管插管、痉挛，口腔或喉咙的身体结构异常，如后鼻孔膜性闭锁、气管软化和喉软骨软化病。任何在喂养期间一直呼吸困难或母乳喂养时发出尖锐吱吱声的婴儿，应由医护人员检查，以确定病因。

（二）腹泻和呕吐

几乎所有母乳喂养的婴儿，如果保持母乳喂养，腹泻和（或）呕吐都恢复得更快。母乳可以快速吸收并且一些液体和营养物质可以被保留。

虽然很少有必要，但如果腹泻和（或）呕吐严重，除了母乳喂养之外，还可以推荐补充口服电解质营养冲剂（如 Pedialyte）。如果婴儿发生严重脱水，可以在继续哺乳的同时进行静脉滴注。

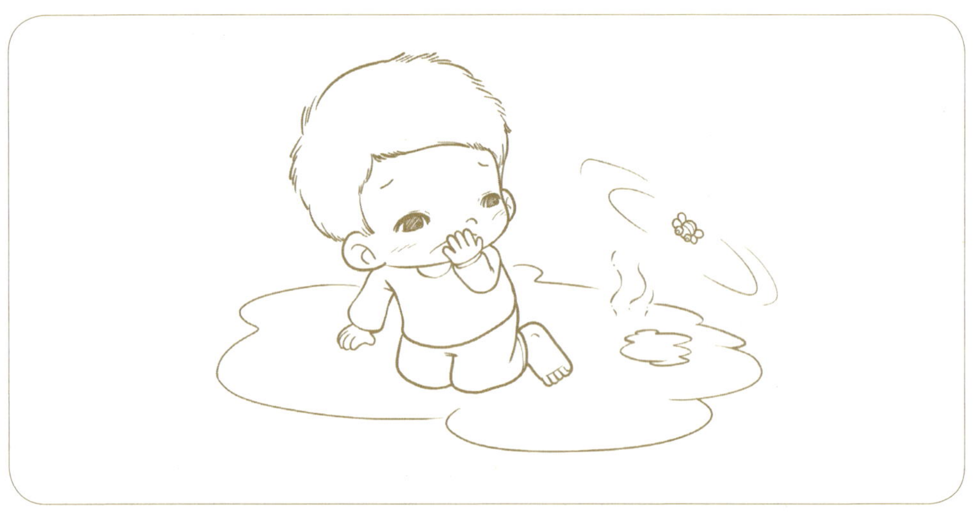

只有在腹泻和呕吐是代谢紊乱症状的非常罕见情况下（与母乳喂养不相容的半乳糖血症）才能推荐乳房断奶。代谢紊乱通常在婴儿出生第1周内就会变得明显。

当胃肠道疾病引起腹泻和（或）呕吐时，请注意脱水症状。如果腹泻和（或）呕吐持续时间超过数天，可能导致婴儿身体流失水分和盐分，这可能会导致脱水并最终导致休克。在任何时候，如果母亲发现下列任何脱水症状，请立即联系婴儿的医护人员。

- 精神萎靡、嗜睡和（或）喂养期间睡觉。
- 哭声微弱。

- 婴儿的皮肤失去弹性（当捏压时不再回弹）。
- 口腔和眼睛发干。
- 眼泪减少。
- 尿布用量减少（24 小时内小于 2 片尿布）。
- 婴儿的囟门出现凹陷或下陷。
- 发热。

可通过频繁喂养婴儿防止脱水，以确保婴儿得到足够的液体。

1. 腹泻 不是所有频繁和松散的大便都是腹泻。一些母乳喂养的婴儿每次喂养后都会大便。腹泻在母乳喂养的婴儿中并不常见，但一旦发生这种情况可能是由胃肠道疾病、食物或药物的不良反应引起的。正常大便和腹泻之间的差异包括：

- 多便，每天多达 12~16 次。
- 水样大便，通常带点“凝乳”。
- 更强烈、更刺激性的难闻气味。

患病后数周的腹泻通常是由于暂时乳糖不耐受，建议继续进行母乳喂养。许多婴儿改用无乳糖配方奶后并无改善。

乳糖不耐症是指因缺乏乳糖酶（分解乳糖的酶）导致肠道中的乳糖未得到分解而引起的腹胀、胀气、腹痛、腹泻和（或）恶心。某些类型的乳糖不耐受只发生在年龄较大的儿童和成年人身上；某些类型则只发生在婴儿身上。以下是四种主要类型。

- 原发性乳糖酶缺乏，这是最常见的类型，对婴儿无影响。全世界约 70% 的人口在晚年都会出现这一症状。乳酸酶分泌最早在 3 岁左右或最迟到成年后就会逐渐减少。当一个母亲有这种缺乏症状的时候，婴儿在年龄较大之前不会出现乳糖不耐症。这一症状不会导致婴儿腹泻。
- 先天性乳糖酶缺乏症（乳糖酶缺乏）非常罕见，出生后不久就会症状明显，导致脱水、疾病和体重增加不足。少数有这种病症的婴儿无法安全地母乳喂养。
- 发育性乳糖酶缺乏症描述了在小于 34 周妊娠期的早产儿中常见的乳糖酶分泌水平暂时下降。

- 继发性乳糖酶缺乏症是婴儿最常见的疾病，是由感染、腹腔疾病、其他疾病或药物对小肠造成损伤的暂时性病症。

最后一种暂时性病症通常发生在婴儿或小孩的肠道损伤后暂时减慢或停止乳糖酶分泌。在摄入刺激肠壁的固体食物和每天摄入超过4盎司（118毫升）的果汁后，也会发生肠道损伤。虽然这种损伤可以愈合，但腹泻会持续2~4周，然后才会自行消退。当腹泻未能立即消退时，有人建议一些母亲将母乳喂养的婴儿改用配方奶粉喂养。然而，美国儿科学会（American Academy of Pediatrics，AAP）目前建议，只要婴儿只有轻度脱水，在患有感染性腹泻疾病期间及之后继续进行母乳喂养。

美国儿科学会认为，除了用配方奶喂养严重营养不良的婴儿，低乳糖和无乳糖的配方奶并没有临床优势。

无疾病症状的绿色水样大便可能是婴儿对食物或药物过敏的体征。1988年发表的一篇文章认为，如果母亲泌乳充足、按时喂养，而婴儿易怒、胀气、体重增长缓慢，则初乳－后乳不平衡是绿色水样大便的一个可能性原因。但是研究发现，使用各种喂养模式的母乳喂养婴儿都可以获得均衡的初乳－后乳。

腹泻期间中断母乳喂养通常毫无益处。研究发现，暂时断奶可使严重程度和病患婴儿死亡率的风险成倍增加。

2. 呕吐　当婴儿呕吐时，看看是不是喂养后反流。如果没有其他的疾病体征，在经过数周的平稳母乳喂养后开始呕吐，可能是对婴儿直接或通过母亲乳汁获得的食物或药物过敏的一个体征。

如果婴儿每天喷射样呕吐不止一次，检查排除幽门狭窄。症状通常出现在2~6周龄。起初，可能偶尔发生喷射样呕吐，但每次进食后通常会发生得更频繁，这可能导致体重下降和脱水。

幽门狭窄的治疗方法是在进行简单手术之前首先恢复婴儿的电解质平衡。母亲可能需要在手术过程中挤奶，但如果情况顺利的话，应该在麻醉恢复后就可对婴儿进行母乳喂养。手术后早喂养与住院时间缩短有关。

如果每次母乳喂养后出现明显的患儿呕吐，可以给母亲推荐有助于保持婴儿水分并减少呕吐的策略。

- 在母乳喂养婴儿之前，挤出乳房中的大多数乳汁，用不那么涨满的乳房给婴儿喂奶。

- 对于6个月或以上的婴儿，可用勺子给他喂点儿冰屑或水。

（三）胃食管反流病

在出生的最初几个月，婴儿的胃内容物平均每天回流食管几次。这也称为胃食管反流（GERD）。当胃内容物一直沿食管和口腔排出时，会发生反流。

高达70%的婴儿会出现反流，并且在4~5个月大的婴儿中达到峰值，随着消化系统的成熟而越来越少。到12个月，只有4%的婴儿仍然反流。

当婴儿发育和进食正常时，反流只是暂时的不适。但是，当胃食管反流导致食管内膜损伤时，正常胃食管反流将衍变为胃食管反流病（GERD）。患有GERD的婴儿可能会反流，也可能不会，因为即使胃内容物不会反流至口腔也可能导致食管损伤。GERD可引起充血、咳嗽、喘鸣、支气管炎、肺炎、呼吸暂停、食管狭窄或局促、贫血、发育不良和食管炎症，可能在喂养期间和之后引起疼痛。与GERD有关的行为可能会对婴儿和父母造成困扰。

- 不断打嗝。
- 白天和晚上的睡眠问题。
- 背部拱起和头部转动。
- 哭闹和烦躁。
- 喂养厌恶，可能导致抗拒喂养。

GERD通常是“腹绞痛”的病因。对牛奶蛋白过敏可能在一些婴儿的GERD发病中起作用，因为这可能会导致沿着胃肠道的组织刺激。过早摄入配方奶可能导致婴儿对牛奶蛋白过敏，这可能引起之后对母亲饮食中的配方奶或乳制品的反应。

因为在母乳喂养期间患有GERD的婴儿常常不开心，母亲认为断奶会有所帮助。然而，断奶通常会增加婴儿的不适感。与使用配方奶喂养的婴儿相比，母乳喂养的婴儿发生回流时间较短，停止反流的时间更早。以下基本策略可以帮助减少反流的影响。

1. 利用婴儿的姿势 重力可以帮助婴儿的胃内容物保持在合适的位置。

- 喂养后，保持婴儿直立20~30分钟，抱在怀里或者置于直立的童车中。

- 在更换尿布时，避免抬起婴儿的腿部；而是将婴儿翻转至左侧卧位，然后进行擦拭。
- 母乳喂养时，婴儿头部高于其屁股，约成 45°。母亲可以使用倚靠姿势，或者把婴儿的屁股放在腿上或枕头上。
- 当婴儿醒来和平躺时，让他左侧卧或俯卧。婴儿食管与背部附近的胃相连，俯卧比仰卧引发的反流更少。
- 避免将婴儿放在车辆座椅上（除非在车内），因为这个姿势会增加反流。

2. 从母亲饮食中淘汰牛奶和乳制品 纯母乳喂养的母亲可以通过避免摄入包括酪蛋白和乳清在内所有形式的牛奶蛋白质，来控制或消除对牛奶蛋白的过敏——这是 GERD 的第二个病因。可能需要几周时间才会有所改善。如果给婴儿喂食配方奶，应使用低过敏型。

应经常喂养。婴儿每 24 小时正常发育生长平均需要 25 盎司（750 毫升）乳汁。乳汁越少，往往意味着在胃中反流到食管的乳汁也越少，而处于高酸含量的空胃时间也越少。与成年人一样，饱腹过度会加重 GERD 症状。

增稠食物可减少反流，但无法缓解其他症状。经常有人建议 GERD 患儿的父母在哺乳前让母乳喂养的婴儿摄入谷物。人乳中的酶可消化增稠剂，所以加入母乳不会增稠。

虽然婴儿的反流随着年龄增长会消失，但缺乏治疗可能引起之后的健康问题，如成人 GERD、食管狭窄、癌前病变，甚至在极少数情况下导致食管癌。

最常见的婴儿 GERD 治疗是处方药。但是，剂量需要随着婴儿的生长而变化，这是由于婴儿快速变化的体重而决定的。诊断和治疗越早，GERD 病情就越不严重。在严重的情况下，如果婴儿体重持续下降，可能就需要进行手术了。

二、母乳喂养婴儿的慢性病症

如果婴儿在出生时有特殊需要，原本期望婴儿健康的父母可能会深感悲伤，然后才能接纳怀中的婴儿。在这种情绪弥漫、五味杂陈的时期，母亲可能会发现难以记住医护人员口头提供的信息，所以应给母亲提供书面形式的信息，并与她进行多次讨论。

在与母亲交流时，应注意以下几点。

- 认同她的内心感受，使她更容易对她目前的处境进行冷静思考。
- 建议她集中一天的时间深入了解婴儿，确定对做父母的有用事宜。
- 问一些常见性问题——婴儿长得像谁，以及他对周围人的反应。
- 如有支持团队，就支持团队展开讨论。

（一）心脏问题

出生时出现的心脏问题或先天性心脏病可能单独发生，也可能与唐氏综合征或其他综合征并发。具有心脏问题的婴儿无论如何喂养通常都会增重缓慢，因为他们需要维持足够的氧气含量和循环，每分钟呼吸次数更多、心跳更快。健康新生儿每周体重增加至少 5 盎司（142 克），但是由于心脏病患儿的能量需求增加，即使具有良好的乳汁摄入量，许多心脏病患儿 的体重增加极少甚至下降。

对于有心脏问题的婴儿来说，母乳喂养比奶瓶喂养配方奶更容易，也能产生更好的健康效果。母乳喂养期间氧饱和度高于奶瓶喂养。

母乳和配方奶之间的差异也可能影响婴儿必须消耗的能量。母乳喂养的婴儿心率较低，总体消耗的能量低于非母乳喂养婴儿。

婴儿心脏问题的严重程度与其母乳喂养的能力无关。母乳喂养的婴儿住院时间较短，体重也超过纯配方奶喂养的婴儿。

心脏问题患儿的母亲面临许多母乳喂养障碍。

- 她们经常与婴儿分开。
- 她们的婴儿可能需要在医疗过程前禁食。
- 医护人员可能会给她们提供差异化的母乳喂养支持。
- 她们可能会对喂食感到焦虑，担心婴儿不满意或过度疲乏。
- 她们可能担心婴儿体重增加不足、呼吸困难和疲劳。

尝试以下策略，看看是否有帮助。

- 试着让婴儿的头稍微向后倾斜，以方便吞咽和呼吸。
- 采用乳房按压，帮助婴儿更快地吃到更多的乳汁。
- 经常喂养，因为体力较弱的婴儿采用更少量更频繁的喂养可能效果更好。
- 如果婴儿呼吸不畅，嘴唇发紫，或者脸色苍白，应停止母乳喂养。

- 如果婴儿不能有效地母乳喂养，则在喂养后挤奶以维持乳汁供应。
- 如果婴儿母乳喂养效果不佳，可尝试使用乳盾。
- 在医疗过程中要求提供一个地方挤奶，以及食物和饮料、休息场所以及吸奶器、冰箱或清洁用品等设备。

一些有心脏问题的婴儿可以进行纯母乳喂养，其他婴儿则需要使用配方奶喂养。如果纯母乳喂养期间婴儿增重过少，为了促进体重增加，应尝试以下几点。

- 哺乳时使用乳房按压或乳房交替按摩，以增加婴儿的乳汁摄入量。
- 给婴儿喂食高热量的后乳作为补充。
- 向母乳中加入富含热量的配方奶。
- 白天母乳喂养，晚上用连续喂养吸奶器喂养婴儿。

为了产生后乳给婴儿喂食，母乳喂养后应挤奶。如果是纯挤奶喂养，将最初几分钟的乳汁放在一边，收集之后挤出的乳汁。

无论使用什么补充剂，都要讨论喂食的频率和数量。根据婴儿的体重增加和母乳喂养的效果，母亲可以在每次母乳喂养或每隔一次喂养后给婴儿摄入补充剂，甚至频率还可以减少。

吃奶时的习惯、药物治疗和（或）手术可能会帮助有心脏问题的患儿改善喂养效果。

（二）唇腭裂

裂口（或开口）是最常见的先天缺陷之一。在手术矫正之前，一些简单的策略也可使大多数唇裂婴儿正常进行母乳喂养。

但是大多数硬腭裂婴儿无法正常母乳喂养。

早期和产后频繁母乳喂养，当乳房仍然柔软柔韧时，有腭裂缺陷的婴儿可以学习衔乳。早期的习惯也可使婴儿接受早期唇裂修复术后更容易恢复母乳喂养。早期的肌肤接触会促进正常的互动交流，这可以让母亲面对明显的出生缺陷造成的情绪波动找到些许慰藉。

1. 单纯唇裂　唇裂患儿通常可以有效地进行母乳喂养，但在乳房填满裂隙方面需要帮助，以便可以产生所需的吸力。在早期母乳喂养期间，尝试使用不同的喂养姿势，母亲使用拇指或乳房组织填补裂隙，帮助婴儿嘴唇与乳房之间实现密封。婴儿唇裂的位置和大小会影响喂养姿势或密封策略的效果。有些母亲用两根手指捻起乳房组织并将其压入裂口。如果是单侧唇裂，一些母亲将乳头放在婴儿唇裂的一侧，并用拇指或手指填满空隙。如果婴儿还有牙龈下的骨脊发育不完整，可试试用拇指来填充。

对于具有唇裂而腭部完整的婴儿来说，母乳喂养可能比奶瓶喂养更容易，因为乳房更容易塑形以弥补任何的唇口畸形。单纯唇裂的婴儿喂养问题远远少于腭裂。

修复唇裂的手术可以在出生后48小时或最迟2~3个月完成。母乳喂养可能只会中断几小时。如果中断时间较长，可挤奶，以保持泌乳。手术后，即使一离开康复室就开始哺乳，婴儿的缝合线也不会受到干扰。如果母亲在手术后立即进行母乳喂养，请提前与婴儿的外科医生进行安排。

2. 伴有或未伴有唇裂的腭裂 腭裂可能发生在硬腭、软腭或两者兼有，其位置和大小将影响婴儿有效喂养的能力。软腭的肌肉是用来吞咽的，所以软腭的大裂口可影响母乳喂养和奶瓶喂养。黏膜下裂口是肉眼看不到的完整皮肤下方的肌肉或骨骼的开口。

为了进行有效喂养，婴儿需要一个坚实的表面来压住乳头并在口腔里产生吸力。婴儿口腔上膛的裂口使喂养变得更加困难，因为以下原因。

- 婴儿无法形成一个保持乳房或奶瓶位置的空气密封状态。
- 婴儿不能产生从乳房或奶瓶吸取乳汁所需要的吸力。
- 开口使得婴儿口中的乳汁流入鼻腔，从而刺激鼻腔的组织或进入气管。
- 婴儿可能没有坚实的表面可以压住乳头。
- 婴儿的舌头可能主要留在腭裂处。当他向前移动时，它的动作可能不顺畅、不协调。

这些动力学可使喂养速度缓慢，占用大部分婴儿醒着的时间，特别是在最开始的时候。与正常婴儿相比，腭裂婴儿可能需要2~3倍的喂养时间。

一些腭裂婴儿最终可能会进行纯母乳喂养，但是大多数需要配方奶。纯母乳喂养似乎是一个难以实现的目标，除了少数腭裂很小的婴儿外；甚至在这些情况下，在最初几个月内也很难实现。

因为绝大多数腭裂婴儿不能单独通过母乳喂养来刺激充分泌乳，以维持泌乳量，可使用与那些无法母乳喂养婴儿的母亲相同的挤奶策略。

应确保母亲了解即使母乳喂养效果不好，也可用挤奶的方式给婴儿喂食母乳。使用人乳替代品的缺点，包括以下情况。

- 更容易耳部感染。如果腭部完好，吞咽时腭部肌肉打开耳管，以平衡气压。腭裂干扰了这一过程，使流体造成中耳感染。
- 对敏感的鼻膜有更大的刺激性。随着每一次吞咽，乳汁通过裂口渗透到婴儿的鼻腔。作为天然的体液，母乳比配方奶的刺激性更小。

(1) 讨论母乳喂养的目标：如果母亲的目标是纯母乳喂养，则主要侧重挤奶，以建立和保持泌乳。

即使没有太多的乳汁摄入量，母乳喂养也能促进婴儿口腔、舌头和面部肌肉的正常发育。

根据婴儿腭裂的类型和位置，母乳喂养可能让他们舒适，也可能很困难。每对母婴都是独一无二的。尽管大多数母亲在喂养学习期间给婴儿服用了配方奶，但通过不断摸索，一些母亲最终能够完全用母乳喂养腭裂婴儿。可与母亲讨论以下基本策略。

(2) 喂养姿势：当选择母乳喂养的姿势时，舒适是关键。首先尝试倚靠姿势，使婴儿的头部高于乳房，并减少乳汁流入鼻子和耳道。另一种选择，如果双侧腭裂，可能会发挥更好的作用，就是婴儿坐在母亲的腿上，双腿跨过母亲的身体（图 8-1）。

(3) 坚挺的乳房和乳房支撑：一个软腭裂婴儿的母亲发现，当她的乳房坚挺且充盈时，婴儿母乳喂养效果最好。当她将乳房牢牢地放在婴儿的嘴里时，婴儿便可以用牙龈和舌头吸吮乳汁。但是乳头到达裂口时吮吸中断，母亲的乳头就会回到婴儿嘴巴前面。当母亲用“剪刀夹”把乳头紧紧地放在婴儿口腔后部时，婴儿终于可以进行母乳喂养了，并将头部埋进乳房。图中的婴儿是一个双胞胎婴儿，另一个双胞胎婴儿腭部完整，可以正常哺乳。

(4) 颌部和下巴支撑：一些腭裂婴儿需要支撑，以在母乳喂养时保持颌部和下巴稳定。如果婴儿的脸颊在母乳喂养时看起来向内坍塌，可尝试兰花指姿势（图 8-2）。随着婴儿不断长大并在吃奶时不断磨合，他的肌肉张力将会得到改善，而且只需要母亲的食指就可以支撑下巴。

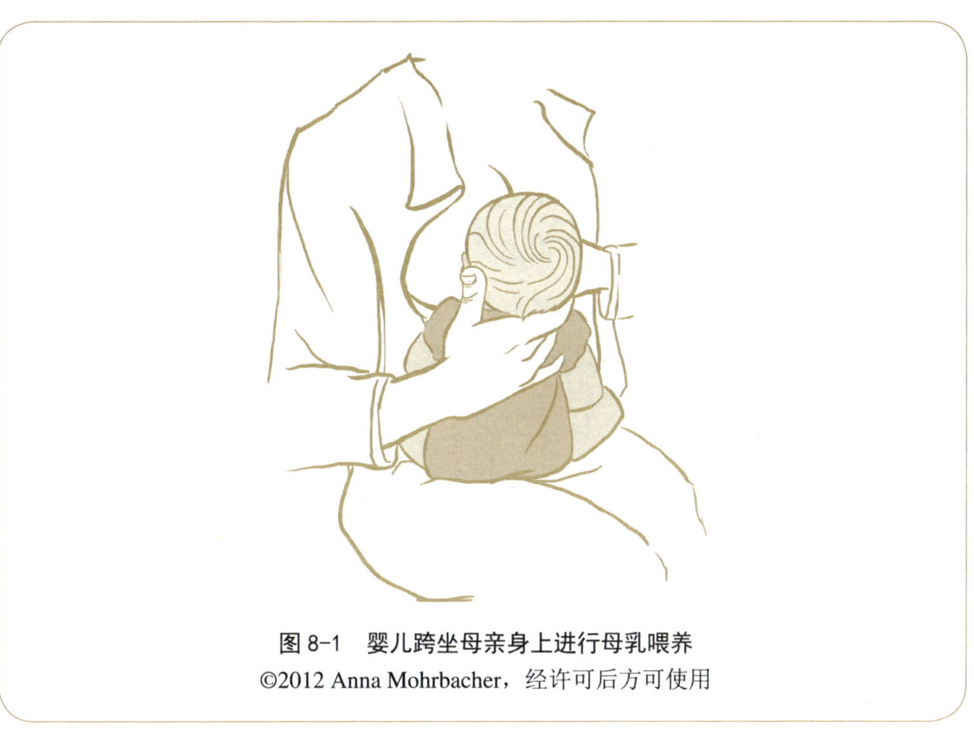

图 8-1　婴儿跨坐母亲身上进行母乳喂养

©2012 Anna Mohrbacher，经许可后方可使用

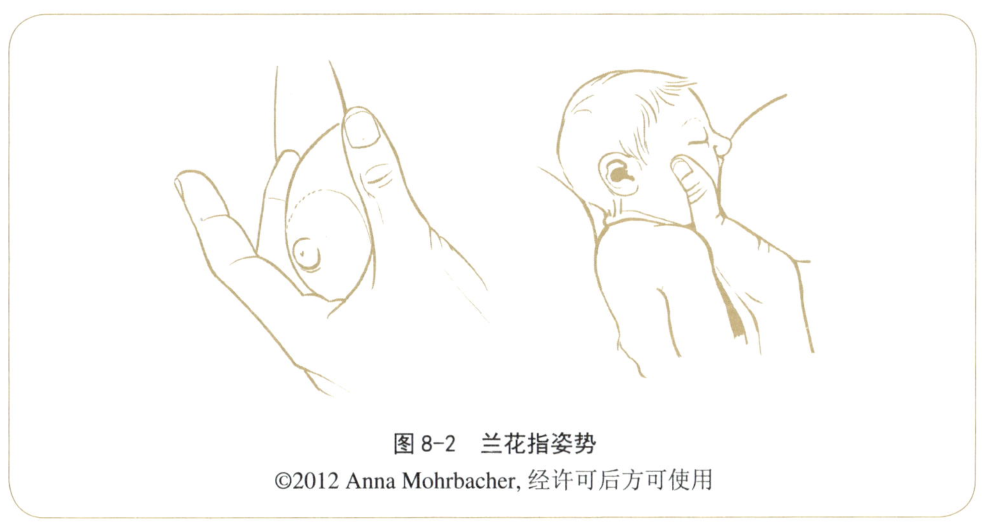

图 8-2　兰花指姿势

©2012 Anna Mohrbacher, 经许可后方可使用

乳旁加奶装置可以为受到腭裂影响的婴儿提供类似于正常母乳喂养的体验。商业化生产的乳旁加奶装置只有当婴儿在口腔里产生吸力时才提供乳流，这是腭裂婴儿自己做不到的。然而，可以将乳旁加奶装置附着在比婴儿高得多的某个物体上，这样就可以通过重力来帮助这些婴儿加速乳汁流动。或者可以使用 5 根法

国喂养管、一个蝴蝶导管、一个导管端口和一个装满乳汁的注射器（取出针头）制作一个临时乳房加奶装置，这种装置可以主动向婴儿输送乳汁。婴儿吸吮时通过仔细调整乳流，至少可以在哺乳时接受部分母乳喂养。

(5) 耐心：母乳喂养需要时间和耐心。可寻求帮助和支持。

一些干预措施可能会促进体重增加，使婴儿喂养更容易。如果没有喂养帮助，这些婴儿就有可能无法茁壮成长，面临体重增长不足和生长发育不良的风险。结合以下策略可以改善婴儿体重增长和生长发育。

- 教育和支持。当家长教育和辅导与其他干预措施相结合时，婴儿体重增长和生长发育将有所改善。
- 特殊的奶瓶和奶嘴可以让婴儿利用压力而不是抽吸来吸吮乳汁。一些奶嘴的切口比较特殊便于将乳汁通过裂口送入婴儿的喉咙。一些奶嘴可以由喂食者通过挤压在婴儿吸吮时产生乳流。喂食时采用直立姿势可防止大多数乳汁流入婴儿的鼻腔。
- 腭阻塞器是安在婴儿口腔的塑料板，有时在矫正手术之前使用，以纠正婴儿硬腭裂口的闭合功能不全。使用腭阻塞器的婴儿不能在嘴里产生吸力，但是它们提供了一个坚实的表面，在喂养期间婴儿可以用舌头压住乳房或奶瓶。这些装置的研究可针对各种情形。如果母乳喂养的婴儿配有腭阻塞器，请使用具有光滑表面的阻塞器，以减少对母亲乳头的摩擦。

腭裂修复术最早可在 2 周内完成，最迟可在 18 个月内完成，大多数修复工作在婴儿的第 1 年或第 2 年脸部和口腔已经变得更加成熟之后完成，但要在婴儿学会说话之前。各治疗中心的手术时机和手术方法各不相同。

腭裂修复后，由于婴儿口腔疼痛，母乳喂养可能会不舒服。即使哺乳不是太痛苦，要适应一种新结构的腭，婴儿可能一开始会感觉有点异样，这种新感觉可能会令人不安。对于一些婴儿来说，嘴里感觉到母亲的乳头才会比较舒适。术后几周内，母乳喂养变得更轻松，婴儿可能会比以前更加情愿地开始母乳喂养。

3. 腭黏膜下裂　如果乳汁从婴儿的鼻子溢出并且大多数喂养持续超过 40 分钟，应该检查一下腭黏膜下裂，这是在完整皮肤下方的肌肉或骨骼的开口，眼睛看不见。患有唇裂的婴儿具有腭黏膜下裂的可能性比一般婴儿高出150~600倍。

有些肌肉萎缩的婴儿会在口腔中产生吸力，这取决于缺失哪些肌肉，但是裂口会改变软腭肌肉，从而影响吞咽。

由此，许多有这种病症的婴儿具有延长喂养时间、无效喂养、通过鼻子经常性乳汁泄漏、慢性中耳感染和语言障碍。

直立式母乳喂养姿势可以让婴儿更好地控制乳汁流动。许多腭黏膜下裂婴儿似乎母乳喂养比用奶瓶喂养效果更好。使用前面章节描述的直立式母乳喂养姿势可以让吞咽困难的婴儿更好地控制乳汁流动并减少乳汁流入鼻腔。

（三）囊性纤维化

这是一种遗传性疾病，导致婴儿分泌黏稠的黏液，阻塞支气管，影响呼吸，阻碍消化酶离开胰腺，造成消化不完全。这种黏液还会阻塞汗腺，从而导致婴儿出汗和皮肤表面带咸味。

该疾病可能是轻度的，也可能是重度的。囊性纤维化患儿可能呼吸困难和具有常见呼吸道感染。婴儿可能显得很瘦，脸色苍白，营养不良。

婴儿患有囊性纤维化的第一个体征可能是婴儿皮肤咸味；母亲亲吻婴儿时可能会注意到。或者婴儿母乳喂养主动正常，而且大小便也正常，但体重却令人费解地增加缓慢。体重增加缓慢是由于食物消化不完全，与婴儿的乳汁摄入量无关。

与母乳喂养婴儿相比，没有母乳喂养的囊性纤维化婴儿健康效果较差，症状发作较早。囊性纤维化患儿非纯母乳喂养的缺点包括以下几项。

- 体重增加较少，身高较矮。
- 病情更严重和症状发作较早。
- 感染更容易和肺功能下降更明显。

在大约半数囊性纤维化患儿中，过多的黏液阻止胰腺消化酶的流动，需要替代性酶来维持适当的生长发育和体重增加。这些酶能够溶解在软性食物中，且可在母乳喂养之前用勺子喂给婴儿。其中一些婴儿还需要额外的维生素、矿物质和盐类，特别是在炎热的天气。

为了防止呼吸道感染，建议母亲尽量保持婴儿直立，并使用气雾剂、抗生素和（或）祛痰剂。

（四）唐氏综合征

这是一种遗传性的先天缺陷，是由一个导致发育迟缓的多余染色体引起的。唐氏综合征患儿呼吸道感染以及心脏和肠道问题的发生率较高。母乳含有促进正常免疫系统发育的成分。母乳喂养可加强面部肌肉张力，促进口腔和舌头的协调，这对于这些婴儿来说往往是个挑战。

当婴儿出生时患有这种遗传性缺陷，母乳喂养带来的肌肤接触可形成身体刺激，促进更好的神经发育。母乳喂养期间的身体接触和释放的激素也增强了母婴之间的情感依恋，在脆弱时刻，母亲会调整情绪以适应有特殊需要婴儿的降生。随着母亲帮助婴儿学习母乳喂养，也磨炼了其育儿技巧。

不是所有的唐氏综合征婴儿都难以进行母乳喂养。而且低肌肉张力和健康问题加大了早期母乳喂养所遇到的挑战。低肌肉张力婴儿可能在觅乳、衔乳以及停留在乳房上等方面需要额外的帮助，特别是在直立或侧卧姿势。婴儿的肌肉张力和喂奶问题会随着时间流逝和母婴的不断磨合而得到改善。

在最初几周，建议母亲多一些哺乳时间。低肌肉张力婴儿可能难以将舌头绕在乳房周围，当婴儿的舌头保持扁平时，乳汁会滑落在嘴角两侧，而不是被吞咽，为了保证正常乳汁摄入，需要花费更大精力。

把婴儿送到特护婴儿室也会影响母乳喂养。如果婴儿和母亲分离或不能进行母乳喂养，应提供有关挤奶和过渡到乳房喂养的相关信息。

当婴儿经口喂食时，母乳的健康效果会更好。如果婴儿是用管饲法喂食，他甚至在转换到管饲之前也可以开始吃母乳。

当婴儿开始母乳喂养时，可以把第一次喂养当作练习，并安心享受母婴共处时间。如果需要花时间衔住乳房，不用过于担忧。

如果婴儿大部分时间看起来昏昏欲睡，要把他放在身体上才能激发摄食行为。当婴儿从深睡眠转向浅睡眠时，例如当他的眼睛在眼皮下蠕动时，或当他的嘴巴噏动时，将婴儿放到乳房上。当母婴肌肤接触时，母亲可以从婴儿的动作和呼吸变化中知道他是否愿意吃奶。

低肌肉张力往往使婴儿在吞咽过程中气道得不到保护，而导致唐氏综合征患儿常见的哽住和咳出。采取婴儿头部高于母亲乳头的喂养姿势时，母乳喂养通常会更顺利。

低张力的伸出舌会使婴儿吃奶更具挑战性。

尽管母亲付出种种努力，但婴儿仍然不能有效地或经常性地进行母乳喂养，可能需要采用配方奶，因为只有体重增加才能让婴儿力量增长。每周增重无法达到至少 5 盎司（142 克）的婴儿，尽管良好的乳汁摄入量也可能出现健康问题，如先天性心脏病。

（五）半乳糖血症

半乳糖血症是比较罕见的遗传性代谢紊乱，肝脏不分泌代谢半乳糖或乳糖的酶，导致半乳糖和乳糖积累在婴儿的身体系统中。过多半乳糖通常在出生的第 3 天变得非常明显，如黄疸、肝大、呕吐和嗜睡。如果无法很快开始治疗，可能会发展成发育不良、肝肾损伤、惊厥和智力低下。人乳中乳糖含量较高，所以如果患有常见的半乳糖血症，母乳喂养是禁忌的，必须给婴儿喂食不含半乳糖的配方奶。

1. 假阳性 在美国，新生儿在出生的第 1 周常规筛查半乳糖血症。但是由于检测肝酶的血检对热敏感，所以即便没有这种疾病的婴儿有时会检测到阳性，特别是在夏季，血液样本并不总能保证是凉的。

如果婴儿检测为对半乳糖血症阳性，可请婴儿的医护人员尽快评估婴儿症状，并安排另一次血检。为了尽快获得第二个检测结果，可请婴儿的医护人员打电话给测试结构，并要求对检测进行特殊处理。隔夜送达是一种选择，或者如果母亲距离测试机构并不远，她可以安排信任的人驱车送达婴儿血样。样本送达测试机构后，结果应在一两天内即可获取。

在对婴儿的健康状况进行评估后，取得第二个测试结果前，医护人员可以告知母亲是否应该开始给婴儿喂养一种特制的不含半乳糖配方奶。如果可以，鼓励母亲挤奶，以在收到检测结果之前维持泌乳。如果婴儿患有常见的半乳糖血症，母乳喂养是禁忌的。在这种情况下，主动跟母亲谈论她的感受并表示理解，并且提供相关策略逐步而舒缓地减少泌乳。

2. 轻度半乳糖血症 如果婴儿患有轻度半乳糖血症，则可以进行部分或全部母乳喂养。杜阿尔特半乳糖血症是一种轻度类型，婴儿可产生分解半乳糖所需的不同程度的肝酶。根据婴儿遗传性基因组合，他体内可产生代谢半乳糖所需酶的75%、50%或25%~50%。

血检可以确定婴儿的酶水平。其中一些婴儿可能部分或完全母乳喂养。在母亲停止挤奶之前，讨论这种可能性。

（六）神经功能损伤

大多数患有神经功能障碍的婴儿有明显和严重的身体病症。婴儿可能患有脑出血、癫痫发作或先天缺陷。一些神经损伤是由妊娠期间滥用药物引起的，如胎儿酒精谱系障碍。神经损伤的其他病因包括脑积水、自闭症谱系障碍和与综合征有关的遗传性神经系统病症，如Prader-Willi综合征、歌舞伎化妆综合征等。当婴儿的大脑或神经系统受到伤害或异常发育的影响时，可能会损害其有效喂养的能力，还会影响学习和保持警觉。

如果对这类婴儿来说母乳喂养存在困难，那么就把它当作一种正常的行为（如走路和说话）来鼓励。除非婴儿具有退行性神经障碍，随着不断耐心、坚持和成熟，他将变得更加健壮和协调，使得母乳喂养更为容易。花时间学习母乳喂养有助于改善婴儿的神经肌肉协调。母乳含有大量人乳替代品中不存在的促进婴儿免疫和消化系统正常发育的成分。

寻求母乳喂养和早期干预计划的医护人员支持，可预防或减少发育延迟。

即使神经功能障碍影响婴儿协调哺乳、吞咽和呼吸的能力，只要通过实践和耐心，许多人可以学会母乳喂养，有些人可以学会有效地喂养。奶瓶喂养与母乳喂养不同，喂养困难的婴儿在奶瓶喂养时比母乳喂养时有更高的应激反应和更低的含氧水平。所以，不能用婴儿的奶瓶喂奶能力来衡量他是否可以进行母乳喂养。

如果婴儿的神经系统问题严重到无法进行母乳喂养，应强调母乳的价值，并提供如何通过挤奶来建立充分泌乳的详尽措施。如果在严重的情况下，婴儿需要管饲喂养，母乳仍是首选。即使只要管饲几个月的婴儿，喂养能力也可以随着乳房的成熟和不断实践磨合而改善。母乳喂养通常甚至可以在管饲结束之前开始。

高 / 低肌肉张力：具有神经功能障碍的婴儿通常具有较高或较低的肌肉张力，这可能导致喂养困难。一些婴儿的身体肌肉高张力并且口腔肌肉低张力，反之亦然。

高 / 低肌肉张力的婴儿都可能无法协调哺乳、吞咽和呼吸，甚至吃奶很长一段时间后也可能只摄入极少量乳汁。以下两节描述了可以帮助婴儿在喂养过程中实现“适度肌肉张力”的策略，从而增强他们的幸福感和母乳喂养效果。

(1) 高肌肉张力。高肌肉张力婴儿可能会弓着身体，对刺激过度反应，并且吃奶时咬住或咬紧乳头。此类婴儿在喂养过程中常常很挑剔。建议母亲保持喂养环境安静和昏暗，以避免过度刺激。大多数高肌肉张力的母乳喂养婴儿，如果还不是太饿的时候就开始喂养，就能更有效地进行母乳喂养。这类婴儿的口腔可能非常敏感，这会导致喂养期间呕奶。他可能会弓起身或使劲昂起头部。也可能会咬紧下巴肌肉或紧绷舌头，引起皱褶、驼背或收缩。

对于高肌肉张力的婴儿只使用下面的策略即可使他吃奶正常，并停止任何他不喜欢或可能造成问题的事情。

- 在喂养之前，采用“腹痛式抱”（图 8–3）的手法抱着婴儿，或者从头到脚裹在毯子里，将四角掀起来轻轻晃动（毯子晃动），直到他身体放松和弯曲。
- 在喂养过程中，避免摇摆或晃动等动作，并在紧身吊带或襁褓中尝试稳定的倚靠姿势。试着把婴儿放在结实的枕头上。或者在坚实的表面上尝试采用侧卧姿势。
- 抚摸时用点儿力，而非轻触。
- 保持光线柔和以及声音低柔。

如果婴儿吃奶时容易呕奶，那么鼓励他在衔乳中发挥更积极的作用。

肌肤接触有助于让这些婴儿平静下来并使其更为舒适。如果婴儿喂养没有效果，无法正常增重，他可能需要摄入配方奶。

(2) 低肌肉张力。低肌肉张力的婴儿往往对喂养触发因素反应迟钝。伴有低口腔肌肉张力的神经功能障碍患儿在吃奶时，可能只能微弱地吸吮，并且乳汁从嘴角渗漏。当不吃奶时，他的嘴巴可能保持张开，舌头伸出。由于低括约肌张力使

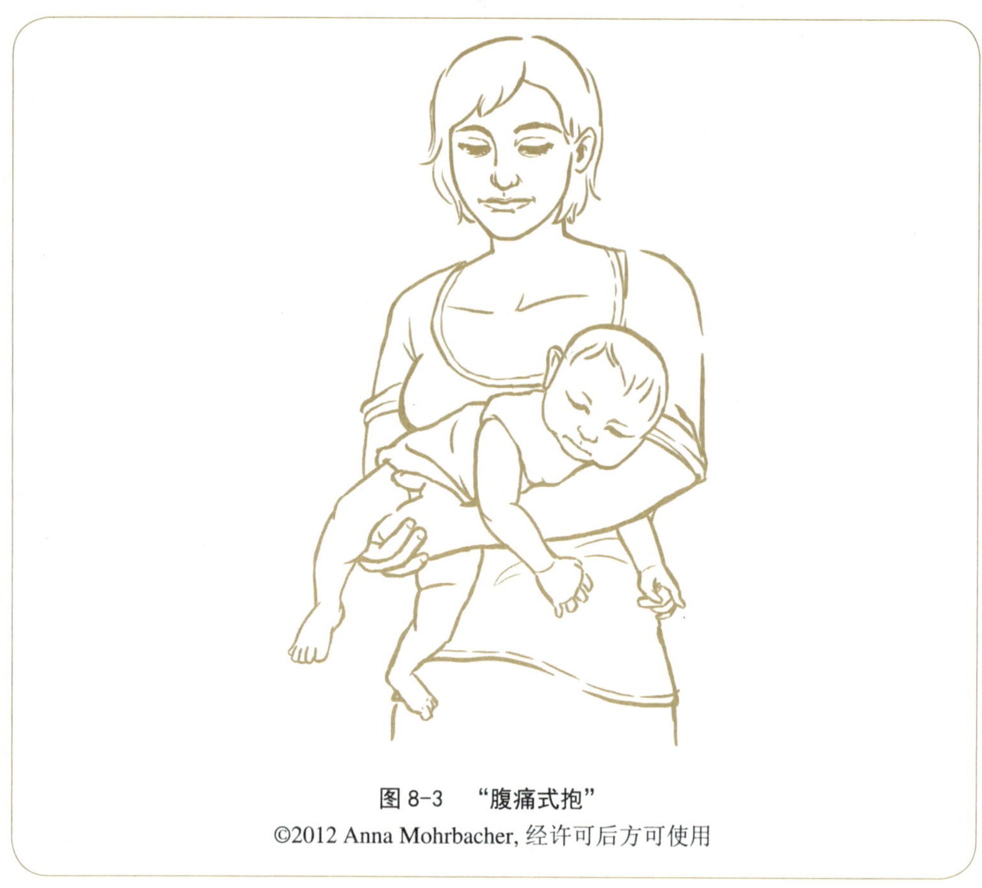

图 8-3 “腹痛式抱”

©2012 Anna Mohrbacher, 经许可后方可使用

得食物无法消化，胃食管反流病在这些婴儿中很常见。

当为低肌肉张力婴儿尝试以下策略时，只能使用那些能够正常起作用的策略，并且停止任何婴儿不喜欢或似乎会引发问题的事情。

- 喂养前将婴儿放在母亲的膝盖上，上下弹跳或以无节奏的方式向前和向后倾斜，增加肌肉张力。如果在喂养期间乳汁从婴儿的嘴角漏出，可以轻拍他的嘴唇，再把他放在胸前喂奶。
- 尝试各种喂养姿势。首先尝试倚靠姿势，为低肌肉张力婴儿提供全身支撑。或者尝试把婴儿放在襁褓里，使其臀部和膝盖弯曲，手放置在身体中部附近，肩膀略微向前。
- 鼓励婴儿在衔乳中发挥主动作用（见第 1 章）。
- 尝试调整婴儿的头部位置。在神经系统正常的婴儿中，头部稍微倾斜的母乳喂养使吞咽和呼吸更容易，但是对于一些具有神经功能障碍或解剖结构异常的婴儿，其下巴稍微朝着胸部缩一缩才更容易吞咽。采用对婴儿具有良好效果的措施。

- 如果使用直立或侧卧姿势，并且婴儿在哺乳期间遇到困难或婴儿在喂养期间使用宽腭动作，请尝试兰花指手法（图 8-2）以支撑婴儿的下巴。
- 如果婴儿的舌头活动力较弱，用指尖轻轻压在婴儿的下巴上。要做到这一点，可将母亲的指尖放在婴儿下颌骨后面的软组织上，并用一个向前动作轻轻向上按压。

(3) 针对具有高 / 低肌肉张力的婴儿的更多策略。即使母亲充分泌乳，由于异常的活塞式舌头运动、宽腭偏移、真空环境较低或不存在，由于呼吸或吞咽问题和（或）其他偏离规范的偏差而产生不协调的吮乳，神经功能障碍患儿可能无法进行完全母乳喂养。其中一些婴儿只能从乳房摄入母亲可挤出乳汁的10% ~60%。

如果高或低肌肉张力婴儿无法进行完全母乳喂养，请尝试使用乳盾。乳盾坚实的奶头可能会挤过高肌肉张力婴儿的紧绷舌头和低肌肉张力婴儿的突出舌头，以提供更有效哺乳所需的刺激。对于低肌肉张力婴儿，更坚实的感觉可能会触发更强烈的感官反应。

因为乳汁流经乳盾奶头的孔，如果婴儿的乳汁摄入量随着乳盾的使用而增加，可能会减少或消除配方奶的需要。更多的乳汁摄入量也大大促进了婴儿使用乳房吃奶。为了保证有效喂养，乳盾必须适合母婴双方。

如果婴儿不能通过乳盾刺激乳汁流动，请尝试用挤奶（通过将乳汁挤入其中或用弯针头注射器注入乳汁）来填充乳盾的奶头。这为婴儿在乳房吃奶起到了积极的促进作用，可能引起婴儿更多的兴趣和努力。

直到婴儿用乳盾吃奶能够充分喂养之前，母亲在喂养后需要挤奶来建立或维持泌乳。如果乳盾不能改善婴儿的乳汁摄入量或以任何其他方式有所帮助，请停止使用。

随着婴儿母乳喂养的改善，母亲可以逐渐减少用配方奶喂养。当乳汁流速足够快以保持他的兴趣和主动性时，婴儿可以获得最好的喂养，但不要操之过急，以免婴儿不堪重负。一个有呼吸或吞咽问题的婴儿可能很容易不堪重负，最好用非常缓慢的乳汁流速，而低肌肉张力婴儿需要更多感官刺激以保持吃奶时的主动性，可以以更快的乳汁流速喂养。除了用于“启动”吮乳的一点点乳汁之外，婴儿应该通过自己的努力来控制乳汁的流动，或者喂食者应该配合婴儿的吮乳努力将乳汁送入婴儿食管。除非婴儿的努力影响乳汁流动，否则喂养方法不会促进更有效的母乳喂养。

对于更快的乳汁流速喂养效果更好的婴儿，可以尝试乳房按压或乳旁加奶装置。如果喂食管中稳定的乳汁流动可刺激更主动和连续的吮乳和吞咽，一些婴儿可学会更有效的哺乳模式。

市售的乳旁加奶装置需要抽吸，这意味着婴儿必须通过其容器的细管主动吸取乳汁。可以使用牙周注射器或通过端口连接到细管的注射器来制作不需要抽吸的临时性乳旁加奶装置。这些装置可使喂食者将乳汁推入婴儿口内。根据婴儿自身情况决定哪一种装置更为有效。

如果婴儿学会“像用吸管一般”无须大力吮吸即可从乳旁加奶装置中吸取到乳汁，乳旁加奶装置就不会改善婴儿的母乳喂养。在这种情况下，使喂食管的末端与乳头齐平，而不是将其延伸超过乳头，这是通常建议的方法。如果这不起作用，那么乳旁加奶装置可能不是合适的工具。如果乳旁加奶装置与乳盾一起使用，一些婴儿可以更好地喂养，以提供更快的乳汁流动和更坚实的感觉。

当帮助母亲计划她的一天安排时，把婴儿花费在吃奶上的时间放在有效性和婴儿的兴趣上。婴儿在吃奶时花多少时间将取决于他如何有效地摄入乳汁。如果婴儿吃奶时摄入很少或根本没有摄入乳汁，那么，当他看起来有兴趣和比较主动时把他放在乳房边做“练习”，而非采用固定的时间表。然后，她可以把大部分的“喂养时间”集中在挤奶和喂养婴儿上。

另一方面，如果婴儿吃奶时摄入了大部分乳汁，则应该花更少的时间在挤奶上，而是花更多的时间最大限度地提高婴儿吃奶的效果。

随着婴儿母乳喂养的改善，母亲可以逐渐减少配方奶。如果使用乳旁加奶装置，则可以通过降低容器高度来减缓流动，或者给管打个弯以促进部分母乳喂养，或者可以在白天逐渐减少喂养。通常，早晨第一次母乳喂养（或母亲的乳房最充盈时）是停止配方奶的首次喂养。如果使用其他喂养方法，每次喂养时可以减少配方奶，或者可以逐步减少每天使用配方奶喂养的次数。

（七）PKU

苯丙酮尿症（phenylketonuria，PKU）是罕见的先天性代谢紊乱，婴儿缺乏必需氨基酸苯丙氨酸（人乳和大多数配方奶的成分）所需的肝酶。如果不经治疗，这种氨基酸积聚在血液中，可导致脑损伤。治疗方法包括终生低苯丙氨酸食物饮食。

在出生的第 1 周，美国卫生部门会经常筛查这种新生儿疾病。为了确保苯丙酮尿症检测的结果准确，婴儿必须使用苯丙氨酸（进行正常母乳喂养）并至少需要维持 24 小时。在检测苯丙酮尿症之前，婴儿不必喂养配方奶。

1. 假阳性 假阳性检测与苯丙酮尿症检测相同。但纯母乳喂养可能会导致苯丙酮尿症患儿永久性神经损伤，因此请重新对婴儿进行检测以便确诊。有时需要进行几次重新检测，然后才可以确定是否存在苯丙酮尿症，在此期间，母亲可以挤奶，以维持泌乳。

为了加速这个进程，尽快安排另一次血检。为了尽快获得第二个检测结果，可请婴儿的医护人员打电话给测试结构，并要求对检测进行特殊处理。隔夜送达是一种选择，或者如果母亲距离测试机构并不远，她可以安排信任的人驱车送达婴儿血样。样本送达测试机构后，结果应在一两天内即可获取。

2. 部分母乳喂养 在添加特殊的配方奶情况下，苯丙酮尿症患儿可以继续进行部分母乳喂养，以维持安全的苯丙氨酸血液水平。持续的部分母乳喂养是因为苯丙酮尿症患儿需要摄入一些苯丙氨酸才能正常生长。部分母乳喂养减少了父母必须购买的昂贵的低苯丙氨酸配方奶。母乳还提供更好的营养和活细胞，保护婴儿不生病。

患苯丙酮尿症的患儿，一生中都需要密切监测，以避免不安全的血液苯丙氨酸浓度。诊断后，母乳喂养通常会中断几天，使婴儿的血液苯丙氨浓度降低到正常水平，在此期间母亲可以挤奶来维持泌乳。此后，母乳喂养可以通过几种方式与特殊配方奶结合使用。

- 完全使用配方奶喂养替代纯母乳喂养，让婴儿尽可能多地按需摄入。
- 每次喂养时，首先给予婴儿预定数量的特殊配方奶（婴儿 24 小时乳汁摄入量的65%除以喂养次数），并且不受限制地进行母乳喂养。

- 每次喂养时，首先给婴儿喂食预定数量的母乳，然后按婴儿需摄入的量喂食特殊配方奶。
- 每3小时喂婴儿一瓶特殊配方奶，并在间隔时间按需进行母乳喂养。
- 根据年龄估算婴儿的每日总乳汁摄入量，并计算维持安全血液苯丙氨酸浓度所需的配方奶量。每24小时给婴儿喂一次这个量的配方奶最方便。每2周检测1次婴儿的血液苯丙氨酸浓度。

三、母乳喂养婴儿的住院治疗

（一）信息收集

母亲描述她的情况时，收集以下信息。

- 婴儿的年龄。
- 住院治疗前一天给婴儿母乳喂养多少次（部分/完全）？
- 婴儿住院的原因。
- 婴儿大概需要住院多久？
- 母亲离医院多远以及她的交通方式。
- 母亲的其他情况（就业/其他子女及其年龄）。

询问母亲，婴儿的医护人员告诉她关于母乳喂养的情况，以及她每天可以和婴儿一起共处多少时间。婴儿是经口喂食吗？如果婴儿不能经口喂食，确保她掌握有关挤奶的信息，以便她可以保障泌乳量。如果婴儿可以经口摄入任何食物，那么母乳是最好的选择。

如果不鼓励母亲进行母乳喂养，鼓励她说出愿望，并与婴儿的护理人员一道寻求彼此接受的解决方案。

她每天可以花多少时间与婴儿共处？如果医院离家较远，询问婴儿是否可以在病情稳定后转移到靠近家的医院。讨论母亲的其他责任，集思广益，让母亲尽可能多地在医院与婴儿待在一起（请病假、休假或为其他孩子雇保姆）。

可以和婴儿住在一起吗？这取决于婴儿的病情、医院的政策和母亲的其他情况。有些医院鼓励家长陪孩子待在一起，但即使医院通常不允许24小时同室，如果母亲要求的话院方也可能允许。如果婴儿的医护人员支持，母亲可以要求医护人员出具一份书面证明以便无限制地出入医院。

如果婴儿还没有母乳喂养，或者不能母婴共处，询问母亲关于母乳喂养的目标，并帮助她提前计划。为了弥补母婴无法共处而错过的喂养，如果婴儿可以经口喂食，询问她是否要为婴儿提供母乳。如果可以，主动提出实际的详尽措施。例如，谈论日常安排，并讨论她可以挤奶的时间和地点。

如果婴儿在错过母乳喂养时喂食配方奶，确定她了解她可能需要挤奶以保持自己的舒适感和预防乳腺炎。如果她采用的是纯母乳喂养，并且要在婴儿出院后恢复纯母乳喂养，为了维持她的泌乳量，她应该每天挤奶的次数要跟婴儿母乳喂养的次数一致，或者每天至少 6 次。

压力紧张时期的泌乳量暂时下降并不罕见。随着时间的推移和乳房的刺激，她的泌乳量将恢复到原来的水平。

以下建议可能会使婴儿的住院治疗更容易。

1. 环境

- 如果婴儿在半私人病房，请求离床最远的床位以更好地保护隐私。
- 看看是否可能提供私人病房。

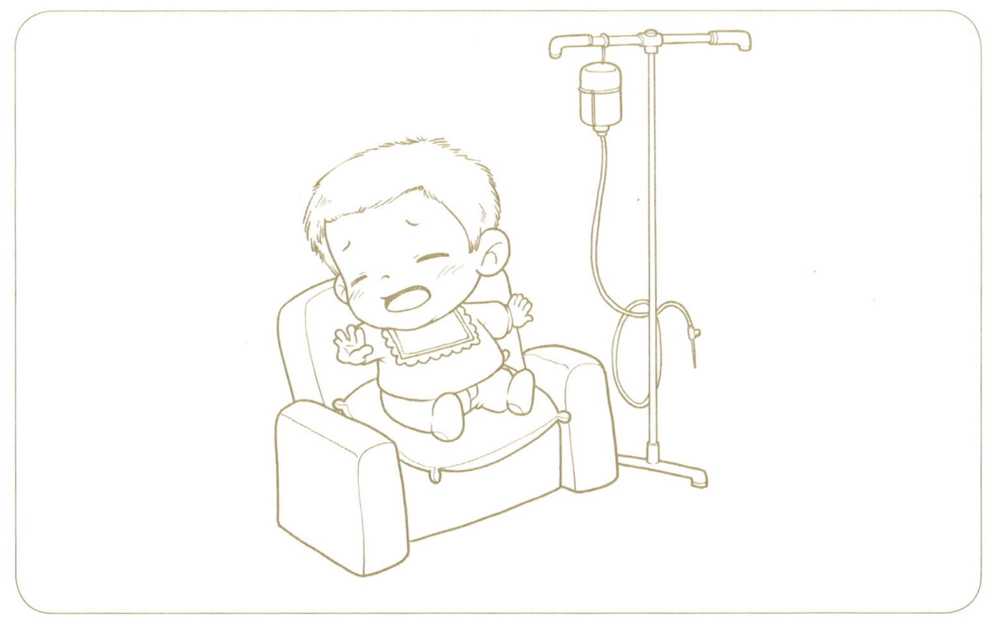

2. 母亲的舒适度

- 如果她经常在医院，带上饮料和零食，或者询问是否可在医院食堂就餐。
- 从家里带来自己的枕头，穿舒适的衣服，使母乳喂养更轻松一些。

3. 医疗设备和程序

- 如果婴儿在静脉滴注，则需要更长的输液管以获得更多的活动自由空间。
- 如果婴儿需要氧气帐，她可以在里面进行母乳喂养吗？
- 如果进行比较疼痛的手术，是否可以使用局部麻醉药麻痹这个部位，并立即进行多个手术。手术期间可以给婴儿母乳喂养以减轻痛楚吗？

母乳喂养和肌肤接触可以有效缓解疼痛，帮助加快婴儿的恢复。

（二）积极应对手术

询问给做过手术的婴儿进行母乳喂养可以靠多近，手术后多久可以恢复母乳喂养。

术前禁食也称为“NPO”，旨在降低手术中和手术后胃内容物进入儿童肺部的风险。近年来，推荐用于术前禁食的时间长短已从“午夜后不摄入食物或饮料”衍变为更短的禁食时间，因食物而异，取决于其在胃部消化后离开的速度。

- 清淡饮食：6 小时。
- 配方奶：4 小时。
- 人乳：3 小时。
- 清水：2 小时。

在手术前 3 小时的艰难期，询问在手术前 2 小时预吸乳后给婴儿母乳喂养使其感觉舒适的情况。如果母乳喂养被拒绝，设定好安抚婴儿和分散婴儿注意力的策略。

手术后，在恢复室中进行母乳喂养可以让母亲和婴儿都得到安慰。只要婴儿准备经口进食，应该恢复母乳喂养。

根据母乳喂养的限制时间，讨论是否需要挤奶及相关事宜。

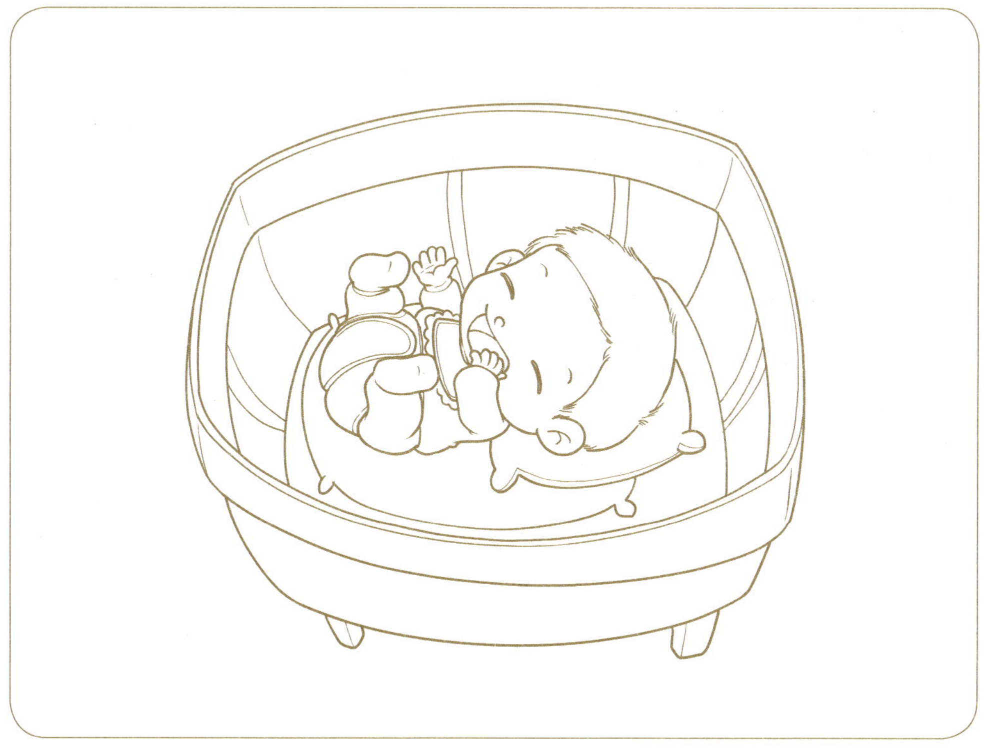

第 9 章

母亲健康问题

一、母乳喂养和母亲健康问题

母乳喂养并不会导致母亲的身体消耗。母乳喂养可缓解应激、改善新陈代谢、免疫系统、情绪和睡眠。对于患病母亲来说，它还有助于保持更佳的控制感。如果母亲想要继续母乳喂养，这可能有助于她的康复。

让母乳喂养更轻松的方法可能包括，当母亲在康复中时，把婴儿抱到床上，让她以侧卧或倚靠姿势哺乳，以便更好地休息。如果婴儿年龄较大、精力充沛，建议母亲关上门，并在自己休息时让婴儿玩玩具。一个蹒跚学步的小孩可能会因为别人的关心而感到开心，每天不时回到母亲身边，然后进行母乳喂养和“与母亲保持交流”。

二、细菌性疾病

在几乎所有情况下，继续母乳喂养对婴儿更好。当母亲感染传染性疾病的时候，保持良好卫生习惯，如勤洗手，可以减少婴儿感染疾病的概率。患有高度传染性或严重的疾病时，母亲在抱着婴儿时禁止面对面接触或佩戴口罩，有助于防止通过呼吸或鼻口分泌物传播。母亲发热时，多喝水以保持充足的水分。

（一）感冒、病毒或轻度感染

在母亲出现症状之前，她已经有传染性了。母亲的身体通过将抗体传递到乳汁中作出反应，这是专为保护母乳喂养的婴儿而设计的身体机制。当母亲开始感

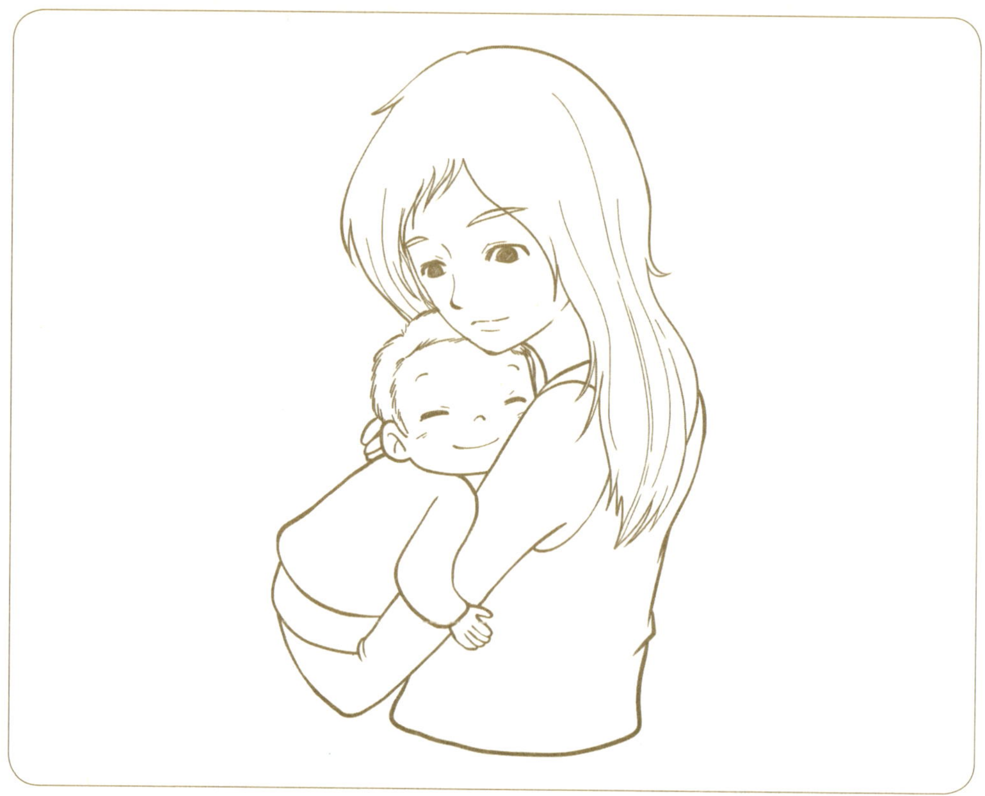

到不适时，婴儿已经暴露于病毒并正在得到保护。如果母乳喂养的婴儿患病，他几乎总是比断奶婴儿的病情要轻一点。

1. 母乳喂养问题　无。

2. 药物问题　无。

（二）食物中毒

当食物或饮料被特定的细菌或毒素（如肉毒杆菌毒素、李斯特菌病、沙门菌和大肠埃希菌）污染时，就会发生食物中毒。症状可能包括呕吐、腹部绞痛和腹泻。通常在几天内即可康复。

1. 母乳喂养问题　无。根据微生物的不同，建议采取各种预防措施，以防止空气或皮肤接触传染，如洗手和戴口罩。

2. 药物问题　无。使用的抗生素通常与母乳喂养相容。

（三）季节性流感（influenza，FLU）/ H_1N_1

在流感季节期间，应鼓励孕妇和母乳喂养母亲接种疫苗以及遵循之前推荐的卫生习惯。

1. 母乳喂养问题　患有季节性流感但并无症状的母亲应继续母乳喂养。流感患儿应继续母乳喂养。母乳喂养的母亲出现患病症状而婴儿看起来健康，这一情况目前仍存在争议。婴儿不会从母乳中感染流感，但可能会因触摸、咳嗽或打喷嚏而感染。有些人建议出现症状的母乳喂养母亲应远离婴儿，直到她们不再具有传染性，并安排健康人士给婴儿喂养挤出的母乳。出现症状的母亲若想继续母乳喂养，并能降低婴儿的感染机会，建议采用以下替代方式。

- 在触摸宝宝之前做好手的清洁。
- 在母乳喂养之前用温和不刺激的肥皂和水清洗乳房，冲洗干净。
- 抱着或哺乳婴儿时佩戴口罩。
- 在每次喂养时使用干净的毯子或打嗝布。
- 安排所有接触婴儿的人遵守这些预防措施。

2. 药物问题　无。

（四）B 族链球菌

在美国，约有 90%的新生儿 B 族链球菌感染发生在出生的最初 6 天内。受感染的新生儿有肺炎、脑膜炎和败血症的风险。伴有 B 族链球菌的母亲有菌血症、子宫内膜炎、尿路感染和乳腺炎的风险。美国的产妇通常会在妊娠期间进行 B 族链球菌检测，如果呈阳性，则用抗生素治疗。许多未经检测的高危女性在分娩时接受了静脉注射抗生素治疗。

1. 母乳喂养问题　虽然罕见，但 B 族链球菌可以通过母乳传播给一个极早产儿或免疫力低下的婴儿。微生物也可以在母亲和婴儿之间往复传播，除非同时进行治疗。如果母乳培养标本对 B 族链球菌感染呈阳性，她的婴儿也处于高危风险之中，那么她的乳汁应经过热处理或直接丢弃，直到培养标本转阴性。当特护婴儿室中缺乏免疫力婴儿的母亲患上乳腺炎或婴儿生病时，建议对 B 族链球菌进行标本培养。

2. 药物问题　无。用于治疗的抗生素通常被认为与母乳喂养相容。

（五）莱姆病

这是由一种生活在动物中的螺旋体细菌引起的。它通过蜱的叮咬从动物传播到其他动物和人类。大多数人类病例发生在春末和夏季。症状通常始于蜱叮咬部位的无痛性环状皮疹，不断扩散。症状可能包括发热、头痛、恶寒、肌肉和关节疼痛以及淋巴结肿大。

1. 母乳喂养问题　无。莱姆螺旋体可以传播给未出生的婴儿，但没有证据可以通过母乳喂养传播。

2. 药物问题　无。用于治疗的抗生素被认为与母乳喂养相容。

（六）耐甲氧西林金黄色葡萄球菌（MRSA）

通常是指对可有效治愈它的药物没有反应的金黄色葡萄球菌的毒力株。MRSA 可导致更严重的疾病，需要更强效的抗生素根治。一旦在医院发现，它在社区中会变得很普遍。MRSA 主要通过直接接触传播，可以潜伏在鼻腔和喉咙内。它始于皮肤感染，可能看起来像蜘蛛咬伤、疖子或脓肿。症状通常为肿胀、红肿、疼痛，并可以发展为发热、气短、咳嗽和发冷。

1. 母乳喂养问题　无。如果母亲患上 MRSA，婴儿在出现症状之前已经感染，所以除非婴儿生病或早产，否则没有理由停止母乳喂养。在这种情况下，母乳可以在喂养之前进行巴氏杀菌，否则，如果无可选择的话，通常在开始治疗的 24 小时内，母亲的乳汁应被丢弃，直到感染治愈为止。勤洗手和其他日常卫生习惯对于帮助阻止病菌传播至关重要。如果患有 MRSA 的母亲伴有开放性溃疡，应采取预防措施，防止被婴儿接触。

2. 药物问题　无。用于治疗的抗生素通常与母乳喂养相容。

（七）中毒性休克综合征

当葡萄球菌或链球菌将肠毒素分泌到血液中感染机体时，会发生中毒性休克综合征。症状包括水样腹泻、呕吐、肌肉疼痛和恶寒，发热高达 102°F（38.9°C），血压偏低。它可以在分娩后、手术后或其他情况下发生。

1. 母乳喂养问题　无。如果母亲身体足够好，她可以在注意卫生的情况下进行母乳喂养。如果母亲病情过重，无法进行母乳喂养，那么可以在以后恢复母乳喂养。

2. 药物问题　无。用于治疗的大多数抗生素通常与母乳喂养相容。

（八）肺结核

肺结核是一种由细菌引起的传染病，通常通过咳嗽喷出飞沫在空气中传播。它通常攻击肺部，但也可以扩散到身体的其他部位。几个月内可能不会出现症状，症状包括体重下降、发热、咳嗽、盗汗和发冷。

1. 母乳喂养问题 在美国，无论采用何种喂养方式，感染活动性肺结核的母亲都必须与新生儿分开，直到母亲和婴儿开始进行药物治疗。但是在其他一些地区，采用预防性异烟肼治疗婴儿是很常见的；异烟肼是一种有效预防肺结核的抗菌药物，无须母婴分离。

2. 药物问题 无。大多数抗结核药物被认为与母乳喂养相容。

三、病毒性疾病

（一）甲型肝炎

甲型肝炎是由甲型肝炎病毒（hepatitis A virus，HAV）引起的肝脏炎症，其可以通过与感染的血液或粪便接触传播。在患病期间，肝脏变得肿大且有压痛感，血液胆红素水平升高，引起黄疸。发热和恶心也较常见。不同于其他类型的肝炎，甲型肝炎不是慢性疾病；在大多数人中，它可以完全治愈而没有长期的损害，并能终身免疫。

1. 母乳喂养问题 无。如果母亲病情过重无法进行母乳喂养，她可以为婴儿挤奶进行喂养。婴儿应接种甲肝疫苗、免疫球蛋白或两者一起接种。

2. 药物问题 无。目前没有治疗甲型肝炎的特效药物。

（二）乙型肝炎

乙型肝炎是最常见的严重肝脏感染，是由乙型肝炎病毒（hepatitis B virus，HBV）引起的。其症状类似于甲型肝炎，但在5%～10%的病例中，乙型肝炎可能发展为无法完全治愈的慢性病。只要含有HBV的体液与破损皮肤接触时，就会传染。它也可以由受污染的食物和性接触传播。一些HBV携带者不会发作病症。

1. 母乳喂养问题 无。建议婴儿在出生后12小时内首次接种乙型肝炎疫苗和乙型肝炎免疫球蛋白。无须延迟母乳喂养。

2. 治疗问题 无。目前没有治疗乙型肝炎的特效药物。

（三）丙型肝炎

由导致肝脏炎症的丙型肝炎病毒（hepatitis C virus，HCV）引起，可能是慢性且不可治愈的。初期可能为轻度感染或未出现症状。75%~85%的患者发展为慢性肝脏感染，无法治愈，也无治疗的特效药。丙型肝炎通过性接触和感染的血液传播，最常见于出生时，或通过输血、意外的针刺和共用针头传染。

1. **母乳喂养问题** 没有证据表明母乳喂养会传播HCV，由于它是通过血液传播的，所以关于在乳头愈合前HCV感染伴有乳头出血的母亲是否应该停止母乳喂养尚存在争议。有些人建议暂时中断，直到母亲乳头不再出血，但未见记录此类婴儿感染丙型肝炎的病例。罕见的例外情况是母亲在产后感染HCV，母乳喂养时伴有急性症状，但是在抗体水平高到足以为其婴儿提供保护之前。在这种情况下，可与母亲的医护人员讨论她的选择。

2. **药物问题** 无。目前没有治疗丙型肝炎的特效药物。

（四）丁型肝炎、戊型肝炎和庚型肝炎

丁型肝炎病毒可引起HBV感染者的“双重”感染。戊型肝炎主要通过受污染的食物和水传播，并且在妊娠期感染死亡率很高。庚型肝炎主要通过输血感染。

母乳喂养问题 没有证据表明戊型肝炎或庚型肝炎可以通过母乳喂养或母乳传播。因为丁型肝炎只伴发于乙型肝炎感染，通过给婴儿接种乙肝疫苗和免疫球蛋白还可以提供免受丁型肝炎感染的保护，使母乳喂养的风险小到可以忽略。

（五）疱疹病毒

水痘是常见的高度传染性儿童疾病，是由造成带状疱疹的相同水痘–带状疱疹病毒初次感染引起的。如果婴儿在出生后10天后被感染，并发症较罕见，但是，如果是未出生的婴儿、极早产儿以及在子宫内感染该病毒的新生儿，则可能是致命的。成人感染后的症状通常比儿童更严重。水痘是通过与病灶接触以及吸入咳嗽或打喷嚏的飞沫传播的。如果72小时内没有再出新的水痘并且所有的病灶结痂，那就不再具有传染性。

1. **母乳喂养问题** 如果孕妇出了水痘，但并不确定是否在孩童时期出过水痘，如果孩童时期出过水痘是具有终身免疫力的，可以通过血检确诊。如果母乳喂养母亲的免疫状况不明，出水痘时应询问是否可以接种水痘疫苗。在极少数情况下，

产妇产后1周内感染水痘，而且婴儿出生后并未感染。在美国，建议母婴分开，直到母亲不再具有传染性，因为新生儿患水痘的病情可能会非常严重。但可以用产妇的乳汁喂养婴儿。在世界的其他地方，母婴可以共处。新生儿可能会注射水痘-带状疱疹免疫球蛋白（varicella zoster immune globulin，VZIG），并将患儿和产妇一起隔离。

2. 药物问题　无。目前没有治疗水痘的特效药物。

（六）巨细胞疱疹病毒

巨细胞病毒（cytomegalovirus，CMV）是最常见的疱疹病毒。40岁及以上的美国成人中有50%~80%感染过巨细胞病毒。少数被感染的成人可能会出现疲劳、发热和淋巴结肿大等症状。

1. 母乳喂养问题　足月母乳喂养婴儿中不存在这个问题。在妊娠期间，婴儿同时接触巨细胞病毒及其在子宫内的抗体，则母乳的作用类似疫苗。超过2/3的巨细胞病毒阳性母亲的足月婴儿巨细胞病毒也呈阳性，但是没有症状。

2. 药物问题　无。目前没有治疗巨细胞病毒感染的特效药物。

（七）单纯疱疹病毒1型和2型（唇疱疹和生殖器疱疹）

这是两种不同的疱疹病毒，通过与疮口接触传播。症状包括小而疼痛、充满液体、边缘呈红色的水疱，几天后发干并结痂。生殖器疱疹可以通过触摸溃疡部位，触摸乳房也会造成感染。

1. 母乳喂养问题　对于3周龄的新生儿来说，疱疹感染可能是非常危险的，甚至是致命的。如果出现乳头或乳腺溃疡并怀疑是疱疹，可以培养标本进行检测，并在几天内拿到结果。在等待结果的同时，母亲可以哺乳，前提是她可以遮住溃疡面避免让婴儿触碰到。如果乳头、乳晕或母乳喂养时婴儿可能触碰到的任何地方出现溃疡，都应该换成挤奶喂养，直到溃疡愈合，同时继续用非患侧乳房进行母乳喂养。如果母亲的手或吸奶器部件在挤奶时触碰到溃疡部位，可能会污染乳汁，应将其丢弃。如果母亲的手（如果是手动挤奶）或者吸奶器部件不会接触到溃疡，则可以给婴儿喂食母乳。

第1个月以后，年龄较大的婴儿可在无浅表症状的情况下感染母亲的疱疹。但是，采取措施避免病毒传播仍然是明智的，因为疮口疼痛可能持续1周甚至更久，并使得饮食困难。

2. 药物问题　无。局部抗病毒性喷昔洛韦在给药后无法在乳汁中检测到。通常用于治疗疱疹的口服抗病毒药物被认为与母乳喂养相容。

（八）带状疱疹病毒

带状疱疹引起水痘（水痘－带状疱疹）的病毒也会引起带状疱疹。它最常见于从小有轻度水痘病史的成年人，并且无法对病毒完全免疫，因为病毒会一直处于休眠状态，直到以后的生活中重新活化生病。在带状疱疹出疹前几天，母亲可能会出现皮肤灼痛和敏感。皮疹最初表现为红色基底上的小水疱，持续 3~5 天。它们经常在皮肤部位上呈现带状图案，可能有剧痛感。

水疱会迸裂、渗出、结痂并愈合。带状疱疹发作可持续 3~4 周。

1. 母乳喂养问题　无。如果母亲在母乳喂养期间感染带状疱疹，应尽快让婴儿接种水痘－带状疱疹免疫球蛋白疫苗。

2. 药物问题　无。大多数抗病毒药物被认为与母乳喂养相容。

（九）人类免疫缺陷病毒（HIV）

世界范围内的人类免疫缺陷病毒（HIV）大流行，导致数百万人死于获得性免疫缺陷综合征（acquired immune deficiency syndrome，AIDS），AIDS 可破坏部分免疫系统，使感染者失去疾病抵抗力。HIV 可通过分娩和分娩期间母婴体液交换、性接触、共用针头和输血进行传播，有些人也认为可通过母乳喂养传播。

1. 母乳喂养问题　即使传播风险很小，这种病毒也可能是致命的，因此有些组织建议，即使在卫生条件好、感染率低的发达地区，HIV 阳性的母亲应克制不要进行母乳喂养和捐赠母乳。也可以选择对母乳进行热处理灭菌。

在卫生条件差、感染风险高的发展中地区，建议 HIV 阳性妇女进行母乳喂养。根据最近的研究结果，采用下列策略，母乳喂养的 HIV 传播概率可以明显降低到为 1%左右。

- 纯母乳喂养。纯母乳喂养婴儿的 HIV 传播率较低，“混合喂养”婴儿或接受其他流体或固体食物的婴儿 HIV 传播率较高。从出生到 3 个月，在纯母乳喂养和纯配方奶喂养的婴儿中，感染 HIV 的婴儿所占比例大致相同。
- 在妊娠以及母乳喂养期间，给予母亲三联抗逆转录病毒药物，并在母乳喂养期间向婴儿提供长效抗逆转录病毒药物。

为了减少通过母乳喂养传播 HIV，之前有提出过采用纯配方奶喂养或断奶 6 个月的建议。但是，如果在发展中地区感染 HIV 的母亲早期没有进行母乳喂养或过早断奶，婴儿死亡人数增加了 2~6 倍。

在母乳喂养（但不一定是纯母乳喂养）比较规范的世界部分地区，促进 HIV 阳性母亲的纯母乳喂养比促进配方奶喂养更符合社会需求。这些地区的母乳喂养咨询服务可以帮助预防乳腺炎和乳头破裂（这两者均可增加 HIV 传播率）。

HIV 阳性母亲配方奶喂养的替代方案包括使用捐赠人乳，以及采用挤奶并加热乳汁至 73℃（30 分钟）杀死 HIV。也可以快速加热，或将一罐乳汁放入一个 450 毫升水套中，然后将水套放在一锅水中，加热至水沸腾。

2. 药物问题 无。抗逆转录病毒药物被认为与母乳喂养相容。

（十）HTLV-1（1 型人类 T 细胞白血病病毒）

通过输液时的体液接触、性接触、妊娠和分娩期间的母婴接触以及母乳喂养而传播。当婴儿期发生 HTLV-1 感染时，到了成人期有 1% ~5%可发展为 T 细胞白血病和淋巴瘤，这是极其恶性的、通常是致命的疾病。与 HTLV-1 感染相关的其他疾病包括儿童感染性皮炎、眼睛肿胀（葡萄膜炎）和脊髓感染。在美国和欧洲 HTLV-1 较为罕见，大多数病例发生在加勒比海地区、非洲、南美洲和日本西南部。

1. 母乳喂养问题 母乳喂养持续时间有很大差异。与配方奶喂养的婴儿相比，母乳喂养少于 6 个月的婴儿不太可能发生 HTLV-1 感染，但母乳喂养 1 年的婴儿感染率上升。随着时间的推移，携带母亲病毒出生的配方奶喂养婴儿有 13%感染上了 HTLV-1。

增加母婴传播风险的因素是大龄产妇较高的 HTLV-1 病毒血液水平以及较长的母乳喂养持续时间。当感染的细胞出现在母亲的血液和（或）乳汁中时，病毒传播的可能性也随之增加。

非母乳喂养的婴儿面临危及生命的感染和疾病的风险更大，在这些地区，母乳喂养是 HTLV-1 阳性母亲更好的选择。因为感染 HTLV-1 的成人白血病发作风险只有 1% ~5%，所以每位携带病毒的母亲应根据婴儿的情况与医护人员讨论病毒传播的风险。如果 HTLV-1 阳性的母亲想要避免传播的风险，而又希望给婴儿喂养母乳，那么母乳应冷冻至 -20℃（-4°F）并解冻，即可杀死 HTLV-1 病毒。

2. 药物问题 无。目前没有治疗 HTLV-1 的特效药物。

（十一）麻疹

麻疹在儿童中发病通常不如新生儿和成年人严重。当胎儿在子宫内感染麻疹时，可能是致命的。如果婴儿出生后感染麻疹（出生至少 14 天的婴儿才会出现症状），因为他获得了母亲的抗体，所以他的病情很可能比较轻微。麻疹通常通过与感染性飞沫接触传播。最初几天没有皮疹，其症状类似重感冒，发热、眼睛水肿、充血和咳嗽。皮疹在第 4 天左右出现。出疹后大约 72 小时，皮疹和感冒症状消失，麻疹不再具有传染性。如果母亲在新生儿期之后感染麻疹，可以给婴儿接种麻疹免疫球蛋白。如果孕妇感染麻疹，不确定是否曾接种过疫苗或患有使她终身免疫的疾病，可进行血检确定其免疫状态。如果分娩时未见症状，母婴均可接种麻疹免疫球蛋白。

1. 母乳喂养问题 母亲在分娩时很少感染麻疹，因为大多数女性小时候接种了麻疹疫苗。但是，如果她分娩时患有急性麻疹，而婴儿出生时未见麻疹症状，医护人员可能会建议将母婴分开，直到母亲不具传染性。尽管采取了母婴分离，但这些新生儿中约有 50% 会发病。母乳中的抗体将有助于防止婴儿生病或减轻婴儿病情的严重程度。当母亲不再有传染性时，就可以开始母乳喂养。

2. 药物问题 无。目前没有治疗麻疹的特效药物。

（十二）风疹（德国麻疹）

风疹是轻度传染病。风险最大的是妊娠期间感染风疹，可能会对胎儿造成损害。在任何其他时间，这种疾病可能是短暂的，没有并发症。风疹通过接触鼻子或口腔的分泌物进行传播。症状包括皮疹、淋巴结肿大和轻微发热。25% ~50% 的病例无症状。皮疹出现后 2~7 天风疹是有传染性的。

1. 母乳喂养问题 无。如果母亲患有急性风疹，其母乳喂养婴儿在出现症状之前就已经被感染了。母乳喂养可提供抗体，所以如果婴儿得病，可能病情较为轻微。如果母亲以前曾经患有风疹或接种过风疹疫苗，那么她的乳汁可能会给婴儿提供暂时性自然免疫力。

2. 药物问题　无。目前没有治疗风疹的特效药物。

（十三）西尼罗河病毒

感染后可能会发展为严重性疾病，通常经蚊子传播。但是也可以通过输血、移植和妊娠期母婴传播。触摸或接吻不会感染该病。西尼罗河病毒的症状包括发热、头痛和颈部僵硬。

如果病情严重，可能导致方向障碍、昏迷、震颤、视力丧失和瘫痪。

母乳喂养问题：无。虽然在被感染母亲的乳汁中发现了西尼罗河病毒，但她们母乳喂养的婴儿均未生病。

四、癌症

癌症有很多种，但都是由异常细胞的不受控生长开始的。癌细胞不会像正常细胞一样最终死亡，而是继续生长，形成新的异常细胞。癌细胞可侵入其他组织，正常细胞做不到这一点。如果早期发现并快速治疗，多种癌症可以完全治愈。随着癌细胞从原发肿瘤扩散到整个机体，则治愈可能性大大减少。

（一）诊断检测和手术

有关母乳喂养母亲的诊断检测和乳腺活检的详细信息，请参见第3章。在手术之前，可询问是否要使用与母乳喂养相容的药物。

如果推荐使用放射性物质（通常用于治疗甲状腺癌）来诊断或治疗妇科疾病，可询问具体使用哪些物质。有些放射性物质会积聚在母乳中，可能需要暂时或永久断奶。经过某些检测或治疗，母乳喂养，甚至抱着婴儿，都可能会使婴儿接触放射性源。具体物质，其形式和剂量都可以决定是否能持续母乳喂养。如果必须断奶，它还将决定是否需要永久性断奶。如果断奶是暂时性的，这些信息将决定婴儿恢复母乳喂养之前的时间长短。欲了解放射性物质列表、其半衰期和在诊断或治疗后推荐的断奶时间，可参阅网页 http:// neonatal.ttuhsc.edu/lact/raclioactive.pdf。

（二）放射性碘^{131}I

可用于甲状腺扫描或肿瘤显像。如果采用这一方法，由于对母亲和婴儿的潜在有害影响，则至少需要断奶几个月。碘辐射可以直接影响婴儿的甲状腺，并增加其以后生活中的甲状腺癌风险。母亲应至少在治疗前几周内完全断奶，因为约

40%的辐射剂量将沉积在活跃的乳腺组织中，从而增加她以后罹患乳腺癌的风险。提前断奶几周可使乳房组织恢复原状，在治疗过程中不再活跃。治疗后，乳汁的放射性恢复到安全水平可能需要几个月时间。

如果推荐放射性检测，而母亲又不想断奶。

- 放射性治疗是否用于诊断或治疗？
- 如果程序未完成或推迟，会发生什么？
- 是否有一种不用断奶的替代性方法？
- 如果婴儿年龄小于12个月，是否可以推迟手术直到母亲能在暂时性断奶时为婴儿挤出足够的乳汁进行喂养？
- 是否有哪种放射性物质可以在最短的时间内从乳汁中清除？
- 是否有一个当地的测试机构来确定她的乳汁何时不具放射性？
- 放射性物质是否集中在一个器官中，如果是这样，她是否需要将婴儿远离自己的身体哪个部位？

如果母亲对解决方案不满意，建议她寻求第二种意见。

（三）放疗后挤奶

如果母亲进行放射性检测并暂时性断奶，在她“挤奶并丢弃”期间可讨论维持泌乳量的策略。挤奶可以帮助她更快地消除身体的放射性。

（四）化疗和母乳喂养

大多数病例中，接受化疗的母亲需要断奶，因为这些药物与母乳喂养不相容。欲了解药物的详细信息及其在母亲身体系统中的停留时间，请参阅托马斯·黑尔博士最新版的论著《药物与母乳》。

（五）放射治疗和母乳喂养

像诊断性X线片一样，癌症放疗不会使母乳产生放射性，母乳喂养也可以持续下去。在乳腺癌治疗过程中，未接受放疗的乳房不会受到影响。但接受治疗的乳房很可能会发生变化。放射治疗会损伤乳腺组织，可能会影响治疗期间和之后妊娠期的乳腺发育和泌乳。放射治疗后，大多数发现患侧乳房泌乳较少。如果一侧乳房接受了放射治疗，通过频繁地母乳喂养，她也可能会产生足够的乳汁进行纯母乳喂养。如果两侧乳房均接受治疗，则可选择部分母乳喂养。

五、心脏病/高血压

母乳喂养对心血管健康会产生积极的影响。

1. 母乳喂养与心血管健康 母乳喂养可降低收缩压和舒张压。母乳喂养累计2年以上的女性比没有母乳喂养的女性冠心病风险降低了23%。

2. 药物问题 利尿药通常用于通过增加尿量并保持体内的液体水平下降来治疗高血压。高剂量利尿药会减少泌乳量，但一些低剂量利尿药与母乳喂养相容。用于心血管治疗的一些β受体阻滞药和其他药物也被认为与母乳喂养相容。

六、抑郁症与心理健康

（一）产后抑郁症和精神病

超过一半的新晋母亲偶尔出现哭泣、烦躁和疲劳，被称为“婴儿蓝”。产后抑郁症表现为更加连续和严重的症状，相对比较常见，初为人母的第1年发病率比例为12%~25%，高危母亲为35%以上。

产后抑郁症的症状包括悲伤的感觉、对曾经给她带来快乐的活动失去兴趣、与照顾婴儿无关的睡眠问题、注意力无法集中、悲观失望、食欲的变化、焦虑或强烈的愤怒或敌意，包括产生死亡的念头。在考虑治疗抑郁症之前，先检查是否存在身体原因，如甲状腺病症和贫血。视为危险信号，母亲需立即就医的迹象包括自杀或古怪言论（比如“没有我，孩子会更好”之类）、药物滥用、连续几天不睡、体重快速下降、缺乏正常的疏导和无力下床。

1. 产后抑郁症的病因及危险因素 炎症已被确认为抑郁的危险因素，是所有其他危险因素的基础。其他危险因素包括睡眠障碍、压力、身体疼痛、心理创伤或者有虐待或创伤史等，可导致免疫系统释放引起身体炎症和抑郁症的细胞。这可能是双向的，母亲患有其他风险因素带来的炎症同样会增加患抑郁症的风险，患抑郁症的母亲则会释放更多的炎症细胞，从而导致更多的炎症。

2. 产后抑郁症和母乳喂养 母乳喂养可减轻压力并促进睡眠，从而降低母亲患抑郁症的风险。当母乳喂养进展顺利时，它会减少炎症，增加母亲的幸福感。尽管母乳喂养的母亲患产后抑郁症的风险较低，但母乳喂养并不能保证其不会发生。如果进行母乳喂养的母亲患有抑郁症，母乳喂养更少以及更早断奶的风险将会增大。

患抑郁症的母亲可能会用负面的措辞描述母乳喂养。她可能会把孩子饥饿时的哭闹说成不想亲近自己或抗拒哺乳，并且在与婴儿互动时表现得不太满意。她对婴儿的需求和暗示也可能不那么敏感。患抑郁症的母亲可能认为母乳喂养是导致她目前不良状况的根源。

3. 产后抑郁症的治疗至关重要 抑郁症对妇女的健康和人际关系会产生不利影响。母亲的抑郁症也会影响婴儿的身体、情感和社交，并且可能影响她们的互动方式。不要暗示她的抑郁症已经“伤害”到了她的宝宝。应当强调，当母亲寻求治疗时，母婴都会受益。

4. 产后抑郁症的非药物治疗方法 抑郁症需要治疗，而不是忽视，但许多母亲不愿意寻求治疗。大多数抗抑郁药物与母乳喂养相容，但许多非药物策略在治疗抑郁症方面同样有效。非药物治疗策略包括如下几种。

- 长链 ω-3 脂肪酸可以单独服用或与抗抑郁药一起服用。抗炎药 DHA 和 EPA 对情绪障碍具有保护作用，即使是高剂量也被认为在妊娠期和母乳喂养期间是安全的。为了治疗抑郁症，可服用日剂量为 1000 毫克的 EPA 和 200~400 毫克的 DHA。
- 身体锻炼可以减轻产后母亲的炎症，改善情绪。每周锻炼 3 次，每次进行 40 分钟，可起到抗抑郁药的效果，有效治愈抑郁症。对于中度抑郁症，推荐20~30分钟的锻炼，每周2~3次；对于重度抑郁症，推荐45~60分钟的运动，每周 3~5 次。
- 心理治疗具有抗炎作用。认知行为治疗（www.nacbt.org）与治疗复发率较低的抑郁症的药物一样有效。
- 人际关系治疗（www.interpersonalpsychotherapy.org）在预防和治疗高危人群的产后抑郁症方面是有效的。
- 圣约翰草是最广泛使用的草药抗抑郁药。自中世纪以来，它已被用于治疗此病。一些研究发现，圣约翰草和不良反应较少的处方抗抑郁药同样有效。每日服用 300 毫克，每日 3 次，标准规格为 0.3%金丝桃素和（或）2%~

4%的贯叶金丝桃素。

5. 抗抑郁药和母乳喂养 大多数抗抑郁药被认为与母乳喂养相容，但是由于一些母亲担心成瘾、不良反应、对母乳喂养的婴儿可能造成的伤害以及服药带来的感知病耻感而不愿意服用。根据她的症状、危险因素和偏好，处方药可能是也可能不是最佳选择。选择药物时，应问母亲以下问题。

- 在此之前她是否使用过某种对她有效的抗抑郁药？
- 她是否发现哪些具体的特别担心的不良反应？
- 她是否服用可能与该药物相互作用的任何其他药物？

6. 产后精神病 通常在产后第1个月发作，但相对较少，只有约0.1%的母亲出现。发生这种病症时，需要立即对母亲提供帮助，因为她和她的孩子有遭受严重伤害的危险。她可能会扭曲对现实、幻觉、妄想和（或）自杀或杀人念头的看法。

7. 住院治疗 产后精神病或严重产后抑郁症的母亲可能需要住院治疗。

8. 断奶 当母亲不能照顾婴儿或她服用药物与母乳喂养不相容时，谨慎和逐步断奶应该被视为她治疗的一部分（第19章）。断奶期间发生的变化可能会影响母亲的心理和情绪状态。突然断奶会加重炎症，这可能导致抑郁症恶化。

（二）既往性虐待、性侵犯或童年创伤

近25%患有产后精神病的母亲有性虐待或性侵犯史，可能影响其生产、母乳喂养和早期育儿。

母乳喂养问题 与未受虐待的女性相比，有更多的虐待幸存者表现出更明显的母乳喂养的意图，并付诸行动开始母乳喂养。母乳喂养的某些方面可能是面临困难的。对于一些母亲来说，肌肤接触可能会让她无所适从。有些母亲则讨厌婴儿吸奶时带来的内脏感觉变化。有些母亲在分娩和母乳喂养期间会产生创伤后回忆。一个常见的困难是抑郁症的风险增加。即使她们从未喜欢上母乳喂养，但也许学会容忍它，这是一些母亲的目标。对于其他母亲来说，母乳喂养可能是积极的并且也是有益的。对母乳喂养有一系列可能的反应。

出现问题时，应灵活地提供各种方案。讨论什么会引发她的消极反应。如果她不确定，请她写几天日记，以便找出问题所在，这样她就可以改变自己正在做

的事情，以增加哺乳的舒适度。（她可以减少肌肤接触次数吗？只有晚上才会出现这种问题吗？）在某些病例中，部分母乳喂养可能是一个可行的解决方案。为了避免母乳喂养时的亲密接触，一些母亲采用挤奶，并用奶瓶喂给婴儿。有母乳喂养总比没有好。

建议有症状的母亲寻求治疗。许多治疗与母乳喂养相容。

- 教育和朋辈咨询。母亲学习如何避免触发对这一事件的反应，如何减少她们的应激反应，以及如何获得持续支持。
- 以创伤为重点的心理治疗，如认知行为治疗和眼睛运动脱敏和后处理。欲了解更多详情，可访问 www.emdr.com 或 www.emdria.com。
- 推荐用于创伤症状的药物包括一些 SSRI 类药物、SNRI 类药物、SARI 类药物和非典型抗精神病药物，其中许多与母乳喂养相容。

七、内分泌、代谢及自身免疫性疾病

慢性病可能长期缓慢发展，也可能是母亲分娩时的病症。大多数母亲都接受过健康方面的良好教育，所以可以就其病情或局限性的需要提出问题。欲了解更多详情，请查阅支持慢性病患者的国家和国际组织的信息网站。

（一）囊性纤维化

这是一种遗传性疾病，导致分泌厚厚的、黏稠的胶状黏液，阻塞支气管并阻碍消化酶离开胰腺，导致消化不完全。母亲可能有轻度或重度的症状。有些病例比较轻微，只能通过实验室检查来检测，有些病例严重到足以危及生命。约 25% 的囊性纤维化孕妇早产。

1. 母乳喂养问题 婴儿不会通过母乳喂养“捕获”这种遗传疾病。出生时患有囊性纤维化的婴儿不进行母乳喂养，健康状况更差，症状出现得更早也更为严重。许多患有囊性纤维化的母亲经常要与细菌感染抗争；而母乳可为婴儿提供保护，免受细菌感染。欲了解患有囊性纤维化的母乳喂养婴儿的更多详情，请参见第 8 章。

2. 乳汁成分 具有充分泌乳的囊性纤维化母亲可分泌正常成分的乳汁，其婴儿可正常生长发育。

3. 母亲的营养 如果一名患有囊性纤维化的母亲还患有胰腺功能不全，食物中的营养物质可能无法很好地吸收，很难维持正常体重。在这种情况下，母亲可能需要消化酶来帮助分解食物，她还可以服用维生素和矿物质补充剂。如果是这样的话，她需要在妊娠期和哺乳期仔细监测自己的体重和营养。如果她能保持健康的体重，则母乳喂养可以继续下去。

4. 药物问题　无。大多数用于治疗囊性纤维化的药物与母乳喂养相容。

（二）1 型糖尿病

1 型糖尿病又称胰岛素依赖型糖尿病（insulin-dependent diabetes mellitus，IDDM）。5%～10%的糖尿病患者有这种症状。当胰腺中产生胰岛素的 B 细胞被破坏时，会发生这种病症，导致身体不能产生胰岛素（将糖、淀粉和其他食物转化为身体所需燃料的激素）。没有胰岛素，血糖可能上升到危险的水平，并导致健康相关并发症。患有 1 型糖尿病的母亲需要检查血糖水平，每天通过注射或皮下泵接受胰岛素替代治疗，使得血糖水平不会变成高危的高血糖。像其他自身免疫性疾病一样，1 型糖尿病被认为是由遗传学和环境触发因素共同引起的。

1. 母乳喂养问题　1 型糖尿病不会通过母乳喂养传播。事实上，母乳喂养似乎是保护性的。保持母亲血糖水平在健康范围对妊娠结果和新生儿健康是至关重要的。母亲免有 1 型糖尿病会增加婴儿的早产、呼吸窘迫综合征、比平均出生体重较重、新生儿黄疸和低血糖的风险。

分娩后，母婴分离可能会延迟和破坏早期母乳喂养。在分娩前做好安排，尽量减少母婴分离并尽早进行频繁的母乳喂养，最好在分娩后第 1 个小时和至少在婴儿血糖稳定前的最初几个小时内每小时进行一次母乳喂养。分娩后密切监测母亲的血糖，以使她可以迅速恢复良好的身体控制。

早期母乳喂养推迟或受限后，分娩后的乳汁增加可能会延迟，但是也发现 1 型糖尿病在分娩后可延迟一两天的乳汁增加。凭借良好的血糖控制，产妇可能不太会经历这种延迟。早期喂食牛奶可能是 1 型糖尿病的环境触发因素之一，所以如果母亲的泌乳延迟，而婴儿需要配方奶，应避免使用基于牛奶的婴儿配方奶。解决方案包括母亲在妊娠期挤出和储存自己的初乳、捐赠人乳或低敏配方奶。

2. 母亲的胰岛素水平　母乳喂养对母亲的胰岛素反应具有健康和长期的影响，增加了她的胰岛素敏感性。使乳汁"滋养"母亲的新陈代谢，提高其效率，且可将患有1型糖尿病的母亲所需的胰岛素量减少27%~50%。虽然进行纯母乳喂养，但预计她比以前所需胰岛素更少。建议逐渐断奶，以便更容易维持血糖控制。

3. 药物问题　无。患有1型糖尿病的母亲每天需要进行胰岛素替代疗法，并不会影响母乳喂养的婴儿。胰岛素分子太大，无法进入她的乳汁。

（三）2型糖尿病

2型糖尿病又称非胰岛素依赖型糖尿病（non-insulin dependent diabetes mellitus，NIDDM），约占糖尿病病例的90%。患有此类糖尿病的母亲要么无法产生足够的胰岛素，要么身体胰岛素受体对胰岛素没有正常反应，这就是所谓的胰岛素抵抗。当糖积聚在血液中时，不是被细胞用作燃料，这会导致影响眼部、皮肤、足部、心脏和其他系统的各种健康相关并发症。

1. 母乳喂养问题　给婴儿进行母乳喂养可降低2型糖尿病的风险，并且可降低今后生活中的血糖水平。然而，像1型糖尿病母亲的婴儿一样，这些婴儿出生时面临血糖较低的风险。计划在第1个小时内和至少婴儿血糖稳定前每小时进行母乳喂养。

2. 母亲的胰岛素水平　哺乳会增加女性的胰岛素敏感性，从而降低2型糖尿病的严重程度。母乳喂养持续时间延长可降低2型糖尿病发病率。哺乳期在母乳喂养时增加了女性的胰岛素敏感性，并且几年后积极地为其代谢提供了生物程序。

3. 药物问题　无。胰岛素和大多数其他药物与母乳喂养相容。

（四）糖尿病

妊娠糖尿病是葡萄糖耐受不良，有4%的孕妇会罹患此病。患有妊娠糖尿病的女性中约有50%将会再次发展为其他类型的糖尿病。母乳喂养可增加胰岛素敏感性（见前面章节）。在产后4~12周的任何母乳喂养具有明显更好的葡萄糖代谢。哺乳可使糖尿病病程发展减少2倍。

1. 母乳喂养问题　与其他类型糖尿病患者母亲的婴儿一样，这些婴儿在出生后更有可能去特护婴儿室，因此应尽量减少母婴分离，并计划在其后的第1个小时和婴儿血糖稳定前的每小时进行母乳喂养。

2. 药物问题　无。胰岛素和大多数其他药物与母乳喂养相容。

（五）半乳糖血症和苯丙酮尿症

患有半乳糖血症和苯丙酮尿症（PKU）的母亲天生不能完全代谢人乳的特定成分。患有半乳糖血症的婴儿不能代谢半乳糖（一种乳糖），而且其在体内的积聚会导致严重的健康问题。患有苯丙酮尿症，人体所必需的氨基酸苯丙氨酸代谢不良，除非改善饮食，否则也会引起严重的健康问题。患病个体必须经常仔细监测饮食，以避免这些物质所致的血液浓度高的危险。血液中苯丙氨酸含量过高会导致智力障碍。在患有苯丙酮尿症的孕妇中，通过谨慎饮食控制苯丙氨酸的血液水平至关重要，因为过高的血液水平使婴儿患出生缺陷（类似于胎儿酒精综合征）的风险更高。

1. 母乳喂养问题 无。当一位患半乳糖血症或苯丙酮尿症的女性达到生育年龄时，她可以妊娠并分泌正常的乳汁。

2. 药物问题 无。这些病症通过饮食治疗，而不是药物。

（六）妊娠期卵巢卵泡膜黄素囊肿

该病是女性在妊娠期间发生于卵巢的一种良性囊肿。多发于生育能力治疗后的女性，但也可能发生在自然妊娠期间。这些囊肿会分泌睾酮，有时高于正常水平的10~150倍。当睾酮水平非常高时，母亲的身体或面部毛发可能会异常生长，声音可能会变得更低沉。当母亲处于更为适中的睾酮水平，可能没有明显的症状，她和医护人员可能不知道有这种病症。

母乳喂养问题 分娩后，这些囊肿无须治疗即可消退，几周内母亲的睾酮水平恢复正常。但是在产后的最初几周，她的睾酮水平高于正常水平，可能会抑制乳汁分泌。如果血液测试显示高睾酮水平（“正常值高限”水平为67~70纳克/分升），超声可以确诊囊肿。通过持续的乳房刺激（用乳旁加奶装置或挤奶母乳喂养），当睾酮血液水平低于300纳克/分升时（通常在产后2~4周）乳汁才会最终开始增加。

（七）多发性硬化症（multiple sclerosis，MS）

该病是一种通常可以致残的慢性疾病，可以破坏中枢神经系统。症状可能较轻微，如肢体麻木，也可能比较严重，如瘫痪或视力丧失。多发性硬化症的发病过程、严重程度和症状各不相同。多发性硬化症的病因不明，但它被认为是一种自身免疫性疾病，因为机体自身的防御系统会攻击围绕并保护中枢神经系统神经的脂肪物质（髓磷脂）。它也可能损伤神经纤维，形成瘢痕组织（硬化）。当髓鞘或神经纤维的一部分被损坏或破坏时，往返于脑和脊髓的神经冲动被扭曲或中断，可能出现麻痹等症状。

在轻度的病例中，待症状过去后患病女性可完全康复，但有很长的缓解期。而在严重的病例中，她的症状可能会逐渐恶化，无法消退，或者可能会反复复发，以致逐渐发展为永久性残疾。

1. 母乳喂养问题 多发性硬化症不会通过母乳喂养传染，与母乳喂养时间较短的婴儿相比，母乳喂养超过 6 个月的人群患病率较低。

在妊娠末 3 个月，许多女性的症状得到缓解。但产后最初 3 个月症状通常会恶化。控制母乳喂养量的研究发现，症状的复发有明显差异，母乳喂养的排他性和持续时间与后来的症状复发有关。

2. 药物问题 大多数多发性硬化症药物治疗被认为与母乳喂养相容。也有例外，即米托蒽醌（诺安托），这是一种禁忌药物。对于不熟悉母乳喂养期间多发性硬化症症状延迟的母亲，可能应建议她不要进行母乳喂养，以便她可以在分娩后更快恢复药物治疗。但大多数患有多发性硬化症的母亲可以服用药物并进行母乳喂养。

（八）多囊卵巢综合征（polycystic ovary syndrome，PCOS）

这不是一种疾病，而是至今尚不完全明确的一系列症状。它影响到高达 15% 的女性，是导致不育症的主要原因之一。常见症状包括如下特点。

- 高水平的雌激素和雄激素（睾酮和其他雄性激素），可引起严重的痤疮、皮肤变色和毛发过度生长。
- 高胰岛素水平，导致肥胖，有一半 PCOS 患者受到影响。
- 多发卵巢囊肿。
- 月经异常，通常始于青春期，可导致不孕。

许多伴有 PCOS 症状的妇女在育龄期还会患上 2 型糖尿病。胰岛素抵抗似乎是一个关键问题，治疗胰岛素抵抗后治愈了许多其他 PCOS 症状。

1. 母乳喂养问题 伴有 PCOS 症状的母亲的激素紊乱在类型和程度上均有所不同，因此 PCOS 对母乳喂养的影响不一致。有些泌乳量过高，另有一些则泌乳量较低，还有一些泌乳量在正常范围。胰岛素会影响妊娠期间乳房的生长和发育，并在产后增加泌乳量。当母亲的身体对胰岛素没有正常反应时，可能会影响泌乳。妊娠期间睾酮和其他雄激素水平较高可能会影响乳房发育。与其他母乳喂养的危险信号一样，如果母亲患有 PCOS，意味着应在不影响产妇对母乳喂养信心的前提下对产后母婴进行仔细监测。

2. 药物问题 无。服用二甲双胍是一种常见的治疗方法，可减少一些母亲激素紊乱的症状，甚至对于没有胰岛素抵抗的母亲也有效果。它有助于克服不孕症，并且在妊娠期间减少流产、妊娠糖尿病、高血压和早产的发生率。二甲双胍被认为与妊娠和哺乳相容。有报道称，在妊娠期和哺乳期使用二甲双胍治疗有助于一些母亲乳汁分泌正常化。剂量起初为每天500毫克，可增加至每天1000~2500毫克。

（九）类风湿关节炎（rheumatoid arthritis，RA）和全身性红斑狼疮（LUPUS）

该病是自身免疫功能紊乱疾病，是由免疫系统用一种称之为“自身抗体”的异常抗体破坏身体组织时引起的。这类疾病通常发生在出斑和缓解期间。在出斑期间，女性可能会并发关节肿胀、疼痛、疲劳和发热，患有狼疮的女性可能出现神经系统疾病，器官功能受损，严重者可发生器官衰竭。

1. 母乳喂养问题 婴儿不会通过母乳喂养“捕获”这些疾病。相比没有母乳喂养的婴儿，母乳喂养的婴儿不太可能感染。母乳喂养似乎还可以保护母亲不产生这些疾病，长期的母乳喂养比短期母乳喂养可提供更大的保护作用。

许多患有类风湿关节炎的母亲在妊娠中期开始出现症状缓解，并最终在产后3~4个月复发。当症状复发时，产妇可能会误认为是母乳喂养所致。对于许多产妇来说，母乳喂养的激素变化有助于延长她们的缓解期。在患有狼疮的产妇中，妊娠期间的症状更加不可预测，妊娠期可能是一段极为困难的时期。

许多患有类风湿关节炎和狼疮的母亲备感痛苦和疲劳。

2. 类风湿关节炎药物问题 用于治疗类风湿关节炎（RA）的许多药物与母乳喂养相容，包括缓解病情的抗风湿药物（disease modifying antirheumatic drugs，DMARDs），但有些药物如甲氨蝶呤仍然被质疑。虽然只有少量进入乳汁，但它们可能在组织中积聚。

3. 狼疮药物问题 用于治疗狼疮的药物将取决于其严重程度和器官受累情

况。大多数相关药物与母乳喂养相容。

（十）甲状腺疾病：产后甲状腺炎

蝴蝶形甲状腺位于颈部，可释放能够调节大部分身体活动的激素（T_3 和 T_4）：代谢、产生热量、脑和心脏功能等。当甲状腺功能亢进（甲亢）时，会释放过多的激素。当甲状腺功能低下（甲减）时，释放的激素则过少。甲状腺激素过多或过少都可能影响母亲的情绪和精力状态，以及她的健康状况和乳汁分泌。任何具有甲状腺问题病史的母亲，应在妊娠期间和分娩后每隔几周监测甲状腺水平，以便根据激素水平的变化对治疗药物作出调整。

在约 10%的孕妇中，可能引发称之为产后甲状腺炎的自身免疫性疾病，这种疾病也可能发生在没有甲状腺问题病史的母亲中。通常在产后 1~4 个月出现甲状腺功能亢进。症状可能包括心动过速、失眠、焦虑、体重减轻和易怒，这种亢进期可能持续数周或数月。通常在产后 4~8 个月的一些母亲中，会随后出现一段时期的甲状腺功能减退。这一阶段的症状可能包括体重增加、疲劳、便秘、抑郁和泌乳减少。产后甲状腺炎可以从症状或血液检查中诊断出来。

根据其严重程度，以下两节介绍的甲状腺功能减退和甲状腺功能亢进治疗可使甲状腺水平恢复到正常范围，直到母亲的甲状腺功能随着时间的推移而正常化。患有此病症的母亲，有 80%的症状在 12~18 个月消退。如果使用甲状腺替代疗法，随着母亲的甲状腺功能正常化则逐渐减退。

产后甲状腺炎有时可能被误诊为格雷夫斯病（见“甲状腺功能亢进”）。但格雷夫斯病症状较严重，产后甲状腺炎症状较轻微。格雷夫斯病患者的血液甲状腺激素水平明显较高，而产后甲状腺炎患者的血液甲状腺激素水平则相对较低。

（十一）甲状腺疾病：甲状腺功能减退

甲状腺功能低下的原因包括自身免疫性疾病（如桥本甲状腺炎）、医疗过程（如手术或甲状腺放疗）、药物、疾病以及脑垂体损伤。甲状腺激素低于正常水平会导致一些症状，表明母亲的身体正在变得迟钝，可能会感觉发冷、筋疲力尽、健忘和抑郁，还可能会出现便秘。母亲的症状似乎处于一种模糊状态而且发展缓慢，因此甲状腺功能减退被误诊或漏诊并不少见。这种病症通常结合症状、病史、身体检查和血检来进行诊断。如果母亲的血液促甲状腺激素（thyroid stimulating hormone，TSH）水平较高，T_3 和 T_4 水平较低，则表明甲状腺功能低下。在初为人母的女性治疗抑郁症之前,应先检查是否存在甲状腺功能减退症。服用圣约翰草(抑郁症治疗草药）可以掩盖甲状腺功能减退症状。

1. 母乳喂养问题　甲状腺功能减退可导致低泌乳量。

2. 药物问题　无。甲状腺功能减退通常用合成甲状腺替代激素治疗，如左甲状腺素（Synthroid），通过提供应由她自身机体自然产生的激素，使母亲的甲状腺水平达到正常水平。这种药物与母乳喂养相容，母亲常常发现，通过治疗，她们的感觉更好，分泌的乳汁更多。

（十二）甲状腺疾病：甲状腺功能亢进

70% 的甲状腺功能亢进是由格雷夫斯病引起的。格雷夫斯病是一种自身免疫性疾病。它也可以源自甲状腺肿块或称为甲状腺炎的暂时性病症（可能由病毒引发）。当母亲甲状腺激素水平高于正常水平时，则症状表明她的身体运行速度更快：心动过速、焦虑、失眠、易怒、出汗和体重下降。她的眼睛可能会鼓起来，而且甲状腺肿胀发展为脖子上可见的肿块（甲状腺肿大）。通常先做身体检查进行诊断，再通过血液检查确诊。当母亲的促甲状腺激素（TSH）水平较低且 T_3 和 T_4 水平较高时，表明甲状腺功能亢进。

1. 诊断检测　确诊为甲状腺功能亢进后，为了确定病因，可以扫描母亲的甲状腺肿块。放射性碘摄取试验需要中断母乳喂养，直到从机体中消除，通常需要至少 12~24 小时。如果要开处方，询问是否可以使用 ^{99m}Tc- 高锝酸盐，因为它的半衰期最短（6.02 小时），需要中断母乳喂养时间最短。甲状腺功能亢进可能是增加心脏、肌肉和神经系统压力的严重健康问题，因此如果病情严重，抓紧治疗是至关重要的。

2. 药物问题　无。用于治疗甲状腺功能亢进的抗甲状腺药物被认为与母乳喂养相容。对于格雷夫斯病，单独服药 12~18 个月可能足以缓解症状。

3. 治疗问题　这些药物并不总是对所有类型的甲状腺功能亢进和所有妇女都有效。其他治疗方案包括手术切除全部或部分甲状腺（与持续母乳喂养相容）或放射性碘治疗（与持续母乳喂养不相容）。放射性碘也可用于治疗甲状腺癌。

八、头痛和母乳喂养

一些头痛，如偏头痛，似乎受到女性激素波动的影响。与女性生活中的其他时期相比，偏头痛在妊娠期间和绝经后往往较不频繁。母乳喂养可能会在产后缓解偏头痛。但是对紧张性头痛可能不起作用，因其不会受激素波动的影响。

在极少数病例中，母乳喂养的激素变化似乎会引起头痛。有一些报道显示，母乳喂养期间偏头痛病情加重。一名女性只能通过断奶才能缓解她每周 3 次的偏头痛。另有报道，她仅在断奶期间发生偏头痛，当时她的乳房处于过度充盈状态。一篇综述性文章指出了在不同时间发生的两种类型的哺乳期头痛：第一次喷乳期间和母亲乳房充盈时。

九、住院治疗和手术

对于母乳喂养的母亲，住院治疗和（或）手术无疑是一个紧张而困难的时期。

（一）住院治疗

讨论母亲住院治疗时，应询问一些基本信息。

- 她住院的原因，以及她认为她要住多久。
- 母乳喂养的婴儿年龄和其他所有孩子的年龄。
- 她的长期和短期母乳喂养目标。
- 母乳喂养婴儿的计划。婴儿会和她（或一个成人帮手）在一起吗？如果没有，婴儿可以跟母亲见面吗？如果可以，一天见几次面？
- 在住院期间以及出院后，家人和朋友可以提供帮助。
- 她的医护人员对母乳喂养有什么看法？
- 住院期间可以获得哺乳顾问的帮助和吸奶器。

建议母亲联系医院的国际认证泌乳顾问（International Board Certified Lactation Consultant，IBCLC）或联络母乳喂养方面的服务机构。如果母亲想继续哺乳，而且将会与婴儿分开，与她讨论挤奶策略。如果母亲要在感觉身体康复前断奶或者想暂时减缓泌乳量，与她讨论如何使用挤奶来逐步、舒适和安全地减少泌乳量（见第 19 章）。

1. 喂养问题 如果母亲担心纯母乳喂养婴儿在分开时所能接受的奶瓶或其他喂养方式，请参阅第7章。如果母亲担心母婴共处时婴儿抗拒乳房，则应告诉她大多数婴儿分开后依然会接受乳房，但是如果婴儿起初不情愿进行母乳喂养，则要有耐心说服他再次进行母乳喂养。

2. 药物问题 询问她所服用的所有药物，以检查其与母乳喂养的相容性。

（二）手术

手术后，母亲的病情和疼痛程度将决定她是否可以母乳喂养以及照顾她的婴儿。如果她能提前计划，有足够的动力并得到帮助，是可以做到的。可询问她手术后的感觉。根据手术过程和病情，有些人会比较清醒且只感觉轻微疼痛，而其他人则会丧失行为能力，需要加强医疗护理。清楚预期目标会帮助她决定是否母乳喂养。有些人可能想尽快进行母乳喂养，而其他人可能想要或需要等待几天。如果需要等待的话，可安排使用有效的吸奶器，如有必要，可帮助母亲挤奶。

麻醉和母乳喂养 手术后，大多数健康足月新生儿或大龄婴儿的母亲一旦清醒、稳定和警觉后可立即恢复母乳喂养。正常的警觉性意味着这些药物已经从母亲的血液和乳汁中排出。术后抽吸并丢弃一次母乳，可明显清除乳汁中的药物，尽管很少有必要这么做。手术后12~24小时的母乳喂养中断只适用于婴儿早产及伴有呼吸暂停、低血压或身体虚弱的母亲。

十、身体损伤或挑战

脊髓损伤、卒中，以及失去或缺失一肢甚至多肢可能会造成身体上的限制。自身免疫性疾病，如红斑狼疮、多发性硬化、重症肌无力（myasthenia gravis，MG）和类风湿关节炎以及腕管综合征等，可导致暂时性或永久性功能丧失，包括肿胀、虚弱、麻木和疲劳。

患有慢性疾病或身体障碍的母亲可能会因为与其他母亲一样的理由而进行母乳喂养。对许多人来说，配方奶喂养有很大的缺点。特别是在产后早期，要鼓励母亲接受那些支持母乳喂养人士的帮助。其助手应该集中精力帮她分担家务，这样她就能把所有精力放在婴儿身上。

（一）针对残疾母亲的基本策略

- 创建一个“母乳喂养的小窝”，所有的东西都放在伸手可及的地方，让她轻松取用。
- 根据需要使用吊索、枕头、婴儿车或其他工具（如将爬行宝宝的鞋子绑在一起的铃铛），简化婴儿护理和母乳喂养。

如果母亲发现很难承受婴儿的体重或感到慢性疲劳，请尝试第 1 章所述的倚靠式和侧卧式母乳喂养姿势。通过斜靠在一个较高表面上（如婴儿床或高梳妆台抽屉）给婴儿喂奶。如果母亲坐在轮椅上，尿布更换区域和睡眠的地方需要有轮椅通道。

（二）腕管综合征

腕管综合征是由于重复的手部运动引起的腕部组织肿胀，压迫手部神经。症状包括手部麻木、刺痛以及从手腕延伸到肩膀的疼痛。如果妊娠期间患上腕管综合征，通常在分娩后无须治疗即可消退，有时需要一两个月才能完全消退。少数女性在母乳喂养第 1 个月发病，只有在断奶后症状才完全消退。

1. 母乳喂养问题　如果母乳喂养的母亲发现用手臂支撑婴儿的体重非常困难，建议她尽可能采用侧卧位哺乳，或者使用第 1 章所述的倚靠姿势。建议母亲采用直立姿势给婴儿喂奶时根据需要靠着枕头或垫子，或者将婴儿放在背带及婴儿车中喂养。

2. 治疗问题　无。大多数在母乳喂养期间出现腕管综合征的母亲通过在夜间使用夹板来保持手部抬高，并服用利尿药缓解症状。因为这些母亲以后不会出现症状，在使用这些保守治疗时继续进行母乳喂养是恰当的。

（三）癫痫和其他发作性疾病

药物治疗通常对预防较为罕见的癫痫发作是非常有效的，但是在妊娠期间，许多女性身体会发生变化，癫痫频繁发作，而且常用剂量的药物效果不佳。

1. 母乳喂养问题　婴儿不会通过母乳喂养“捕获”癫痫。母乳喂养与癫痫发病率增加不存在关联。无论用什么方式喂养婴儿，在癫痫发作的病例中创建安全的母乳喂养环境是至关重要的。选择一个带有垫子的喂养区域，以保护婴儿，例如床或扶手带有衬垫的椅子。如果椅子扶手没有衬垫，可以叠两条毛巾，并将其缠绕在扶手上并固定，以便在癫痫发作时为保护婴儿头部起到一个缓冲作用。垫子和额外的枕头也可以帮助母亲避免擦伤。其他策略包括以下各项。

- 采用直立喂养姿势时，保持双脚抬高，以便在癫痫发作时婴儿能回到母亲膝盖上，而不会落在地板上。
- 使用护栏和用枕头垫在床上，甚至可以更安全地睡在地板床垫上。
- 在家中的每一层空间都设有安全表面，如婴儿车、童车、便携式婴儿床或家庭小游乐场，当母亲感觉自己快要癫痫发作，她可以把宝宝放下来。
- 在地板上更换婴儿的尿布，或者，如果在较高的表面上，请牢牢地抱着婴儿。
- 只有当另一位成年人在场时才能给婴儿洗澡。
- 婴儿和学步幼儿在爬行和走路时，在楼梯和门口使用闸门阻挡。
- 外出时，在婴儿车上贴上一个标签或贴纸，上面应包含母亲的癫痫病信息、婴儿的姓名以及某个婴儿护理者的电话联系方式。

2. 药物问题 婴儿通过乳汁接受的药物量远低于子宫内接受的药物量。大多数药物被认为与母乳喂养相容。

（四）脊髓损伤或中风

对于脊髓损伤，母亲身体上的局限将取决于受伤的位置和程度。一般来说，脊髓损伤越少，功能丧失越少；损伤越大越完全，功能丧失就越多。

1. 乳房知觉低下 如果脊髓损伤导致母亲乳房知觉完全丧失，可能喷乳会受到抑制，因为触发喷乳的乳房和大脑之间的神经通路不再起作用。如果是这样的话，心理意象可以帮助触发喷乳。一些药房可能有催产素喷雾剂，可帮助触发喷乳。

2. 中风 分娩期间最常见的中风类型是由阻塞血液流向大脑的血块引起的。发生这一病症时，由于注意力转移到母亲的健康和恢复，往往中断母乳喂养。但是，尽管患有中风，如果一个母亲想要进行母乳喂养就应提供帮助。中风对身体的影响将取决于其严重程度和脑部哪一侧受到影响。当婴儿需要母乳喂养时，请提供额外的枕头进行支撑，如果出现麻痹症状，可帮她抱着婴儿。建议母亲尝试躺在受影响的一侧，这样她就可以使用不受影响的手臂和手帮助婴儿吸吮乳房。

（五）视力障碍

当母亲的某个感官出现障碍时，其他感觉可以帮助她接近婴儿。给婴儿穿吊带或背带，可以帮助母亲通过运动和呼吸的变化感知其饥饿信号。

如果母亲完全失明，她可能会发现母乳喂养比配方奶更容易管理，配方奶过于繁琐，需要计量、制备、倾倒和消毒。

询问母亲如何阅读相关纸面信息。一些母亲有部分视力，可以阅读大字印刷品或使用放大镜阅读。如果完全丧失视力，则可使用音频材料、盲文或带有语音合成器的电脑屏幕阅读程序。帮助婴儿吃奶时，请记住，许多印刷品依赖于照片和图纸来传达盲人母亲可能无法阅读的信息。在触摸母亲或婴儿之前，请事先表达这一意向并征求对方同意。

第10章 低血糖和黄疸

一、低血糖

葡萄糖提供新生儿大脑的大部分燃料。婴儿的血糖水平通常在出生后下降，然后在适应子宫外部生活时再次上升。脐带切断后，婴儿利用储存在肝脏和肌肉中的糖原作为大脑燃料。通过这种方式可以满足大约70%的脑葡萄糖需求，另外30%来自替代燃料，包括酮体和乳酸。

纯母乳喂养的足月健康婴儿不存在低血糖风险，部分原因是他们更容易获得这些替代燃料。健康无症状的新生儿即使长达8小时没有母乳喂养，也不建议进行常规血糖检测。对于出生时大于胎龄的婴儿，只要没有症状或其他低血糖危险因素，研究人员也建议不要进行常规血糖检测。

（一）出生后正常血糖变化

在健康的新生儿中，出生后1~2小时血糖水平通常最低。在2~4小时开始上升，与喂养无关，并在出生后的头96个小时继续上升。在出生后几个小时内，没有发现检测和治疗这种正常的血糖水平下降能带来什么短期或长期的好处。

第一次母乳喂养似乎对血糖水平几乎没有影响，因此如果延迟母乳喂养，喂养配方奶对婴儿也没有什么益处。大多数哺乳动物出生后出现正常的暂时性血糖下降与长期的、严重的未经治疗的低血糖明显不同，后者可引起脑损伤并导致视力障碍、神经运动发育迟缓、癫痫、脑瘫，在罕见的情况下会导致死亡。出生12小时后，一个新生儿的糖原贮存已经耗尽，而母乳喂养和脂肪储存为婴儿提供了他脑部所需的葡萄糖。

（二）配方奶会影响婴儿利用替代性脑部燃料

喂养配方奶会抑制婴儿使用酮体作为燃料的能力。摄入的配方奶越多，婴儿可以利用的这种替代燃料越少，可能会导致血糖问题恶化。

（三）低血糖症状

症状包括震颤、烦躁、颤动、高亢哭闹、呼吸不规则、体温过低、抗拒喂养以及肌肉张力过低、嗜睡和癫痫发作。从正常的新生儿行为来看，可能难以区分颤动。在做低血糖血检之前，先让婴儿吸吮手指。如果这样或者让婴儿吸吮乳房就会停止颤动，那么应当认为这是正常的行为。

（四）低血糖的风险因素

包括早产、小于胎龄、脓毒症（血液感染）、Rh 溶血病、呼吸窘迫、高胆红素水平、先天性代谢紊乱、糖尿病母亲、充血性心力衰竭和冷应激。做检测可以确定哪些小于胎龄的婴儿有低血糖风险。

（五）血糖定义和血糖测定

对于低血糖还没有统一的定义，许多常见的检测方法都不准确。一个常见的定义是小于 40 毫克 / 分升或 2.2 毫克 / 分升（全血血糖值低于 35 毫克 / 分升或 1.9 毫摩 / 升）。但是，当使用这个定义时，有超过 20%的具有正常血糖水平的健康足月新生儿容易被误诊为低血糖。一些美国医院采用更高的血糖水平。

无论采用什么血糖水平，用某个血糖水平去定义所有新生儿的低血糖标准都存在问题。许多因素决定了该水平对个体婴儿的影响，如胎龄、健康状况、出生后正常血糖曲线上的位置以及症状或缺乏症状。因此，一些研究人员建议使用涵盖所有这些影响因素的阈值（表 10-1）。

由于血糖测量方法的不准确性，经常导致低血糖的过度治疗。当检测全血时，结果比血浆检测时低 10% ~15%。由于其不准确之处，美国儿科学会和世界卫生组织建议不要使用 Dextrostix 试剂条或 Chemstrips 测试片。检测新生儿血糖水平的床头仪器只能精确识别 76%的低血糖病例。

表 10-1　采用蓝光治疗的治疗时机

婴儿的状态	婴儿的年龄（按小时）	表明需要治疗的血糖水平
无症状 胎龄 34~40 周 身体健康 乳汁喂养 无风险因素	≤ 24 小时 ＞ 24 小时	＜ 30~35 毫克 / 分升 ＜ 40~50 毫克 / 分升
有症状	任何年龄	＜ 45 毫克 / 分升
疾病或出生相关病症 低出生体重 早产 呼吸窘迫或呼吸衰竭 脓毒症（血液感染）	≤ 24 小时 ＞ 24 小时	＜ 45~50 毫克 / 分升 ＜ 40~50 毫克 / 分升
处于风险中 糖尿病母亲 分娩时静脉滴注葡萄糖 脓毒症 小于胎龄 缺氧 代谢紊乱 内分泌紊乱	任何年龄	＜ 36 毫克 / 分升
低血糖水平 ＜ 20~25 毫克 / 分升	任何年龄	开始静脉滴注葡萄糖治疗和监测

摘自 M. 沃克 . 临床医生母乳喂养管理：运用证据 . 2 版 . 美国马萨诸塞州：萨德伯里琼斯 – 巴特莱特出版社，2011.

（六）预防低血糖

产后习惯会影响新生儿低血糖的风险。与肌肤接触的婴儿相比，与母亲分离的婴儿哭闹多了 10 倍，皮质醇（应激激素）和血糖水平平均更低 10 毫克 / 分升。降低低血糖风险的产后习惯包括以下各项。

- 在出生后母婴肌肤接触，并昼夜保持共处。
- 触发先天的摄食行为和早期频繁的喂养与身体接触。
- 快速响应婴儿的早期饥饿信号，因为哭闹会降低血糖水平。
- 将初乳放入汤匙中，并喂给婴儿，这样就不必每 2 小时左右都要进行母乳喂养了。

初乳，无论直接用乳房喂奶还是挤奶喂养，均可增强新生儿利用替代性脑燃料的能力，并改善肠道功能，使营养物质被更快吸收。

（七）低血糖的治疗

静脉注射葡萄糖治疗是低血糖的推荐治疗方法，可继续母乳喂养。不推荐葡萄糖水和配方奶喂养。

二、新生儿黄疸

在出生的第一周，超过60%的新生儿出现明显的黄疸，而在母乳喂养的婴儿中，胆红素水平可长达15周持续升高。婴儿出生后呼吸空气，不再需要子宫内输送氧气所需的额外红细胞。胆红素（一种黄色素）是这些额外的红细胞分解的副产物。胆红素在婴儿的血液中积聚，继而进入皮肤、肌肉和黏膜，使婴儿皮肤发黄，发生黄疸。在年龄较大的儿童和成年人中黄疸较不常见，因为新生儿有以下特点。

- 随着超量的红细胞分解，产生更多的胆红素。
- 婴儿肝脏尚未发育成熟，胆红素处理较慢。
- 通过肠道更容易吸收胆红素。

适度升高的胆红素水平可能对新生儿有益。在出生后的最初几周，胆红素起到抗氧化剂的作用，而其他抗氧化剂则不存在，这可以降低可能在高危婴儿中引起损伤的自由基水平。

随着婴儿的胆红素水平升高，黄色皮肤颜色从头部向下扩散。在胆红素水平达到至少4毫克/分升（68微摩/升）之前黄疸通常是肉眼不可见的。随着胆红素水平升高，黄色从头部向胸部[约10毫克/分升（170微摩/升）]再向腹部扩散，最后[通常当水平达到15毫克/分升（255微摩/升）]扩散到脚掌和脚底。由于室内光线和种族差异影响对皮肤色泽的判断，单纯靠皮肤颜色无法可靠地衡量胆红素水平。

在胆红素被排出之前，它与血液中的水溶性蛋白质结合，并由肝脏进行处理（轭合），再由胆汁将其输送到肠道，随粪便排出婴儿体外。

一旦婴儿的胆红素水平达到峰值，趋于平稳，并开始下降，就不太可能再次上升。也有例外，比如蓝光治疗后或婴儿在暂时断奶后开始哺乳时常见的轻微反弹。如果发生反弹，胆红素通常会有轻微的上升。

（一）早期母乳喂养对胆红素水平的影响

由于初乳可作为泻药，早期频繁的母乳喂养，可以促进婴儿出生时蓄积在肠道内的富含胆红素的胎粪更早排泄出去。新生儿很容易通过肠道吸收胆红素，如果不能快速排泄出去，胎粪中的胆红素可能被重新吸收到婴儿的血液中，导致血液胆红素水平升高。婴儿在出生第 1 天的母乳喂养次数越少，第 6 天胆红素水平高于 14 毫克 / 分升的比例就越大。

（二）病理性黄疸在最初 24 小时内可见，并且与喂养无关

这可能是由需要治疗的潜在身体问题引起的。婴儿患有这种类型黄疸时，胆红素水平每天的上升速度通常大于 5 毫克 / 分升（85 微摩 / 升），胆红素水平高于 17 毫克 / 分升（290 微摩 / 升）。

可能的根本原因包括导致红细胞分解增加，干扰肝脏的胆红素代谢或增加肠道胆红素再吸收的疾病或病症。实例包括脓毒症、肝病、Rh 或 ABO 血型不相容、先天性代谢缺陷、先天性甲状腺功能减退、严重淤血或颅内血肿、肠梗阻和血液病 G6PD 缺乏症。

如果黄疸是由于这些病因，母乳喂养可以而且应该继续，只有罕见的例外。一些测试可以确定可治疗的原因，例如识别血型和 Rh 血型、直接抗体（抗球蛋白）检测、血常规、总胆红素和直接反应胆红素分数。

（三）第 3 天和第 5 天之间的正常黄疸峰值通常不需要治疗

在大多数婴儿中，生理性黄疸可自行消退。足月健康婴儿的胆红素水平通常在小于 12 毫克 / 分升（204 微摩 / 升）时达到峰值，很少高于 15 毫克 / 分升（255 微摩 / 升）。

（四）生理性黄疸时间延长或“母乳”黄疸常见于母乳喂养婴儿

在出生的 2 周后，生理性黄疸时间延长曾被认为是一种单独的不同类型的黄疸，仅影响一小部分母乳喂养的婴儿。然而，现在却被认为是正常新生儿黄疸的延伸，胆红素可以保持在适度范围内长达数周，尤其是在婴儿的胆红素水平高的早期。

2~3 周大、喂养非人类乳汁的新生儿具有低于 1.3~1.5 毫克 / 分升（22~26 微摩 / 升）的成人胆红素水平，但 2~3 周龄时，1/3 母乳喂养的婴儿可见黄疸，胆红

素水平高于 5 毫克 / 分升（85 微摩 / 升），另有 1/3 母乳喂养的婴儿的胆红素水平升高在 1.5~5 毫克 / 分升（26~85 微摩 / 升），尽管未见黄疸。

在健康的足月婴儿中，只要胆红素水平低于 20 毫克 / 分升（340 微摩 / 升），且并没有迅速上升，这种生理性黄疸时间延长在 15 周内最终会清退。如果出现生理性黄疸时间延长，应检查尿道感染是不是可能的病因。

（五）高胆红素水平的风险

由肝脏代谢或轭合的胆红素对新生儿无害。由于这种形式可以被肠道吸收，它是可带来风险的未处理或“未轭合”的胆红素，可通过血液扩散到身体的其他部位，并且如果水平过高 [≥ 30 毫克 / 分升（510 微摩 / 升）]，可引起脑损伤。

当血胆红素水平超过 25 毫克 / 分升（425 微摩 / 升）时，胆红素可能会穿过血脑屏障，导致一种被称为胆红素脑病的病症。其早期症状包括嗜睡和拒食，最终可能发展为高亢哭闹和神经系统症状，如癫痫发作、头部和脊柱后弓以及发热。如果不立即治疗，婴儿可能会出现核黄疸或永久性神经损伤，最终导致终身病症，如脑瘫、耳聋、发育迟缓、瘫痪、智力低下甚至死亡。核黄疸较为罕见，在新生儿中的发病率为十万分之一到百万分之一之间。尽管不是所有胆红素水平高于 25 毫克 / 分升（425 微摩 / 升）的新生儿都会出现核黄疸，但在出现风险前应开始治疗。

（六）监测胆红素水平

可以通过血液检查或侵入性较少的方法进行。为了提供初始胆红素筛查，经常采用经皮胆红素测定法。包括轻轻地将仪器按压在婴儿的皮肤上，通过皮肤反射到底层组织并返回到仪器中，以计算皮肤黄颜色的强度。它比单纯肉眼观察更可靠，并且通常被优先使用，因为只需抽取较少量的血。

为了防止危险性高胆红素水平，建议医院通过目测检查婴儿的皮肤颜色，评估任何危险因素和（或）检查胆红素水平来筛查所有出生的新生儿。建议在出院后 3~5 天由医务人员进行随访。

（七）黄疸的治疗

治疗包括一系列方案。

1. 优化母乳喂养　与成人一样，如果婴儿被剥夺了足够的营养，胆红素水平就会上升。鼓励早期和频繁母乳喂养的策略如下。

- 出生后最初几个小时内肌肤接触。
- 在早期的时候母亲尽可能多地采用倚靠姿势，保持婴儿光着身子待在母亲身边，诱导先天摄食行为。

大便颜色可以作为早期母乳喂养效果的部分指标，如第 4 天大便变黄；除此之外，母亲认为，她的乳汁增加是有效母乳喂养的指标。出生体重约 6% 的最大平均体重减轻发生在未采用配方奶的母乳喂养新生儿的第 3 天，因此在第 4 天之后体重减轻超过 7% ~10% 或持续体重减轻表明需要熟练的母乳喂养帮助。在第 4 天或之后的乌黑胎粪便是危险信号，应仔细观察母乳喂养。

为了增加乳汁摄入量，建议母亲保持婴儿与自己身体的正面接触，这样就可以经常激发摄食行为（见第 1 章）。鼓励母亲即使在浅睡眠中也要喂养婴儿。如果婴儿裹着襁褓躺在一张单独的床上，会抑制摄食行为并减少喂养总次数。在母乳喂养期间，可使用乳房按压（见附录）。

如果婴儿仍未主动母乳喂养，应开始挤奶。婴儿的乳汁摄入量对于治愈黄疸极其重要，而挤奶对于产奶量至关重要。如果母亲必须主要用挤奶来促进产奶，请参阅第 12 章。

如果婴儿需要配方奶，请讨论喂养方法，采用也可以刺激产奶的乳旁加奶装置，或者汤匙、杯子、吸管，喂养注射器或奶瓶。

2. 用补充剂喂养婴儿 当足月健康婴儿的胆红素上升到应加以关注的过高水平时，通常是因为婴儿没有摄入足够的乳汁，原因如下。

- 积极主动哺乳的时间太少（喂养量太少、浅衔或困倦）。
- 无效母乳喂养（解剖结构变异，如结舌）。
- 低产奶量（缺乏刺激或潜在的产妇问题）。

当需要补充剂时，首选是母乳，其次为捐赠人乳，最后选择是元素（酪蛋白水解物）配方奶。着力推荐这种配方奶是因为一种成分可防止胆红素在肠中被再吸收，与其他配方奶相比可更快地降低胆红素水平。它们也不太可能引起过敏致敏。

如果给婴儿喂配方奶，建议母亲经常挤奶喂养和母乳喂养，直到可分泌足够的乳汁来满足婴儿的需要。

3. 配方奶 配方奶可能被推荐作为母乳喂养的补充剂或作为母乳喂养的临时

替代品。如果高胆红素水平主要是由于乳汁摄入量不足，甚至在婴儿的胆红素达到推荐的蓝光治疗水平之前，一些医护人员建议采用配方奶补充剂或暂时中断母乳喂养并仅采用配方奶喂养。虽然蓝光治疗并无短期或长期的不良影响，但这一疗法较为昂贵并且延长了住院时间，一些医护人员认为配方奶是一种成本更为低廉的替代方案。

当12小时试验或者24小时中断母乳喂养（无论是否采用蓝光治疗）时，根据婴儿的胆红素水平，推荐给婴儿喂养配方奶补充剂的同时进行母乳喂养。这可能会延长至48小时。暂时性断奶会给母乳喂养带来风险。无论母亲中断母乳喂养是12小时、24小时还是48小时，均建议她挤奶以保持舒适，并建立产奶机制（见第12章）。

4. 蓝光治疗　蓝光治疗时将婴儿平放，近乎赤裸，眼睛被蒙住，处于一种白色、蓝色或绿色荧光灯（称为“蓝光疗法”）下，这种光被婴儿皮肤下的胆红素吸收，变为水溶性形式，使婴儿在不需要肝脏预先代谢的情况下就可以更快地降低胆红素水平。蓝光治疗可用于所有类型的黄疸，有时与其他治疗方法联合使用。

应开始蓝光治疗的胆红素水平取决于婴儿的年龄和风险因素。仅仅胆红素水平并不能反映决定使婴儿处于该水平的所有影响因素。对于一个患有黄疸的新生儿，影响采用蓝光治疗的因素包括婴儿的胎龄、出生后出现黄疸的时间、胆红素水平升高速度、母婴血型相容性、瘀血及其人种。

美国儿科学会对至少35周胎龄的住院治疗新生儿进行蓝光治疗的实践指导原则首先将新生儿按风险分为三组（表10-2）。

- 低风险（胎龄≥38周并且身体健康）。
- 中等风险（胎龄≥38周并且伴有风险因素；或者胎龄35至36、37周并且身体健康）。
- 风险较高（胎龄35至36、37周并且伴有风险因素）。

指导原则将主要风险因素定义为：

- 高风险胆红素水平（如果3天或更久，大于16毫克/分升）。
- 最初24小时可见黄疸。
- 血型不合或其他溶血性疾病。
- 接受蓝光治疗的一位年龄较大的兄弟姐妹。

- 重度瘀血或颅内血肿。
- 伴有喂养问题的纯母乳喂养和（或）体重下降≥12%。
- 东亚人种。

除了婴儿的胆红素水平，每小时水平升高超过0.5毫克/分升（8.5微摩/升）也会使婴儿的风险增加。

表10-2 胎龄≥35周的婴儿中推荐使用蓝光治疗的胆红素水平

婴儿年龄（按小时）	低风险	中等风险	高风险
24小时	12毫克/分升（204微摩/升）	10毫克/分升（170微摩/升）	8毫克/分升（136微摩/升）
48小时	15毫克/分升（255微摩/升）	13毫克/分升（221微摩/升）	11毫克/分升（187微摩/升）
72小时	17毫克/分升（289微摩/升）	15毫克/分升（255微摩/升）	13毫克/分升（221微摩/升）
96小时	20毫克/分升（340微摩/升）	17毫克/分升（289微摩/升）	14毫克/分升（238微摩/升）
5天及以上	21毫克/分升（357微摩/升）	18毫克/分升（306微摩/升）	15毫克/分升（255微摩/升）

摘自美国儿科学会.胎龄不低于35周新生儿的高胆红素血症的诊疗管理.儿科，2004，114（1）：297-316.

胎龄超过35周的婴儿的最大安全胆红素水平较低。早产儿在较低胆红素水平下面临更大的脑损伤风险，因为他未成熟的肝脏在代谢胆红素方面的效果较差，并且他的血脑屏障阻断胆红素的效果也较差。早产儿病情加重会增加较低胆红素水平下的损伤风险。根据婴儿的胎龄、体重和健康状况，单独测定早产儿的安全胆红素水平。

如果在蓝光治疗期间母婴分开，应讨论可能性方案。婴儿可以在特护婴儿室接受蓝光治疗，与此同时，婴儿想吃奶的时候，母亲就在附近并可以进行母乳喂养。或者可以在母亲的房间内安装蓝光治疗设备，以便她在灯光下进行母乳喂养，或者在婴儿准备好时将其带离灯光下进行母乳喂养。为了有效喂养，婴儿不必一直在灯光下进行蓝光治疗。

在某些地区，家用或医院使用的蓝光治疗设备可由裹在婴儿周围的纤维毯组成，因此母亲可以在婴儿接受治疗时进行母乳喂养。

婴儿在蓝光治疗期间经皮肤和粪便流失的水分比平时更多。频繁的母乳喂养可以帮助弥补这种增加的水分流失。随着粪便中的胆红素增加，婴儿的粪便在蓝光治疗期间变得更为松散。

在某些病例中，可以推荐使用配方奶作为蓝光治疗期间母乳喂养的补充剂或替代品。在蓝光治疗期间用配方奶代替母乳喂养，比持续进行母乳喂养可以更快地降低胆红素水平。然而，它有可能破坏母乳喂养，所以只有当胆红素水平较高时方可使用。

（八）换血治疗

如果婴儿的胆红素水平处于危险的高水平（表 10–3）或患有神经系统症状，则降低胆红素水平的最快途径是换血，其中少量婴儿的血液不断被供体血液替代。因为生病或极早产儿的安全胆红素水平较低，所以在这些高危婴儿中，可能会建议在较低的水平下进行换血治疗。

由于使用 RhoGAM（抗 RhoD 免疫球蛋白）预防严重黄疸与 Rh 不相容，因此如今使用的换血次数少于过去几年。与蓝光治疗相比，换血相关性健康风险更多，因此蓝光治疗通常是首选疗法。

抑制喂养可能会增加胆红素水平，因此在换血前后应继续母乳喂养。

表 10–3　胎龄大于 35 周的婴儿中推荐使用换血疗法的胆红素水平

婴儿年龄（按小时）	低风险	中等风险	高风险
24 小时	19 毫克 / 分升（323 微摩 / 升）	17 毫克 / 分升（289 微摩 / 升）	15 毫克 / 分升（255 微摩 / 升）
48 小时	22 毫克 / 分升（374 微摩 / 升）	19 毫克 / 分升（323 微摩 / 升）	17 毫克 / 分升（289 微摩 / 升）
72 小时	24 毫克 / 分升（408 微摩 / 升）	21 毫克 / 分升（357 微摩 / 升）	18 毫克 / 分升（306 微摩 / 升）
96 小时及以上	25 毫克 / 分升（425 微摩 / 升）	22 毫克 / 分升（374 微摩 / 升）	19 毫克 / 分升（323 微摩 / 升）

摘自美国儿科学会 . 胎龄不低于 35 周新生儿的高胆红素血症的诊疗管理 . 儿科，2004，114（1）：297–316.

（九）注意事项

应避免使用不当的医疗措施。过去使用的一些措施是无效的，甚至实际上增加了胆红素水平。

1. 增加胆红素水平的药物 阿司匹林、其他水杨酸酯、布洛芬和某些磺胺类药物，可以通过防止胆红素与婴儿血液中的蛋白质结合而增加黄疸的损伤风险。具有这种作用的其他药物和治疗方法包括抗生素磺胺异噁唑（Gantrisin）、苯甲醇及其副产物、苯甲酸、一些静脉滴注液体中的防腐剂。应该在黄疸的新生儿中避免采用这些治疗方法。

2. 葡萄糖或纯水补充剂 这样会增加胆红素水平。因为只有2%的婴儿可将胆红素从尿液中排泄，98%的婴儿则通过粪便排出，葡萄糖或纯水补充剂不能防止黄疸或降低胆红素水平。它们会使婴儿感觉到饱足，而不会刺激排便，所以可能产生相反的效果。美国和加拿大的卫生组织都建议不要给予新生儿纯水或葡萄糖水补充剂。

3. 避免间接光照 不再建议将婴儿置于间接光照下治疗黄疸。过去几年，有些母亲被告知将婴儿尿布脱下，并将其放在窗户附近，像蓝光治疗一样，间接光照可以帮助更快消除胆红素。实际上这是不可靠的治疗方法，因为不可能测量婴儿接受的光照量及其对胆红素水平的影响。此外，阳光直射会引发新生儿体温升高的危险，而导致皮肤灼伤。任何患有黄疸的婴儿均应及时由医护人员进行评估诊断。

泌 乳

一、乳房解剖结构

哺乳期开始后乳房才会完全功能化。乳房由以下几部分组成。

- 腺体组织，分泌乳汁并将其输送到乳头。
- 结缔（肌肉）组织，提供机械性支撑。
- 脂肪组织，可以防止来自外界的损伤。
- 神经，使乳房对喷乳所需的触觉敏感。
- 血液，提供营养和产奶所需的成分。
- 淋巴，将代谢垃圾排出乳房。

乳房大小主要取决于脂肪组织的数量，与产奶无关。平均来说，脂肪组织大约是腺体组织的 2 倍，并且在乳房内交织在一起。腺体或泌乳组织包括以下几项。

- 腺泡，分泌乳汁的组织。就像一簇簇葡萄，被肌上皮细胞包围，并在喷乳时挤压腺泡，将乳汁推入乳腺小管。
- 乳导管和乳腺小管是将乳汁从腺泡输送到乳头的小细管。靠近乳晕处的直径与其他地方的相同。
- 乳腺叶和小叶。小叶是由腺泡的单个分支和乳导管组成，负责将乳汁输送到乳腺叶，进入输乳孔。女性每个乳房平均有 9 个乳腺叶。
- 乳头有 4~18 个输乳孔与排空乳腺叶的乳导管连通。一些输乳孔可能未与功能性乳导管连通。乳头和乳晕都含有平滑肌勃起组织，遇到刺激会收缩的，致使其显得坚实与突出。

- 乳晕是较深的色素沉着区域，乳头突出，蒙哥马利腺体就位于乳晕部位。
- 蒙哥马利腺体是妊娠期会增大的乳晕皮脂腺。它们的分泌物可以保护皮肤免受哺乳造成的摩擦，并通过改变皮肤的 pH 减少细菌数量，它们的气味可以帮助婴儿找到乳头。

母乳喂养不会导致女性乳房下垂；孕激素则会引起乳房发生变化。

二、喷乳

喷乳是由催产素的释放引起的，在母乳喂养和排奶期间形成大量的乳汁产生并流动。催产素引起腺泡周围的带状肌肉挤压，乳导管缩短并扩张，将乳汁推出乳房。喷乳总是在两个乳房同时发生，可持续时间平均为 2 分钟。

在母乳喂养早期，母亲的身体通常需要适应几分钟的时间，喷乳才会发生。随着时间的推移和身体的不断适应，喷乳会变得更快，自动喷乳增多，有时甚至婴儿没有吸奶也会发生。

（一）喷乳平均次数

每次母乳喂养母亲平均喷乳 3~5 次，但大多数母亲只能感觉到第 1 次，有些甚至没有感觉到喷乳。喷乳可能被认为是刺痛、压力、针刺感、抽吸感、口渴加重、从另一侧乳房漏乳甚至疼痛。在最初 1~2 周，可能会感觉到子宫痉挛或肩胛骨紧绷。

在母乳喂养期间，平均而言，需要哺乳大约 1 分钟才会发生喷乳。在母乳喂养期间最可靠的喷乳指标是听得见的吞咽声。在喷乳过程中，乳流明显加快。

感官、心理和情绪触发：母亲的感官和感觉可以引发喷乳。可能会因为听到婴儿哭闹或疼爱的念头而发生喷乳。

焦虑、愤怒和紧张感会释放出肾上腺素应激激素，这可能会阻碍或延缓喷乳。对母亲肌肤的冷淡感、过量的酒精摄入和一些药物都可能会阻碍喷乳。

母亲所面临的正常压力通常不会影响喷乳。但如果喷乳看起来有所延迟，请尝试一些让自己放松下来的技巧，比如热敷或乳房按摩。在危急时刻，持续推迟或抑制喷乳可能会导致泌乳量暂时减缓。如果发生这种情况，继续母乳喂养或挤奶会迅速恢复正常产奶。

（二）D-MER

据报道，D-MER（与喷乳反射相关的抑郁症，dysphoric milk ejection reflex）是随着乳房充盈度增加，少数母亲在喷乳前 30~60 秒会感受到强烈的消极情绪，比如恐惧、焦虑或愤怒而引起的。欲了解更多信息，请访问 www.d-mer.org。

三、泌乳

泌乳所需的四个基本要素是：

足够的腺体组织

+ 完整的神经通路和乳导管

+ 充足的激素和功能性激素受体

+ 频繁及有效的乳汁排出和乳房刺激

= 大量泌乳

每个乳房独立泌乳，两个乳房具有差异很大的泌乳量是很常见的。重要的是，婴儿摄入的总乳汁量是否充足，而不是每个乳房的泌乳量是否相同。泌乳量的一些差异可能是由于乳房的使用频率，但在大多数情况下，一个乳房可能只是一个天然的泌乳器官。

（一）腺体组织

绝大多数的母亲都有足够的腺体组织来充分泌乳，但与任何其他器官一样，也可能有异常的变化。

1. 腺体组织不足 腺体组织不足或乳房发育不全，指的是缺乏充分泌乳所需的泌乳腺体。具有这种情况的母亲可能在乳房中只有少量几个腺体组织区，乳房大部分区域都比较柔软。她们的乳房可能间距超过 1.5 英寸（4 厘米）。她们的乳房可能不对称、乳房形状怪异（管状或锥形）和（或）乳晕可能具有球形外观。她们在妊娠期间可能没有出现乳房变化。

永远不要从母亲的乳房形态或妊娠期间乳房没有变化来推断她无法分泌充足的乳汁。只要有可能，在不引起她们疑虑的情况下，应对具有这些身体特征的母亲进行密切监测。

2. 腺体组织过度发育 腺体组织过度发育或增生 / 肥厚性乳房，可能发生在一个乳房，也可能同时发生在两个乳房。如“巨乳症”，是妊娠期间的一种乳房过度发育。

（二）神经和乳腺管状况

乳房手术或损伤可能会切断神经，并且可能影响产奶和喷乳。如果发生这种情况，母亲会失去乳头和乳晕的部分或全部感觉。如果母亲能够感觉到乳头和乳晕的触感和温度，不太可能会影响喷乳。当母亲的神经通路受损时，直到它们长出来之前，她只能借助心理意象、触摸、指压、使用合成催产素鼻喷雾剂或通过按压乳房来实现喷乳。

严重的肿胀和乳房手术或损伤可能会破坏或切断乳导管，因而可能影响产奶量。如果肿胀时间延长，情况极端，在极少数情况下，这可能会对母亲的乳房造成严重的伤害而影响长期产奶量。如果母亲经历过乳房手术或乳房损伤，请参阅第 3 章，了解可能影响产奶量的因素。

（三）激素水平和受体

激素通常不是产奶的主要因素，但是如果母亲的激素水平偏离了正常水平，那么她可能会分泌过多或过少的乳汁。她的身体对激素的反应将部分取决于这种激素的活性受体数量，以及激素及其受体是否在正常地共同起作用。

婴儿出生后，胎盘随婴儿脱离母体会引发激素反应链，导致产奶迅速增加。母乳喂养的最初几个月，雌激素和黄体酮血液水平迅速下降。调节母亲代谢变化的其他激素，如皮质醇、促甲状腺激素和胰岛素，对于产奶也至关重要。

当婴儿开始母乳喂养时，母亲的血液催乳素水平开始上升。在产后最初 10 天，开始母乳喂养的 45 分钟内，她的血液催乳素水平可能是其基线水平的 2～ 3 倍甚至更高（表 11–1）。数周乃至数月之后，母乳喂养后基线催乳素血液水平逐渐下降，催乳素激增逐渐减少。几个月后，母乳喂养母亲的催乳素水平仍然高于非母乳喂养母亲，但差别并不大。母亲的催乳素血液水平还会随着一天不同时间的变化而上升和下降，最高水平通常在凌晨 2 时和早晨 6 时之间发生。

婴儿出生后的前 2 周可能是激活乳房中足够的催乳素受体以获得长期充足产奶的关键时期。如果由于某些原因，母亲在前 2 周内未能经常和良好地排空乳房，则可能只能激活较少的催乳素受体，而且如果没有持续的努力来增加泌乳，泌乳的潜力可能会更有限。在最初2周之后，大多数母亲发现需要更多的时间和精力来提高产奶。催乳素的作用之一是保持泌乳细胞（腺泡）通畅并防止退化。

表11-1　催乳素水平的正常范围

阶段	基线（纳克/毫升）	哺乳后（纳克/毫升）
育龄妇女（未哺乳或妊娠）	2~20	不可用/不适用
妊娠末期	150~250	不可用/不适用
足月妊娠	200~500	不可用/不适用
产后最初10天	200	400
10天至3个月	60~110	70~220
3~6个月	50	100
6~12个月	30~40	45~80

摘自韦斯特，马拉斯科.母乳喂养指南：如何增加泌乳量.美国纽约：McGraw-Hill出版公司，2009.

母亲的激素反应还受到婴儿触摸的影响。分娩后肌肤接触会增加催产素的血液水平，降低应激激素皮质醇的水平，使其身心放松。

（四）如何正常及频繁地排出乳汁

乳汁排出是决定大多数母亲产奶的主要动力。如果母亲在不试图干涉的情况下让婴儿主动促进产奶过程，她们就更有可能避免泌乳过少和泌乳过多。干涉泌乳过程的努力更有可能引发这些问题。

1. 乳房充盈度　乳房充盈度是泌乳率的关键动力学。乳房排空使乳汁流动更快，充盈乳房使乳汁流动更慢。当乳房充满乳汁时，由于以下原因，泌乳减慢：①哺乳反馈抑制素。随着乳房中的乳汁的增多，被称为“哺乳反馈抑制素”（FIL）的肽或乳清蛋白的量也减少，从而减缓了泌乳量。②来自乳汁的内部压力会减少血液流向乳房，并压缩泌乳细胞，使其暂时减缓或停止泌乳。

泌乳过多的母亲可以让婴儿在一个乳房上喂养更长时间（分区喂养），使乳房保持充盈，从而减缓泌乳。相反的情况也是如此。当母亲的乳房充分排空时，泌乳速度越快。

平均而言，婴儿摄入的乳汁占乳房存储总乳汁量的67%，乳房中剩下的乳汁占33%。如果婴儿想要摄入更多的乳汁，可以更频繁地哺乳，持续时间也加长，婴儿排出较大比例的乳汁，从而加快泌乳速度。如果这是她的目标，她可以用各个乳房多次对婴儿进行母乳喂养，在母乳喂养之后挤奶，或者双管齐下。

通过频繁和有效的乳汁排出，三个生理过程加快了泌乳：①短期：频繁的乳汁排出最大限度地减少了乳房中的哺乳反馈抑制素和压力。②中期：更快的泌乳速度加快了泌乳所利用的关键酶的代谢活性。③长期：经常排出乳汁可刺激更多的腺体组织的发育。

2．乳房储奶量 乳房储奶量定义为乳房最充盈时可供婴儿食用的最大奶量。到目前为止记录的储奶量范围是每只乳房 2.6~20.5 盎司（74~606 克）。

储奶量决定了当其泌乳速度变缓时母亲的乳房需要多长时间才能足够充盈。无论储奶量大还是小，母亲都可以为婴儿提供充足的乳汁，但喂养模式各不相同。储奶量大的母亲可以容纳更多的乳汁，所以她的婴儿可能在大多数喂养时吸吮一个乳房便可饱足，每天总体喂养的次数较少，晚上睡眠较长。储奶量小的母亲可以容纳的乳汁较少，因此对于每日相同的乳汁摄入量，她的婴儿每次喂食时可能需要同时吸吮两个乳房，每天喂养次数更多，晚上喂食更频繁。

只要进行简单观察就可以了解乳房储奶量情况，例如挤一次奶所能挤出的乳汁量。储奶量大的女性可以在早上时段挤出 10 盎司（300 毫升）或以上，而储奶量小的女性则只能挤出不超过 5 盎司（150 毫升）。婴儿在母乳喂养时的最大摄入量（采用测试称重法测定）也可以看出一些端倪。

母亲的乳房储奶量可能因婴儿而异，而且随着泌乳的增加或减少而变化。

3．关于泌乳的常见误解

- 喝更多的流食会增加泌乳量（研究不支持这一点）。
- 母亲的饮食会影响她的泌乳量（除非她的饮食比较极端）。

其他误导提示包括婴儿行为，例如经常想要吃奶、易醒或哭闹。只要婴儿体重正常，这些都不是泌乳量低的标志。不一定表示低泌乳量的其他常见原因。

- 无法挤出很多乳汁（一种需要学习的技能，通过实践即可改进）。
- 乳房柔软（这种情况发生在分娩激素趋于平缓时）。
- 未见漏乳（不是所有的母亲都会漏乳）。
- 感觉不到喷乳（许多母亲都感觉不到）。

- 乳汁看起来很稀薄（这是人乳的本来外观）。
- 婴儿在母乳喂养后愿意吸吮奶瓶里的乳汁（流动如此之快，婴儿可能会过度喂养）。

（五）泌乳规范

在妊娠中期，母亲开始生产初乳，由于血液黄体酮浓度较高，出生时初乳数量有限。在妊娠期间泄漏或挤出的初乳量和后来的泌乳量之间并未发现关联。

胎盘随婴儿排出母体后，产后 20~40 小时，泌乳量开始大幅增加，尽管母亲在产后 50~60 小时内通常不会认为乳汁已经“来了”。

出生后最初 4 天的平均日泌乳量如下。

- 第 1 天：56 毫升。
- 第 2 天：185 毫升。
- 第 3 天：393 毫升。
- 第 4 天：580 毫升。

之前有母乳喂养经验的母亲比初为人母的女性提前 1 天增加泌乳。母亲对产后乳汁增加的判断（充盈和沉重的感觉）通常是可靠的。这种充盈的感觉通常在产后持续数周。

母亲每天母乳喂养或产后第 1 天挤奶的次数会影响产后 1~ 6 周的乳汁量，乳汁排出量越多，乳汁量就越多。第 1 周平均泌乳量增加 10 倍以上，第 1 天平均为 1.9 盎司（56 毫升），第 7 天平均为 20.6 盎司（610 毫升）。

在前 2~3 周，乳汁从初乳逐渐变为成熟乳汁。初乳、过渡乳和成熟乳并不是不同类型的乳汁；只是反映了乳汁连续的变化，随着乳房生产更多的乳汁，更多的水分被吸入腺泡，稀释了乳汁。

分娩时，随着泌乳素水平的稳定孕酮水平下降导致泌乳细胞之间的空隙闭合，因此乳汁及其成分不能再漏出。泌乳量增加时依然留在腺泡中。因为残留在腺泡的脂肪、乳糖、柠檬酸钠和钾越来越多，浓度不断增加导致免疫保护蛋白、钠和氯浓度降低。初乳可能是清澈的、金黄色的、白色的和其他的颜色。可能看起来很浓稠，也可能看起来很稀薄。大约 15% 的母亲初乳带血。在最初 2~3 周内，乳汁变得越来越白越来越稀薄。通过频繁喂养，大多数母亲从 1~5 周泌乳继续增加。

2~3周大的婴儿通常每次摄入量2~3盎司（59~89毫升），每天20~25盎司（591~750毫升）。婴儿通常会经历一个更长、更频繁的母乳喂养时期，有时被称为“婴儿快速生长期”。

在第4周和第5周期间，随着胃容量的增长，许多婴儿在每次喂食时会继续摄入更多的乳汁。平均每次母乳喂养量为3~5盎司（89~118毫升），日常乳汁摄入量平均增加到每天25~35盎司（750~1034毫升）。泌乳量在第5周至第6个月保持相对稳定。当婴儿开始摄入其他食物时，泌乳量随之下降。

正常的泌乳量范围很大，但重要的不是婴儿每天摄入乳汁的确切数量，而是婴儿的体重增长和体格成长。在发育良好的1~6个月大的母乳喂养婴儿中，每天的乳汁摄入量可能会变化3倍[从15.5~43盎司（440~1220毫升）]。

乳汁成分随时间而变化。在第1个月左右，当婴儿的消化系统最不成熟时，乳清蛋白（更容易消化）与酪蛋白的比例约为90：10。随着时间推移，婴儿的消化系统逐渐发育成熟，这一比例发生了变化。约6周时，这个比例为80：20。大约6个月时，这个比例为60：40。在哺乳后期，比例为50：50。

母亲乳汁的乳脂含量可能相差多达10倍，但是母乳中脂肪的平均百分比也随时间推移而变化，婴儿年龄较大的母亲，其母乳中脂肪百分比高于婴儿年龄较小的母亲。

乳腺组织在产后1~6个月之间处于高峰期，由于婴儿固体食物摄入量增加，通常在6~9个月间明显下降。1年后，乳腺组织继续减少，但是泌乳量因人而异，取决于婴儿母乳喂养量。15个月后，大多数母亲的乳房恢复到孕前大小，即使泌乳量较大时也是如此。

断奶后，母亲的腺体组织恢复原状并且停止泌乳。完全断奶后，母亲通常可以在至少6周甚至几年后仍能挤出少量乳汁。

（六）双胞胎、三胞胎甚至更多胞胎母亲的泌乳量情况

大多数母亲分泌的乳汁都可以喂养多个婴儿（甚至四胞胎）。但是即使泌乳量没有问题，母乳喂养的时间和处理其余的生活需求也颇费精力。每个婴儿每24小时平均需要母乳喂养至少8次。

1. 母乳喂养两个婴儿及以上 不存在人人适用的所谓正确方法；每个母亲都

需要制定自己的体系。为了节省时间，有些母亲喜欢一次哺乳两个婴儿。大多数母亲喜欢在一些喂养中分开哺乳多个婴儿。每个婴儿的母乳喂养模式可能会有所不同，一个婴儿的母乳喂养可能比另一个更频繁。

如果一个婴儿不能像另一个婴儿那样有效地进行母乳喂养，那么同时喂养可能会使更有效哺乳的婴儿能够刺激供应两个婴儿的乳房喷乳。如果还有问题，找出婴儿喂养无效的原因（早产？舌系带？疾病？），并提供解决问题的措施。

2. 哪个婴儿吸吮哪个乳房 一些母亲没有特别的母乳喂养计划，哪个婴儿看起来比较饿就用较为充盈的乳房给他喂奶。还有一些母亲将一整天都让一个婴儿吸吮同一只乳房，交替轮换。让每个婴儿吸吮两个乳房可促进眼睛发育。有些双胞胎妈妈给每个婴儿分配每次喂奶时婴儿都会接受的那个专用乳房，而且从不改变。如果一个婴儿的母乳喂养效果较差，为每个婴儿提供两个乳房喂奶，确保两个乳房受到很好的刺激保持产奶量。

3. 对母乳喂养进行跟踪 一些多胞胎的母亲每天会写日记，记录哺乳时间和采用哪个乳房哺乳，以及尿布用量。另一些母亲则不跟踪喂养情况或尿布用量。如果婴儿体重增长良好，不需要繁琐地进行记录。如果婴儿体重增长情况不乐观，可以花几天时间记录母乳喂养的频率和时长以及尿布用量。

4. 夜间母乳喂养 母乳喂养时可以寻求具有良好支撑的姿势，母亲可以得以休息。很多的多胞胎婴儿在一张婴儿床或成人床上睡眠质量更好（见第1章）。如果使用婴儿床，最好放在母亲的房间里，夜间喂养可能会更方便一些。婴儿床可以固定在母亲床边，床垫调整到母亲身体的水平，将最靠近母亲床的侧护栏移除，以方便母亲出入。有的母亲直接使用地板上的床垫。

如果由于健康相关问题，一个或多个婴儿在出生后无法进行母乳喂养，请与母亲谈论挤奶的细节（见第12章）。

母乳喂养的多胞胎不一定是“全有或全无”；部分母乳喂养几乎总比没有母乳喂养更好。

（七）低泌乳量

低泌乳量并不总是婴儿体重增长缓慢的原因（见第20章）。

确定母亲的产奶量：除了婴儿的体重增长外，还可以使用两种基本措施。

体重计刻度精确到2克时，称重试验是一种可靠的乳汁摄入量计量方法。由于婴儿母乳喂养是不可靠的，应注意乳汁摄入量的一些迹象。一次称重试验不足以提供足够的信息来衡量婴儿的每日摄入量。但可以检查是否存在无效的母乳喂养，并不能表明婴儿吃奶是否一直有效。全天候称重试验可提供更多的信息。

如果母亲可以在几次称量中挤出充足的乳汁，挤奶可检查低产奶量是不是造成体重问题的原因。乳汁可能积聚在乳房中，所以第一次称量不应作为最后的衡量标准。另一些母亲起初不能有效地挤奶。

（八）产后乳汁增加延缓

在产后72小时内未发现乳房变化或充盈时，母亲的泌乳量被认为是延缓的。延缓产后乳汁增加的可能因素包括以下几点。

1. 母亲的因素

- 初为人母。
- 超重、肥胖或妊娠期体重增长过多。
- 乳房／乳头问题，如乳房发育不全、乳房手术或损伤史，或乳房或乳头异常解剖结构。
- 影响母亲激素水平或身体对激素的反应的其他健康相关性病症：2型糖尿病、多囊卵巢综合征（PCOS），甲状腺或垂体疾病、高血压、黄体功能不全、催乳素抵抗和妊娠期卵巢卵泡膜黄素囊肿。
- 服用药物。

2. 婴儿的因素

- 降低婴儿母乳喂养效果的病症包括：异常口腔解剖结构、产伤、呼吸障碍、健康相关性或神经系统疾病，等等。

3. 出生相关性因素

- 长时间分娩或创伤或异常紧张的分娩会增加皮质醇水平。
- 早产可缩短乳腺组织的发育。
- 胎盘残留或其他胎盘问题会影响激素水平或乳腺组织发育。

• 失血超过 500 毫升（大于 1 品脱）可能会影响激素水平。

4. 产后因素

• 很少甚至根本没有进行母乳喂养或挤奶。

• 母婴分离，很少甚至根本没有肌肤接触或身体接触。

（九）制定增加泌乳的措施

如果是低泌乳量，首先是要坚持给婴儿喂奶。其次是要保障母亲的泌乳量。用额外的乳汁作为补充（按照优先次序为挤出的母乳、捐赠人乳和配方奶）对母乳喂养至关重要。当一个婴儿受到饥饿应激时，他可能在吃奶时变得虚弱并喂养无效。

如果婴儿母乳喂养不起作用，可能需要挤奶维持母亲的泌乳量。每天挤奶的次数取决于婴儿的年龄、所需的乳汁量以及母亲未达到充分泌乳的程度。寻找低泌乳量的原因将有助于确定增加泌乳的最有效措施。

低泌乳量的最常见原因是婴儿吃奶时主动吮乳的时间太少。由于其他原因，花更多时间进行母乳喂养也并不一定有用。对于激素问题，治疗可能是最好的方案（欲了解用于确定可能的激素原因的医学测试，可参见表 11–2）。如果母亲的泌乳量受乳房手术或乳房发育不全的影响，下一节的基本策略可能无法刺激充分泌乳，但可能会帮助她提高婴儿每日乳汁摄入量占储奶总量的百分比。

表 11–2　早期低泌乳量的激素原因检测

建议母亲请医务人员检测血液激素水平
• 睾酮——如果升高，可以通过超声确诊是否存在妊娠期卵巢卵泡膜黄素囊肿，这一病症可以延缓产后数周的乳汁增加。
• 促甲状腺激素——如果甲状腺水平过高或过低（妊娠期正常范围为 0.5~2.5 毫单位 / 升），则可以使用合适的药物进行治疗。
• 催乳素——在母乳喂养之前和之后 45 分钟进行的测试将显示是否会随着母乳喂养出现催乳素激增；如果水平较低或在母乳喂养后不存在催乳素激增，采用催乳药可能有助于改善泌乳量。

续 表

• 人体绒毛膜促性腺激素——如果水平较高，可能表示胎盘残留；使用超声波确诊。 • 血红蛋白——如果血液水平较低，应治疗贫血。

摘自韦斯特和马拉斯科（2009 年）：《母乳喂养的母亲泌乳量增加指南》。纽约 McGraw-Hill 公司出版

如果婴儿的母乳喂养效果受到异常解剖结构或健康相关性问题的影响，可直接治疗或处理健康相关性问题，同时用挤奶来促进母亲的泌乳量。

1 周后可能导致低泌乳量的因素如下。

1. 不够理想的母乳喂养动力学

- 浅衔乳会减慢乳汁的输送。
- 由于喂养计划表、受限的或不频繁的喂养、嗜睡的婴儿、过度使用襁褓或安抚奶嘴、母亲的精神健康问题，婴儿吃奶时很少主动吮乳。
- 由于母乳喂养开始时间不够理想，延迟早期泌乳。
- 给婴儿喂养其他流食或固体食物，这一行为可能会延迟或替代母乳喂养。

2. 婴儿因素

- 烦躁、淡漠 / 嗜睡或难以解决的喂养困难。
- 导致无效哺乳的解剖结构 / 健康相关性问题，例如异常口腔解剖结构、疾病、早产、产伤、呼吸障碍、感觉统合 / 神经系统问题。
- 在正常乳汁摄入量的情况下导致体重增长缓慢的健康相关性问题，如心脏畸形、囊性纤维化、代谢、呼吸道和其他疾病。

3. 母亲因素

- 乳房 / 乳头问题，如乳房手术或损伤、腺体组织发育不全、异常乳头解剖结构或乳头穿刺（可能会减少或阻碍乳汁输送）。
- 健康相关性和药物问题，如严重疾病、服用减少泌乳或与母乳喂养不相容的药物 / 草药、可能影响母亲激素水平的任何病症和激素类避孕药。

4. 利用基本动力来提高泌乳量　当乳汁生产低或忽高忽低时，首先要问母亲：

- 每天进行多少次母乳喂养或挤奶？

- 每个乳房每次母乳喂养或挤奶多长时间？最近有什么变化吗？如果使用吸奶器，是单吸奶器还是双吸奶器？
- 乳汁排出期间母亲最长的时间间隔是多少？长达 8 个小时以上的时间间隔使一些母亲的泌乳随着时间的推移而变缓。
- 如果挤奶，使用什么方法，还是使用吸奶器？如果母亲正在使用吸奶器，还要问她什么时候最后一次检查吸奶器是否适合。乳房和吸奶器的适合度可随时间而变化。
- 还有哪些其他因素会影响她的泌乳？可能包括她正在服用的药物、不孕症、胸部或乳房手术史以及任何健康相关性问题。

帮助母亲制定一个不会使其不堪重负的日常计划。如果母亲在挤奶时婴儿哭闹，鼓励她回应婴儿，如果她开始感到不知所措，就要检查和修改她的日常计划，专注于那些最适合她的方面，并淘汰其他不适合的方面。

为了更快地泌乳，建议采用更完全、更频繁地排空乳房的方法。

- 调整衔乳，使婴儿更深入地含住乳房，更有效地吸吮乳汁。
- 每次哺乳时，每个乳房都多于 1 次。
- 进行乳房按压或交替乳房按摩。
- 每天进行更多次数的母乳喂养。
- 将熟睡的婴儿引导至乳房旁边。
- 避免使用安抚奶嘴，并保持吃奶时完全吸吮。
- 使用挤奶来更完全地排空乳房。

如果婴儿没有进行母乳喂养，或者不能更频繁地进行母乳喂养，则在喂养之后或在喂养间隙利用乳房按摩和按压来挤奶，并且采用“电动抽吸”以促进泌乳。适用于足月健康婴儿的一种电动吸奶器，包括将吸奶器放在母亲经常经过并能舒适地坐着或站着的地方。在几天的时间里，她每次使用吸奶器时，都会使用 5~10 分钟，将其抽吸到同一个奶瓶并使用相同的吸奶器零部件，而不用费时清洗 4~6 小时。然后，将乳汁整合到一起并冷藏，再清洗吸奶器零部件。

建议母亲排出乳汁最长时间间隔保持在 8 小时以内。过长的时间间隔（通常在晚上）会减缓母亲的泌乳量。

5. 催乳剂　催乳剂可以是加速泌乳的任何物质：药物、药草、食物和饮料。有的只是口口相传的经验，另有一些则经过了科学研究。

考虑非膳食催乳剂时，由于某些在特定情况下是有禁忌的，应根据她的健康史首先与其医护人员进行讨论。如果能够频繁又有效地排出乳汁并且在使用催乳剂时对身体的影响微不足道，那么所有的催乳剂都是最有效的。在治疗母亲低泌乳量的潜在深层次原因方面是最有效的。

多潘立酮（Motilium™）用于治疗反胃和反流病并增加泌乳量，是一种国际通用药物。与甲氧氯普胺一样（见下文），服用多潘立酮可防止多巴胺分泌，从而增加母亲的血液催乳素水平。但是，与甲氧氯普胺不同的是，多潘立酮不会穿过血脑屏障，所以对中枢神经系统产生不良反应的可能性较小。多潘立酮被认为与母乳喂养相容。目前美国食品及药物管理局建议不要为母乳喂养的母亲开处方药物。无须医院药房处方即可在美国境外订购。欲了解更多详情，可登录如下网页：http://www.lowmilksupply.org/domperidone-obtain.shtml。

多潘立酮的推荐剂量为每日 10~40 毫克，每日 3~4 次。有些母亲在低于每日 120 毫克的剂量下对多潘立酮没有治疗反应，在服用多潘立酮治疗胃肠道问题的患者中，长达 12 年都是安全的。

甲氧氯普胺（Reglan™ 或 Maxeran™）。这种药物也可用于治疗反胃和反流。能够穿过血脑屏障，而且会产生不良反应引发抑郁症，因此有抑郁症病史的女性不建议服用。如果服用长达 1 个月以上，甲氧氯普胺的不良反应（头痛、虚弱、疲劳和抑郁）发生率还将增加，则不推荐使用。大多数人认为甲氧氯普胺与母乳喂养相容。令人担忧的部分原因是其不良反应“迟发性运动障碍”，这是一种导致不自主运动的神经系统病症，少数服用甲氧氯普胺的患者会形成永久性病症。

对于一些母亲来说，每天 30~45 毫克的剂量可在几天内有效增加泌乳量。

当甲氧氯普胺或多潘立酮停药时，泌乳量可能会减缓，但通常不会低至以前的水平。为了尽量减少这种减缓，可每周递减 10 毫克。

在一些患有糖尿病或多囊卵巢综合征（PCOS）的母亲中，对胰岛素受体敏感的药物二甲双胍（Glucophase™）可改善泌乳。

在传统文化中，母乳喂养母亲代代相传使用多种草药制剂提高泌乳量。然而草药应谨慎使用，只有在熟悉其使用方法的人士指导下才能使用，需要评估它的质量以及与其他药材和药物之间可能存在的相互作用。草药有粉末、片剂、胶囊、酊剂和茶。对于各种草药疗效的反应因人而异。

通常推荐胡芦巴和水飞蓟。当服用足够高的剂量以促进泌乳（通常每日 3~4 次胡芦巴胶囊）时，母亲经常说，她们汗水和尿液的气味像枫糖浆。胡芦巴可以单独服用也可以与水飞蓟一起服用（每日 3 粒，每日 3 次），通常需要 24~72 小时才能出现泌乳量明显增加。在美国，胡芦巴是一种“一般公认为安全”（Generally Recognized as Safe,GRAS）的草药。

已推荐的其他各种用于提高泌乳量的草药，包括山羊豆、苜蓿、茴香、荨麻和芦笋草。并非所有推荐为催乳剂的草药在妊娠期间都被认为是安全的。欲了解有关剂量和质量来源的更多详细信息，可访问 http://www.lowmilksupply. org/herbalgalactagogues.shtml。

在一些文化传统中，建议使用特殊的食物和饮料来提高泌乳量。

- 印度：南瓜、葵花籽、芝麻籽、大米布丁加乳汁和食糖。
- 中国：热鸡汤和紫菜汤、番木瓜、小米、大米、茴芹、茴香、莳萝、孜然、香菜和姜。
- 北美：谷物，如燕麦粥和谷物饮料，如在墨西哥，是使用一种在乳汁中煨的含有燕麦或玉米粉的饮料。
- 欧洲：用烘焙谷物（特别是大麦）制成的咖啡代用品。

6. 促进泌乳的配方奶方案　所需配方奶的量取决于婴儿的年龄、体重增长和身体状况。应鼓励受低乳汁摄入影响的婴儿尽可能多地吃奶，以提高其身体能量，获得更有效的母乳喂养。但是，如果体重增长稍缓慢，那么在喂食他身体所需正常摄入的乳汁时，需要找到一个平衡点，而不是给他喂养过多的配方奶，不然他从乳房中摄取的乳汁会越来越少。表 20–2 显示了年龄小于 4 月龄的婴儿为了达到每周 7 盎司（198 克）的体重增长目标所需的配方奶的量。

讨论喂养方法方案和使用乳旁加奶装置增加乳房刺激的优点，并避免在母乳喂养后再次喂养婴儿。母亲的决定可能在某种程度上取决于她是否接近充分产奶、生产一些乳汁，甚至只生产少量乃至不生产乳汁，以及婴儿吃奶时的有效性。

如果母亲用奶瓶给婴儿喂配方奶，则鼓励她使用加强母乳喂养的技术和产品，例如使用乳汁流动缓慢的奶嘴，并且，通过将婴儿直立并保持奶瓶水平，使奶瓶的乳汁流动更易于控制，使奶瓶喂养更接近母乳喂养。

如果不能完全采用母乳喂养，应讨论采用配方奶进行部分母乳喂养的可能性。取决于母亲的泌乳组织和母乳喂养动力学，母亲可能会发现，与诱发泌乳类似，频繁进行母乳喂养，泌乳量可能会随着时间的推移而持续增加。婴儿摄入足量的固体食物后，最终能够淘汰配方奶。

（十）过量泌乳

过量泌乳（即泌乳过多）可能具有解剖结构或文化传统原因。泌乳最好依据婴儿的食欲进行调节，尽管一些母亲生来就可以大量泌乳。在西方文化传统中，鼓励多数母亲巧妙控制婴儿的喂养模式，这一做法有时会导致过量泌乳。

1. 溢乳 当母亲未妊娠或处在哺乳期，泌乳称为溢乳，是催乳素水平升高的征兆，可能由良性垂体肿瘤、甲状腺功能亢进、其他健康相关性问题或药物的不良反应引起，如三环类抗抑郁药、茶碱、安非他明和一些避孕药。虽然与过量泌乳完全不同，但有些妇女认为这就是“过度生产”。

2. 应对策略 对婴儿来说，应对乳汁过多的状况可能是较为困难的，特别是在第 1 次喷乳期间。为了减缓乳汁流动，可能导致婴儿吃奶时采取回缩、咬住或使用咬合、咀嚼等口腔动作，吸奶断断续续，或者在乳汁流入口腔时不用力吸吮乳房。有些婴儿在喷乳会感到不舒服，引起咳嗽、喷溅或身体弓起。吞食乳汁时，许多婴儿在大口吃奶时吞下了大量的空气，经常吐出来，并大量放屁。

为了使婴儿更好地应对乳汁流动，可尝试以下操作。

- 使用倚靠式喂养姿势给婴儿更多的乳流控制权。
- 在乳房充盈时，多多给婴儿喂奶。
- 婴儿昏昏欲睡或困倦时进行哺乳。
- 喂养间隔期间，经常让婴儿打嗝（轻拍婴儿背部），以便婴儿可以自我调节。

3. 挤奶 如果母亲经常在第 1 次喷乳时挤奶，可以促进婴儿更容易进行母乳喂养，然而这一做法还可能激发大量泌乳，长此以往，会导致泌乳过量而使母乳喂养变得糟糕。

4. 过多的低脂乳汁 过多的低脂乳汁可能会导致下列症状，这些症状也被标记为“过度活跃的下意识反流”征兆。但是研究还没有将其与过量泌乳区分开来。如果婴儿有反流病，可能会出现前 3 种症状，超敏反应或过敏。

- 喂养之间哭闹。
- 喷出带有黏液或血液的绿色或水样粪便。
- 过多放屁（不是由于吞咽时吸入的空气，这些空气并不能经胃进入肠道）。
- 最初 3 个月，体重快速增加，平均每月体重增长 2 磅（900 克）。
- 即使在摄入充足乳汁之后，仍然不断想要吃奶。

尽管体重增长不少，但婴儿似乎一直表现得饥饿、不满足。乳房充盈、过多产奶，乳汁非常之多，婴儿却可能无法摄入高脂肪乳汁。脂肪触发了让婴儿饱餐一顿后感到满足和放松的肽的分泌。尽管吃了不少奶，但摄入大多数高糖 / 低脂乳汁的母乳喂养婴儿可能会感到不满足。

这种高糖 / 低脂乳汁中的糖主要是乳糖，可能会让婴儿肠道不堪重负，造成水样或绿色的粪便。绿色粪便也可能是正常的变化。黏液或血液可能是婴儿对通过母乳直接或间接接受的食物或药物敏感的症状。如果腹绞痛症状和粪便中的黏液或血液是由于过量泌乳造成的，那么减缓泌乳之后这些症状便会消退。

过量泌乳可使母亲不适，造成以下结果。

- 喂养期间和喂养间隙的大量溢乳。
- 为了减缓乳汁流动，婴儿咬住、咀嚼乳房或咬紧下巴，造成的乳头疼痛。
- 强烈的喷乳、充盈和软化造成的乳房疼痛。
- 由于定期和长期的乳房充盈而导致的乳腺炎复发。

5. 减少泌乳的措施 在减缓泌乳之前，必须绝对确定症状不是由于其他原因造成的。否则，减少泌乳可能导致体重增长缓慢和泌乳量降低。应注意监测婴儿的体重增长情况。在大多数泌乳过量的情况下，婴儿每月增重可能是预期每月增重 2 磅（900 克）的 2 倍乃至更多。

如果一个婴儿的体重增长低于平均水平，那么减缓泌乳就不太有效果。

说服一个母亲减缓泌乳可能很难，因为她可能会把婴儿的行为解释为泌乳过低而不是过高的征兆。如果是这样的话，使用喂养前和喂养后的称重试验，以客观的方式让她看到婴儿在喂养时摄入的确切奶量，使她了解到婴儿吃奶时不适是由于乳汁过多而非过少。

确认过量泌乳之后，可尝试使用“充盈乳房使乳流更慢”的动力学。

- 每次喂养（或3小时时段）用一个乳房。每次喂养只用一个乳房喂食婴儿。如果还不足以控制泌乳，那么每当婴儿在3小时时段内出现吃奶提示信号时，就可采用同一个乳房喂奶，每3小时轮换1次。如果未进行喂养的乳房感觉不适，可以排出保持舒适所需的最低限度的乳汁。
- 充分排空和分区喂养包括首先使用有效的吸乳器尽可能充分地排空两个乳房，然后将婴儿立即放到乳房边吃奶。在接下来的3个小时内的任何时刻，婴儿只要出现喂养提示信号，就用同一个乳房喂奶。在接下来的3个小时内每次喂养都用另一只乳房喂奶。如果还不够，则将时间分区增加到4、6、8或最多12小时。对于一些母亲，可能不需要再次使用吸奶器；而对于另一些母亲，完全排空一两次乳房可能会有所帮助。
- 改进分区喂养可以帮助母亲学会以自身的舒适度作为指导。连续5天，交替排空每个乳房，然后让其充盈比以前更长的时间，以减缓泌乳。每天使用一次吸奶器，尽可能地排空乳房，尽量减少乳腺炎的风险，并让婴儿可以吸吮到高脂乳汁，以促进喂养间隔变得更长。一段时间内只用同一个乳房喂奶，而且，不采用时钟而是根据母亲的生活方式将日期划分成不均等的时间段（表11-3），并在每天上午交替使用乳房进行哺乳。

交替使用“上午的乳房”进行喂养，可以避免刺激不均匀，从而更快地减缓泌乳量。“上午”是指从起床到午餐的时间段，“下午”是指午餐到晚餐的时间段，“傍晚”是指晚餐到入睡的时间段，“夜间”是指入睡到次日起床的时间段。这些时间可能因人而异。注意所列出的乳房（左 = 左侧乳房， 右 = 右侧乳房），并且当她感觉到合适的时候，使用括号中的一侧乳房。在她平常睡觉时间里，可以做她觉得对的事。给出一个特定的结束日期，以便她不会继续太久。目标是通过“感觉”学习母乳喂养，并避免可能导致过度泌乳的所谓“规则”。

表 11-3 改进分区喂养从而减缓泌乳

	第 1 天	第 2 天	第 3 天	第 4 天	第 5 天结束
上午	左（右）	右（左）	左（右）	右（左）	左（右）
下午	右（左）	左（右）	右（左）	左（右）	右（左）
傍晚	左（右）	右（左）	左（右）	右（左）	左（右）
夜间	任何一侧	任何一侧	任何一侧	任何一侧	任何一侧

如有必要，可以使用一些药物和（或）药材来减缓泌乳量。

伪麻黄碱。单剂 60 毫克的减充血剂（Sudafed™）可平均减少 24%的泌乳量。有些人在睡前服用这一剂量时治疗效果最好，而另一些人则将这一剂量平摊在一天当中服用会得到更好的治疗结果。它以非常低的水平进入乳汁，未报道对母乳喂养婴儿有不良反应。

复方口服避孕药。产后 3 周，每天服用雌激素和黄体酮 4~7 天的低剂量口服避孕药。这种治疗后可能出现阴道出血，可能会扰乱母乳喂养对母亲生育力的影响。

鼠尾草。谨慎使用，因为其精油是有毒的，应避免使用此剂型。为了减缓泌乳量，将 1 汤匙新鲜全叶干燥药草浸泡在 1 杯（0.25 升）沸水中 10~15 分钟。在泌乳量减慢到足以治愈母婴症状前每天喝 3~6 杯，然后停止服用。

第12章

挤奶与储存

一、挤奶的基本知识

挤奶在初为人母的女性中最常见，并且婴儿年龄较小时发生的频率较低。挤奶的常见原因包括：①方便用另一个乳房喂养；②储存多余的乳汁；③缓解肿胀；④增加泌乳量。

（一）挤奶量

一次挤出多少乳汁取决于下列因素。

- 练习。挤奶是一种通过学习获得的技巧。通过调理母亲的身体，使得她无论从心理上还是生理上对于挤奶的方法都能欣然接受，以实现有效挤奶。
- 婴儿的年龄。随着母乳喂养的日益频繁，泌乳量在最初几周内大幅增加，足以挤出更多的乳汁。大约5周后，母亲每天的泌乳量达到顶峰，然后趋于稳定，直到大约6个月后，泌乳量才开始下降。
- 母乳喂养的排他性。如果一个母亲不是采用纯母乳喂养，则无法挤出太多的乳汁。乳汁分泌量取决于母亲接近充分泌乳量的程度。
- 距离上次母乳喂养或挤奶的时间。平均来说，母亲在两次定期喂养之间所能挤出的乳汁约为单次喂养量的一半。错过喂养之后挤奶通常可产生单次全喂养量。平均喂养量见表12-1（按年龄）。
- 母亲乳房的储奶量。相比储奶量小的母亲，储奶量大的母亲可能会在喂养间隙挤出更多的乳汁。

- 一天中的时间段。大多数母亲在早上会比当天的晚些时候挤出更多的乳汁。
- 吸奶器的质量及匹配度。通常，每分钟循环 40~60 次的吸奶器是最有效的。吸奶器的匹配度也会影响泌乳量。乳头通道太小会压缩乳导管并减慢乳汁流动。而乳头通道太大则可能会引起不适，并抑制喷乳。随着乳头大小的增加，与吸奶器的匹配度可能发生改变。
- 情绪状态。烦乱、沮丧、压力和愤怒可释放肾上腺素而阻碍喷乳。如果发生这种情况，母亲可先休息一下，待稍后情绪平静下来再挤奶。

表 12-1　平均喂养量（按年龄）

婴儿年龄	每次喂养平均乳汁量	平均每天乳汁摄入量
第 1 周（4 天后）	1~2 盎司（30~59 毫升）	10~20 盎司（300~600 毫升）
第 2 周和第 3 周	2~3 盎司（59~89 毫升）	15~25 盎司（450~750 毫升）
1~6 个月	3~5 盎司（89~148 毫升）	25~35 盎司（750~1035 毫升）

摘自 Mohrbacher，Kendall-Tackett. 让母乳喂养变得简单 . 美国加利福尼亚州：New Harbinger 出版社，2010.

1. 产奶量不均　大多数母亲两个乳房所能挤出的乳汁量并不相等。但这无关紧要，对婴儿来说，重要的是总体乳汁摄入量充足。乳房可能仅仅是一个天然的大号产奶器。在完成母乳喂养后，母亲的乳房将恢复到妊娠前的大小。

2. 挤奶量和奶瓶喂养　如果婴儿从奶瓶摄入的乳汁比母亲可以挤出的乳汁更多，这并不一定意味着产奶量很低。奶瓶喂养时乳汁流动更稳定和均匀，这可能破坏婴儿的食欲控制机制而导致他吃得过饱。

（二）喷乳的作用

喷乳是有效挤奶的关键。如果没有喷乳，最多可能挤出 0.5 盎司（15 毫升）乳汁。在母乳喂养期间，平均来说，大约 1 分钟内就会发生喷乳。而在挤奶过程中，可能需要更长时间。在挤奶时最可靠的喷乳指标是可明显看到乳汁流动更快。

在母乳喂养期间，女性平均有 3~5 次喷乳，预计在挤奶时也应该是同样的情况。大多数母亲可以感觉到第一次喷乳，但少数母亲能感觉到随后的几次喷乳。

（三）如何挤出更多乳汁

更多的乳汁喷出意味着更多的乳汁产量。但是，随着乳房中乳汁量的减少，随后几次喷乳时都只能挤出更少的乳汁（表 12-2）。

表 12-2 每次喷乳时所挤出的平均乳汁量

喷乳	所挤出的平均乳汁量
第 1 次	1.8 盎司（54 毫升）
第 2 次	1.3 盎司（37 毫升）
第 3 次	0.5 盎司（16 毫升）
第 4 次	0.4 盎司（13 毫升）
第 5 次	0.2 盎司（7 毫升）
第 6 次	0.2 盎司（7 毫升）
第 7 次	0.1 盎司（2 毫升）

摘自 J.C. Kent，L.R.Mitoulas，M.D.Oegan，D.T.Geddes，M.Larsson，D.A.Doherty，等 . 真空条件对挤奶的重要性 . 母乳喂养医学，2008，3（1）：11-19.

以上数据都是平均值，所以每个母亲应该观察自己的泌乳模式并制订相应的挤奶计划。以下方法可以帮助提高泌乳量。

1. **环境** 为获得最佳效果，要给身体一个良好的支撑，让自己完全放松，并尽量减少干扰，并遵循挤奶前的规则做好准备。

2. **感官、心智和情绪** 以下一种或两种感官提示有助于更快地触发喷乳。

- 视觉：看着宝宝或宝宝的照片。
- 气味：闻宝宝的毯子或衣服。
- 触摸：热敷乳房。做乳房按摩。采用乳房按压。
- 味觉：啜饮自己喜欢的热饮，或者吃点点心放松一下身心。
- 听觉：聆听婴儿咿呀学语和哭闹的录音。如果母亲不在婴儿身边，可打电话询问其情况，或者打电话找个人聊聊，放松一下身心，分散注意力。
- 记忆 / 感受：闭上眼睛，放轻松，想象一下与婴儿的肌肤触碰的感觉。想想自己多么爱宝宝。

即使母亲乳房和大脑之间的神经通路受到物理损伤，也可能仅凭心理意想触发喷乳。

3. **吸奶器设置** 建议母亲利用真空度和循环设置以产生更快的乳汁流动。如果吸奶器具有可调节的循环速度，并且母亲已经进行了母乳喂养，则可以快速启动以更快地触发喷乳。

喷乳时，调低吸奶器的速度以便更快地排空乳房。随着乳汁流动变成涓涓细流，再次将吸奶器调到较快的速度，以便更快地触发下一次喷乳。重复这些步骤，直到更快地触发多次喷乳。

在喷乳期间，设置更高的且令人舒适的吸奶器真空度可产生更多的乳汁。

如果喷乳成了一个难题，则可从一个乳房挤奶，而用另一个乳房给婴儿哺乳。

二、挤奶方法

选择一种方法：询问母亲多久挤一次奶，以及她是否熟悉那种挤奶方法或有什么偏好。吸奶器和手动挤奶相结合可能比单独使用任何一种方法所生产的乳汁多。

三、乳汁储存和处理

用于足月健康婴儿的储奶指南（表 12–3）。

表 12–3 在家中进行母乳喂养的足月健康婴儿成熟乳储存时间

乳汁储存 / 处理	冷冻柜（0°F/–18℃）	冰箱 / 冰柜（可变 0°F/–18℃）	冰箱（39°F/4℃）	带冰袋的隔热冷藏箱（59°F/15℃）	室温	
					（66~72°F/19~22℃）	（73~77°F/23~25℃）
新鲜	理想：6 个月 可用：12 个月	3~4 个月	理想：72 小时 可用：8 天	24 小时	6~10 小时	4 小时
冷冻、冰箱内解冻	不冷冻	不冷冻	24 小时	不储存	4 小时	4 小时
解冻、加热，未喂食	不冷冻	不冷冻	4 小时	不储存	直到喂食完	直到喂食完
加热，已喂食	丢弃	丢弃	丢弃	丢弃	直到喂食完	直到喂食完

摘自 F. Jones，M. R. Tully. 挤奶、储存和处理母乳的最佳实践 . 2 版 . 北卡罗莱纳州罗利市：北美母乳库协会和国际母乳协会，2006. 母乳储存 . 伊利诺伊州：绍姆堡国际母乳协会，2008.

目前的指南建议不要储存在乳盾中收集的乳汁（“滴乳”）、不要冷冻已解冻的母乳，并且不要保存喂食后容器中剩下的乳汁。

平均而言，母乳喂养的婴儿每天摄入的乳汁比用配方奶喂养的婴儿少得多。

在念珠菌感染期间，储存的乳汁是否会导致感染复发尚不清楚。

（一）住院治疗的婴儿

应遵循医院的乳汁存储指南，该指南因机构而异。早产儿和病患儿面临严重健康相关问题的风险较高，因此需要更严格的卫生防范措施。挤奶前洗手可以防止乳汁污染。如果添加强化剂，乳汁储存指南会有所差异。人乳并非是无菌的，不推荐使用细菌筛查，因为乳汁中可接受的细菌水平目前还没有普遍认同的标准。

并不建议在挤出并丢弃最初几滴乳汁之前清洗乳房。

（二）处理和准备乳汁

在储存乳汁之前，任何可重复使用的储存容器均应在热的肥皂水中清洗，冲洗干净并风干。不推荐定期对乳汁的储存容器或吸奶器零件进行灭菌，因为未发现这些多余程序有任何好处。

1. 混合乳汁 母亲可以将在不同时间所挤出的乳汁混合在一起。为了避免浪费，所储存的乳汁量不得大于婴儿在单次喂养时所摄入的量，这一数量因婴儿的年龄而异（表 12–1）。建议存储一些 1~2 盎司（30~59 毫升）的少量乳汁，以备不时之需。

新鲜乳汁可以不经冷却加入到冷藏的乳汁中。如果新鲜乳汁比冷冻乳汁少一些，则可以加入到冷冻乳汁中，并冷却 1 小时，以便顶层不会解冻。

2. 乳汁分层 挤出的乳汁随着时间的推移而出现分层。在没有均质化的任何乳汁中分层都是正常的。在给婴儿喂食乳汁之前，将其轻轻摇动混合均匀。

3. 颜色变化 乳汁的颜色可能变化。乳汁可能呈现蓝色、淡黄色或棕色等各种颜色。母亲吃的一些食物、食用色素和药物可以使乳汁的颜色变成粉色、粉红色、橙色、绿色或黑色。冷冻乳汁可能发黄，但不会变质，除非它闻起来或尝起来有酸味。

给每批乳汁标记日期、婴儿姓名及挤奶的时间。

4. 解冻和加热乳汁 温和地逐步解冻和加热乳汁，保持低温。冷冻和加热人乳会破坏其杀灭细菌的免疫特性，而导致解冻的冷冻乳汁更容易受到污染。解冻或加热乳汁时，请使用以下方法之一。

- 在冰箱中过夜解冻。
- 将容器放在较凉的自来水中静置几分钟。
- 将容器放在之前已在炉子上加热过的水中。如果水已冷却而乳汁尚未解冻，则取出盛乳汁的容器并重新给水加热。不要直接在炉子上加热乳汁。

如果用水解冻或加热乳汁，倾斜或握住容器，这样水就不会渗到盖子下面。解冻的乳汁不应该在室温下放置。应立即给婴儿喂食或冷藏。

在给月龄较小的婴儿喂食乳汁之前，将其加热到室温和体温之间。

不应用微波炉解冻或加热母乳。

人乳不具有生物危害性，因此在处理时不需要戴手套或特殊预防措施。

（三）储存容器

医院和家庭均建议使用玻璃和奶具专用塑料材质的容器，这类容器不含双酚A，配有实心的松紧适度盖子。不推荐使用不锈钢材质的储存容器，因为这种容器的活细胞存活率较低。

乳汁冷冻袋可用于存储供家庭使用所挤出的乳汁。称之为“瓶胆”的包装袋主要用于喂养而不是乳汁储存，往往更薄并且更容易裂开。如果用于储存乳汁，首先将袋子套入另一个袋子中，然后再进行密封和储存。不推荐在塑料夹层袋中储存所挤出的乳汁，因为它们更容易撕裂。

四、挤奶策略

（一）产前初乳的手动挤奶和储存

这样做可能有助于降低母亲的低产奶量风险，避免婴儿出生后补充非人乳。

在开始挤奶之前，先与母亲的医护人员进行讨论。在妊娠 34 周左右练习手动挤奶，在此之前先进行温水淋浴。使用 1 毫升或 3 毫升注射器，挤出奶的时候吸入乳滴，并在挤奶间隙将注射器保存在冰箱中。

重复使用相同的注射器，当注射器充满乳汁或 2 天后应将其冷冻。如果挤出较大量的初乳，将其收集在干净的汤匙或药杯中，并将其吸入注射器。手动挤奶可刺激催产素分泌，而且吃东西、接吻和拥抱也可以做到这一点，但是，像乳头刺激，与早产并无关联。

（二）产后延迟母乳喂养

挤奶对于母乳喂养持续时间至关重要。

1. 产后建立全面产奶机制 挤奶措施因哺乳阶段而异。目标是在第10天之前达到750~1035克（25~35盎司）的充分泌乳量。最初几天和几周内的密集挤奶对于长期的充足泌乳非常关键。

第1阶段（最初几天）

- 产后尽快开始挤奶，理想情况是在最初6小时内，使用医院级自动双侧吸奶器。
- 吸奶的同时做乳房按摩和按压，随后进行手动挤奶，每天至少5次，以便更加充分地排空乳房，增加短期和长期的泌乳量。
- 挤奶每天至少进行8~10次，每次10~15分钟，并且不要预期过多乳汁。
- 挤奶之间的时间间隔不要超过5小时，直到达到充分泌乳量为止。
- 如果婴儿在特殊护理室，可询问是否可在婴儿的床边挤奶。

第2阶段（从第3天或第4天的乳汁增加到充分产奶）

- 进行双侧吸奶，直到乳汁流动变得缓慢，然后用手动挤奶或单侧吸奶辅以乳房按摩和按压，直到乳房更加充分地排空，时间总共20~30分钟。
- 重点放在每天的总挤奶量，而不是挤奶之间的间隔时间，将挤奶集中在更方便的时间，每天达到8~10次。
- 如果在第10天尚未达到充分产奶，请采用后续措施来提高泌乳量。

第3阶段（充分泌乳量）

- 将挤奶次数减少到每天5~7次，并将其缩短到10~15分钟。
- 尝试在晚上8:00睡觉，在睡觉前挤奶，醒来后再次挤奶。如果乳房并没有明显的不适感或痛苦的充盈感，可继续挤奶。

2. 保持充分泌乳量 当充分泌乳的母亲由于任何原因无法哺乳时，通过调整下列因素来帮助制订个性化的挤奶计划。

- 每日挤奶次数。母亲的“魔法数字”是长期保持产奶量的每日挤奶次数，主要以乳房储奶量为主。她可以通过实验来确定她的“魔法数字”。大多数情况下，每天会有5~7次挤奶。

- 每次挤奶的时长。较长的挤奶时间有时会补偿较少的挤奶次数。
- 最长间隔时间。具有较大储奶量的母亲可能会在两次乳汁排出之间间隔10~12小时。通过减少最长间隔时间可以提高泌乳量。

每周至少记录一次24小时泌乳量，如果泌乳量降低，则迅速做出反应。当使用医院级吸奶器的母亲达到充分产奶时，她可以换一个更小更便携的吸奶器，不会引起泌乳量下降的情况。

当需要促进泌乳量时，首先要回顾一下基本情况。

- 她每天挤多少次奶？
- 每个乳房每次挤奶多长时间？最近有什么变化吗？如果使用吸奶器，是单侧吸奶器还是双侧吸奶器？
- 挤奶之间的最长间隔是多少？超过约8小时的间隔时间将导致许多母亲的产奶量随着时间的推移而下降。
- 她采用什么方法挤奶，还是使用吸奶器？如果她使用吸奶器，询问她使用哪个品牌和型号来确定是否对她的情况有效。
- 最后一次检查吸奶器是在什么时候？吸奶器和乳房的匹配度可随时间而改变。
- 她每天花多少时间与宝宝肌肤接触？肌肤接触与更多的挤奶量有关。
- 她的母乳喂养目标是什么？计划短期挤奶的母亲可能不想与打算长期挤奶的那些母亲一样花太多时间来增加泌乳量。

讨论可能影响泌乳的其他因素，如她正在服用的任何药物和她的健康史（见第11章）。促进泌乳的措施如下。

- 增加每天挤奶次数。每天超过八次挤奶将增加大部分母亲的产奶量（对于储奶量小的母亲来说，次数可能要更多）。
- 延长每次挤奶时间。建议她持续挤奶20~30分钟，或者挤出最后一滴乳汁后继续挤奶2分钟，以先到者为准。
- 挤奶时按摩乳房和/或做乳房按压可以挤出更多的乳汁。
- 用吸奶器吸奶后再用手动挤奶能够更彻底地排空乳房。

- 考虑服用处方药和草药催乳剂。

3. 充分产奶后 达到充分泌乳时，接下来要做什么？确保母亲知道她的选择。建议母亲挤奶至少持续1年，但即使是最有积极性的母亲也会发现很难长期坚持挤奶，因为这至少需要直接母乳喂养的两倍时间和精力。

任何月龄的婴儿都可以转变为母乳喂养。婴儿天生喜欢母乳喂养（第1章），甚至在学龄儿童中也观察到觅乳行为。实现这一过渡需要时间和耐心的学习过程。有效的措施如下。

- 保持乳房是个令人愉悦的乐园。永远不要让它成为一个战场。多与婴儿进行肌肤接触和眼神交流。微笑、交谈、彼此享受。只要婴儿不想吃奶，就让他离开。如果婴儿吵闹或哭闹，停下来安慰他。
- 采用倚靠式母乳喂养姿势让婴儿更容易靠近乳房，从而触发觅乳行为（见第1章）。
- 尝试在睡觉或半睡半醒时让婴儿吸吮乳房。

婴儿可能需要时间才能轻松进行良好的母乳喂养。

阻止许多母亲顺利过渡到母乳喂养的一个情感障碍是担心婴儿的乳汁摄入量。即使她们的宝宝能够有效地进行母乳喂养，她们也许会考虑母乳喂养的风险。不妨把母乳喂养当作走路和说话，这是婴儿与生俱来的正常行为。

让母亲了解预期的体重增加，并注意到婴儿的尿布用量和喂养后的行为，然后转变到母乳喂养，以便她会更加清楚地意识到以后需要努力的方向。如果她仍然担心，在第1周内，医护人员可以定期给婴儿进行体重检查。

如果母亲决定断奶，而不是将婴儿转变到母乳喂养，她可以单独使用或组合使用多种方式使其逐步舒适。如果她的乳房持续过于充盈，会增加疼痛和乳腺炎的风险。在任何时候，如果她的乳房感觉充盈，可以进行挤奶，目的只是为了舒适而不是完全排空乳房。可能的方法包括如下几种。

- 每3天左右用吸奶器排出一次。待最后一天的早上和晚上挤奶。这使得她的产奶时间向后调整，另一次挤奶时随后再次下降。如果错过了一次挤奶，可调整时间，以便所有的挤奶时间间隔大致相同。重复上述步骤，直到完全断奶。

- 逐渐增加挤奶之间的时间间隔。如果白天每3小时挤一次奶，则可延迟到4~5小时，等待3天再次增加挤奶时间间隔。重复上述步骤，直到不再感觉需要挤奶为止。
- 保持挤奶次数相同，但应尽早停止。例如，如果她每次挤奶挤出的乳汁为120毫升（4盎司），则在挤出90毫升（3盎司）后即停止。给她3天左右时间进行身体调整再重复上述步骤，直到不再感觉需要挤奶为止。

在必要时为了保持舒适而挤奶是为了母亲的最大利益着想，不会延长断奶进程。它只会使其更舒适，并防止可能发展成乳腺炎的痛苦充盈感。目标是在尽量减小风险和不适感的情况下逐渐断奶。

在断奶期间有时建议使用另一种挤奶策略，特别是对于伴有乳导管堵塞的母亲，可以完全排空乳房，然后在不挤奶的情况下让间隔时间越来越长。使用这些挤奶策略中最适合她的那个。

（三）母亲经常错过喂养的对策

由于就业、上学或任何其他原因（见第7章）。

（四）纯母乳喂养时储存乳汁的方法

早上哺乳后从双侧乳房挤奶30~60分钟，通常可以产生最多的乳汁用于储存，同时不会影响母乳喂养。如果双侧乳房挤奶后婴儿想要立即进行母乳喂养，可以按婴儿的需要去做。大多数婴儿可以接受较慢的乳汁流动。可能只需要给婴儿喂食更长时间，让他多吸吮几次乳房，或者比平常更早地再次进行哺乳。

另一种方法是在母乳喂养期间或母乳喂养间隙从一侧乳房挤奶。从一侧乳房挤奶而另外一侧乳房保持充盈以备婴儿需要时哺乳，会令一些母亲感觉更为舒适。母亲挤出的乳汁通常会比两侧乳房原本可以挤出的乳汁量少得多。

第 13 章

乳头疼痛及其他问题

一、乳头疼痛

乳头疼痛通常可以治愈。在消退之前，疼痛会增加母亲的抑郁风险。

如果在最初的 2 周内，乳汁开始流动后不适感就会消退，这可能是“暂时性疼痛”，并且被认为在正常范围内。如果持续时间超过约 1 分钟，建议母亲试试第 1 章中建议的一些倚靠姿势。如果在一段时间的舒适喂养后乳头开始疼痛，则可能是由于浅衔乳造成的乳房过于充盈。如果在母乳喂养结束后乳头才开始疼痛，请检查乳头是否有表征血管痉挛或雷诺现象的颜色变化。如果在整个喂养期间持续疼痛，需要立即给母亲提供帮助。

（一）导致第 1 周内乳头疼痛 / 创伤的因素

引起乳头疼痛的可能有以下一个或多个因素。

1. 母婴因素

- 喂养姿势 / 浅衔乳——喂奶后乳头可能看起来被挤压或畸形，可能有压缩条纹，或者破裂或出血。星暴状病变可能表示乳房肿胀。乳晕可能受到损伤。有关喂养姿势建议，请参见第 1 章。
- 嘴唇——婴儿的嘴唇含乳深度。
- 吸吮——在没有中断吸吮的情况下婴儿离开乳房。
- 匹配度——对于婴儿的口腔来说母亲的乳头太大了。

2. 婴儿因素

- 口腔解剖异常——检查婴儿口腔，看看是否有舌系带、上腭异常、下巴后缩和唇系带过紧。
- 强烈、异常的吸吮、夹紧、用牙咬或咬住乳房。

3. 母亲因素

- 乳房肿胀——由乳房组织紧绷引起的浅衔乳。
- 血管痉挛或雷诺现象——喂养后乳头变色。
- 乳头解剖结构——乳头出现内陷、凹陷等。
- 使用或不当使用吸奶器或其他产品——吸奶器：检查匹配度、吸力等级和循环设置；奶瓶或安抚奶嘴 / 橡皮奶嘴；不合身的胸罩；湿乳垫，刺激性乳霜 / 药膏。

（二）导致 1 个月以后开始乳头疼痛的因素

以下多种因素可能会导致乳头疼痛。

1. 母婴因素

- 姿势 / 浅衔乳——较大的婴儿 / 幼儿可以变换各种方式进行母乳喂养。
- 念珠菌 / 鹅口疮——需要诊断 / 治疗。

2. 婴儿因素

- 出牙和咬乳。
- 在不中断吸吮的情况下离开乳房。
- 异常的母乳喂养姿势——通常发生在日龄较大的婴幼儿身上。

3. 母亲因素

- 过量泌乳——为了减缓乳汁流动，可导致异常吸吮。
- 小疱，水疱。
- 皮肤病——皮炎、湿疹、毒葛 / 毒漆藤皮炎。
- 疮疡——疱疹，蒙哥马利腺感染。
- 妊娠——激素变化可引起乳头不适。
- 牵涉性疼痛——源自乳腺炎、纤维肌痛、肌肉拉伤和神经压迫等。
- 使用或不当使用吸奶器或产品——吸奶器：检查法兰匹配度、吸力等级和循环设置；奶瓶或安抚奶嘴/橡皮奶嘴的使用方法；不合身的胸罩；湿乳垫，乳霜/药膏；接触氯气或其他物质。

（三）喂养前乳头皮肤破裂的并发症

- 乳腺炎。
- 细菌感染或真菌感染。

（四）舒适护理措施

为了缓解疼痛，可采取如下护理措施。

- 采取与母乳喂养相容的镇痛药。
- 在给宝宝喂奶之前，先挤点奶，刺激喷乳。
- 在喷乳之前首先用不那么疼痛的乳房喂奶。
- 喂奶间隙使用减少疼痛的乳头护理产品。
- 每次喂养尝试不同姿势。
- 喂奶间隙佩戴乳盾，减少与衣物的摩擦或压力。
- 在母乳喂养期间使用乳盾。

取下乳盾时乳房上出现红色圆圈表示她需要换一个大罩杯的乳盾。

如果疼痛太严重以致无法进行母乳喂养，可以在乳头愈合前挤奶。

（五）乳头创伤的治疗

建议在治疗前，首先要确定母亲的疼痛原因并予以纠正。治疗方案因创伤阶段和偏好而异。

1. 乳头创伤的阶段

- 第1阶段——表面完整，疼痛或刺激但不伴有皮肤破损。可能包括发红、瘀伤、红斑和肿胀。
- 第2阶段——组织浅表破损。可能包括伴有擦伤、浅裂纹或裂缝、压迫条纹、血肿和浅层溃疡的疼痛。
- 第3阶段——局部深层糜烂，涉及表皮到真皮下层破坏的皮肤破损。可能包括伴有较严重糜烂的深层裂缝、水疱、深层溃疡。
- 第4阶段——完全深层糜烂，透过真皮造成更深层的损伤。可能包括真皮某些部分的完全糜烂。

2. 湿性愈合疗法

采用湿性愈合疗法进行治疗，创伤愈合快50%，疼痛减轻。为了保持内部水分，锁水膜必须覆盖乳头，以防止蒸发、干燥和结痂。

创造湿性愈合疗法的环境进行治疗是有第二阶段、第三阶段和第四阶段乳头创伤的母亲的首选。

3. 按阶段选择治疗方案

以下治疗方法不能形成湿性愈合疗法的环境，因此最适合第一阶段创伤。

- 挤奶。
- 茶袋。
- 薄荷水防止疼痛和开裂的效果比挤奶更好。
- 橄榄油（不管是常规还是臭氧化的）具有抗菌和抗炎作用，但可能会引起一些母亲和婴儿的过敏反应。
- 温水或温盐水按压。

以下治疗方法可形成一种湿性愈合疗法的环境，因此是皮肤破损母亲的良好选择（第 2 阶段、第 3 阶段和第 4 阶段创伤）。

- USP 改性无水羊毛脂，每次喂养后使用。
- 水凝胶垫（无论是甘油基还是水基），美国食品与药物管理局评定其适合所有创伤阶段。

最近的研究发现，母乳喂养中的母亲使用水凝胶垫与感染没有关联。

经常推荐但尚未研究证实的治疗方法是通用乳头软膏（all-purpose nipple ointment，APNO），这是一种由抗生素、抗真菌和抗炎药物组成的混合处方药物。

使用其他非处方外用乳霜和药膏涂抹在乳头上可能会留下陌生的气息，可能需要在母乳喂养之前洗掉，这可能导致更多的损伤，并堵塞乳头孔，减缓愈合。如果外用药物含有乙醇，可能会使乳头皮肤干燥。如果含有麻醉药，可能会使婴儿嘴巴麻痹或延迟喷乳。

不推荐乳头涂抹维生素 E，因为它可能会导致母亲皮肤反应和婴儿维生素 E 水平升高。

4. 预防感染　乳头上的破损皮肤会增加乳头感染和患乳腺炎的风险。为了防止感染，有人建议母亲们每天用温和的肥皂清洗损伤的乳头，喂养后冲洗乳头，并小心涂抹非处方抗生素软膏。

二、细菌、真菌和病毒性乳头感染

（一）细菌感染

不管有没有纠正病因，如果母亲的乳头愈合缓慢或者疼痛持续或恶化，可能是细菌感染的征兆。可见的脓液和发红加重是其他可能的症状。抗生素软膏可能有助于预防细菌感染，但一旦病情确诊，可能需要另外一种治疗方法来彻底治愈它。最可靠的治疗方法是口服抗生素，如服用 10 天双氯西林、红霉素或某种头孢菌素。

脓疱病，这是一种细菌感染，水样、针头大小的水疱，可以在不中断母乳喂养的情况下进行治疗。

（二）念珠菌 / 鹅口疮

这是一种真菌感染，是我们身体内存在的酵母菌过度生长的结果。生病、妊娠和抗生素使用会造成体内菌群不平衡，从而导致不健康的菌群过度生长。

1. 鹅口疮的症状　一个症状不足以确认鹅口疮是否是母亲乳头疼痛的原因；结合不同的症状才是更为可靠的指标。治疗鹅口疮之前（特别是如果婴儿没有症状）应检查是否存在乳头疼痛的其他原因，如浅衔乳、细菌感染、乳腺炎，血管痉挛 / 雷诺现象及皮肤问题。如果母亲同时存在以下症状，念珠菌可能是引起母乳喂养疼痛的原因。

- 乳头发亮 / 乳晕皮肤刺痛。
- 片状乳头 / 乳晕皮肤和乳房疼痛。

如果母亲的唯一症状就是乳房放射性疼痛，就不太可能是由于乳导管中的念珠菌引起的。

对于婴儿来讲，可能的念珠菌症状包括以下几种。

- 牙龈、面颊、上腭、扁桃体和（或）舌头上的白色斑块（如果擦掉，可能会流血）。
- 尿布疹（可能发红或发红并带凸点）。

婴儿舌头上的白色、乳白色覆盖层不是鹅口疮的指征，除非白色斑块蔓延到婴儿的脸颊和牙龈。

有些婴儿可能在屁股上有酵母皮疹，而不是在他们的口腔内。

2. 鹅口疮的治疗方案差异 如果由医护人员诊断出鹅口疮，那么即使其中一人没有明显症状，母婴都应接受治疗以防复发。

用于婴儿的非处方药物鹅口疮治疗方案如下。

- 龙甲紫。将棉签蘸在 0.5% 或 1% 龙甲紫溶液中，每天在婴儿脸颊、牙龈和舌头上涂抹 1 次或 2 次，持续 3~7 天。4 天后，如果症状消失则停止用药。甲紫可与其他抗真菌药合用。它可以将衣服染成紫色。

用于婴儿的处方药物鹅口疮治疗方案如下。

- 制霉菌素悬浮液。每侧脸颊使用 1 滴管，每日 4~8 次，至少持续 2 周。每次喂养后使用最有效，但发现只有 32% 有效，而口服氟康唑悬浮液则 100% 有效。
- 咪康唑凝胶。每天涂抹 25 毫克凝胶（美国不出售该药），每日 4 次。
- 克霉唑凝胶。药剂师通过磨碎 10 毫克克霉唑含片并将其与 5 毫升甘油或 3 毫升甲基纤维素混合制成口服凝胶。每 3 小时涂抹于婴儿口腔，每日 5 次。
- 氟康唑。通过滴管给药 6 毫克 / 千克口服悬浮液作为首次剂量，然后每天 3 毫克 / 千克，每日 1 次，持续 2 周。

用于母亲的非处方药物治疗方案如下。

- 甲紫。将棉签蘸在 0.5% 或 1% 甲紫溶液中，每天在乳头 / 乳晕上涂抹 1 次或 2 次，持续 3~7 天。4 天后，如果疼痛消失则停止用药。可与其他抗真菌剂合用。
- 咪康唑。乳霜或乳液（2%）。涂抹于乳头 / 乳晕，每日 2~4 次，持续 7 天。
- 酮康唑。乳霜（2%）。涂抹于乳头 / 乳晕，每日 2~4 次，症状消失后至少还要持续用药 2 天。

用于母亲的处方药物治疗方案如下。

- 克霉唑。处方药方案：通过磨碎 10 毫克克霉唑含片并将其与 5 毫升甘油或 3 毫升甲基纤维素混合制成口服凝胶。每 3 小时涂抹于乳头 / 乳晕，每日 5

次。非处方药方案：涂抹于乳头 / 乳晕，每日 2~4 次，症状消失后至少还要持续 2 天。

- 制霉菌素乳霜或软膏。每天使用 4 次，持续 14 天。制霉菌素比其他药物治疗效果更好。
- 制霉菌素与曲安奈德（皮质类固醇）合用。使用乳霜或软膏。涂抹于乳头 / 乳晕，每日 4 次，症状消失后至少还要持续用药 2 天。
- 全效乳头软膏。在每次喂养后涂抹一点点，直到疼痛消失，然后逐渐停用 1 周以上。
- 口服氟康唑。当外用药物治疗无效时使用。服用 400 毫克负荷剂量，然后每天 100 毫克，至少持续 2 周。疼痛消失后继续用药 1 周。单剂量治疗阴道酵母菌感染通常是无效的。

在鹅口疮治疗期间，母乳喂养可以继续。用清水冲洗乳头，并在母乳喂养后风干。在感觉病情好转之前，母亲可能会有一两天感觉比较糟糕。口服氟康唑，疼痛消失后可能还要坚持用药 1 周或 1 周以上。

如果鹅口疮复发，注意以下事项。

- 对她的伴侣进行治疗，如果不止母乳喂养一个婴儿，另一个婴儿也需要进行治疗。
- 如果婴儿吮吸手指，应经常给他洗手。
- 用热肥皂水冲洗婴儿入口的玩具，并冲洗干净。
- 经常洗手，特别是在换尿布和上厕所之后。
- 使用纸巾擦干手上的水。使用后丢弃。

如果使用了安抚奶嘴、奶瓶奶嘴或牙胶，每天煮 20 分钟，每日 1 次。治疗 1 周后，丢弃并购买新的。如果使用吸奶器，接触乳汁的所有部件每天煮 20 分钟。每次喂养后，只能使用一次性乳垫，然后丢弃。

乳头损伤的母亲可能会出现细菌感染和真菌感染，需要治疗。

（三）病毒性疱疹感染

感染后会出现小而疼痛、充满液体的溃疡或红色水疱，几天后就会干燥并结痂。生殖器疱疹可以蔓延到乳房。

乳头上的疱疹溃疡对新生儿是具有感染危险的。如果孕妇或她的伴侣有复发性疱疹，可以咨询一位了解疱疹和母乳喂养的医护人员，以决定采取什么预防措施。如果乳头或乳房上的溃疡被怀疑是疱疹，应该进行标本培养，应在几天内即可拿到结果。

在等待培养标本结果时或疱疹确诊后，如果可以把溃疡遮盖住，使婴儿不会接触到，则可继续哺乳。如果乳房、乳晕或母乳喂养时婴儿可能接触的任何其他地方存在溃疡，则应从乳房挤奶直到溃疡愈合，并继续用非患侧乳房进行母乳喂养。如果在挤奶时她的手或吸奶器零部件接触到溃疡，则应丢弃乳汁。如果没有接触到，则可以给婴儿喂乳汁。

1 个月以上大的婴儿很少出现严重的疱疹并发症。

三、其他皮肤问题

在身体其他地方发生的皮肤问题也可能出现在乳房和乳头上，但可能与母乳喂养无关。为了帮助其确定原因，可以询问母亲以下问题。

- 她最近是否在乳头周围使用了任何乳霜、软膏、乳垫或其他产品？
- 她是否在她的乳房周围使用了一种新的清洁剂或化妆品？
- 她是否在她的乳头上使用了任何装置？太大的吸力或接触塑料可能会导致一些敏感母亲的反应。
- 她有健康相关性问题和（或）是服用药物吗？
- 她的婴儿是否摄入了固体食物、在出牙期或服用了药物？如果存在上述情况，在母乳喂养之前，用水冲洗婴儿的嘴巴或者从婴儿的饮食中淘汰刺激性的食物，可能会有所帮助。
- 她或孩子是否在其他地方有类似的皮肤问题或过敏史？

如果疼痛持续并且消退缓慢或者没有愈合的迹象，母亲应该咨询医护人员，检查是否存在佩吉特病（一种罕见的类似于湿疹的乳腺癌）。

四、乳头水疱和小疱

（一）水疱

透明水疱通常是由摩擦和（或）真空度高引起的。如果婴儿吃奶时浅衔乳，水疱可能在乳头的尖端形成。倚靠式母乳喂养姿势可能有助于实现深衔乳，可以减轻疼痛并防止水疱复发。

为了疏通水疱，在母乳喂养之前应温热湿敷。水分和热量会使皮肤变软变薄，这可能会使水疱疏通。如果不起作用，请看下文如何疏通小疱。

（二）“小疱”或乳疱

表现为乳头上的白点，可能会感觉疼痛，也可能不疼痛，是乳导管堵塞引起的。小疱可能是由于乳汁黏稠或皮肤粗糙堵塞乳导管引起的小颗粒。或者可能是在乳导管末端形成的小压力囊肿。

1. 乳头上出现白点的其他可能原因

- 通过卵磷脂之类的油脂揉搓去除的死皮的积聚。
- 婴儿咬乳，唾液和乳汁水分会积聚在表皮下。像处理任何咬伤一样清洁皮肤，并在喂养后涂抹外用抗生素软膏，防止感染。
- 念珠菌可能表现为类似乳头疮的小水疱。

如果小疱不疼痛，无须治疗。它可能会随着时间的推移自行消退。

2. 小疱治疗

(1) 温热湿敷小疱，无论是热敷还是将乳头浸泡在温水中（侧躺在浴缸里或身体向前倾将乳房浸泡在温水池或温水盆中）均可。

(2) 用湿布擦拭乳头，清除死皮。

(3) 用橄榄油润滑乳头。之后，通过按压小颗粒后面的乳晕从乳导管挤奶，挤出黏稠的乳汁丝，这样就可能疏通乳导管。

如果小疱持续疼痛且不消退，建议母亲就诊疏通。

3. 防止复发 为了防止小疱或乳导管堵塞复发，应减少饮食中的饱和脂肪并服用卵磷脂补充剂。

卵磷脂的建议剂量范围从每日 1 汤匙到每次 1 汤匙每日 3~4 次，或每次 1~2 粒 1200 毫克卵磷脂胶囊，每日 3~4 次。

五、乳头扁平和内陷

有效的母乳喂养并不一定要乳头突出。

（一）乳头类型

1. 扁平乳头 在刺激或寒冷时不会突出或坚挺。

按压母亲的乳晕时内陷乳头是内翻而不是突出。为了确定一个或两个乳头是否内陷，可轻轻按压乳头底部后面约 1 英寸（2.5 厘米）处的乳晕。如果乳头突出，则不是内陷。如果乳头凹陷，那就是内陷乳头。

乳头内陷程度各不相同。有些乳头只有轻微内陷，婴儿可以不费力地把它吸出来。而有一些内陷是中度或重度的，按压时乳头回缩很深，这可能使婴儿衔乳困难，并且在某些极端情况下根本无法衔乳。

2. 凹陷或折叠的乳头 这是一种乳头内陷，其中只有一部分乳头内翻，刺激时不会突出或坚挺，但母亲可以用手指将其拉出。然而，放开手指，又会自行缩回。有些类型的乳头内陷可能会导致乳头疼痛，特别是在最初几周。

（二）乳头扁平或内陷的治疗方法

数十年来一直推荐使用的方法，如霍夫曼技术（用手指拉出内陷的乳头）或佩戴乳盾。但是在妊娠期间确诊乳头扁平或内陷，对他们进行“治疗”似乎会导致比治愈更多的母乳喂养问题。

如果母亲产后出现乳头扁平，可询问产前是不是扁平乳头，以确定这是否只是短期问题。她的乳头扁平可能是由于分娩期间过量静脉滴注引发乳房肿胀或乳晕肿胀所致。如果是这样的话，为了使母乳喂养更轻松，可采用反式按压法和手动挤奶以软化乳晕。

先前母乳喂养时吸出的乳头在断奶后可能又会恢复扁平或内陷。

（三）早期母乳喂养面临的挑战

解剖结构上的变化，如乳头扁平和内陷，可能使新生儿深衔乳面临更多困难，这可能会影响乳汁输送和婴儿体重增长。为了防止出现问题，可尝试以下建议。

- 尝试倚靠式喂养姿势。
- 产后频繁母乳喂养以防止乳房肿胀。
- 在最初几周避免使用人工奶嘴。

如果婴儿难以衔住其中一个乳房，通常可采用另一个乳房进行母乳喂养。为了鼓励婴儿吸吮另一个乳房，可以挤点乳汁滴在乳头上或婴儿口中，或尝试用以下策略之一先拔出乳头。

- 轻轻往后压住乳房以帮助乳头突出（在极少数情况下，母亲可能需要在整个喂养期间往后压住乳房）。
- 用拇指和食指捏住乳头转动一两分钟，然后用湿冷布或裹在布中的冰块擦拭。
- 采用乳房三明治法（见附录）、乳头倾斜（见附录）或其他可帮助婴儿更深吸吮乳房从而触发主动吃奶的技巧，给乳房塑形。
- 使用乳盾对乳晕施加压力并拔出乳头。
- 喂养前使用吸奶器，将乳头从中心平稳拉出。
- 采用改进的10~20毫升注射器，制作一个小型抽吸装置。
- 使用市售的乳头外翻器。

使用乳盾也可以帮助婴儿吸吮乳房。

如果这些策略都不起作用，建议母亲挤奶，这也可能有助于拔出乳头，并用其给婴儿喂奶。吸奶器需要使用多长时间取决于乳头内陷的类型和内陷程度。

（四）乳头疼痛

根据乳头内陷的类型和程度，即使在正常的母乳喂养期间，一些母亲也会出现持续的乳头疼痛。如果乳头在喂养间隙缩回，皮肤可能保持湿润，而导致皲裂。一些母亲乳头疼痛约持续2周，因为婴儿的吸吮会逐渐吸出她们的乳头。其他一些母亲则会有长时间的持续疼痛。即使有时候不拉扯乳头，粘连依旧紧实，也会形成应力集中点而引起裂缝或水疱。当乳头被深深地吸入婴儿口中时，许多母亲可在没有任何不适的情况下进行母乳喂养。极少数情况下，由于乳头发生了根本性的变化，即使婴儿母乳喂养状态良好，母亲仍出现持续感觉不适的情况。

六、乳头穿刺

乳头穿刺后，通常需要6~12个月才能愈合。乳头穿刺后，母乳喂养不存在问题，但在某些情况下，穿孔时留下的乳头瘢痕组织可能会导致婴儿难以贴近乳房和乳导管堵塞，而使问题复杂化。

乳头麻木可能会影响喷乳，但如果婴儿体重正常增长则可排除这种可能性。乳头超敏反应可使母乳喂养变得痛苦。瘢痕会影响乳汁的流动。

母亲应该在母乳喂养前取下乳头饰物，以防婴儿窒息。如果担心婴儿断奶前乳头穿孔闭合，那么母亲可以使用临时性替代首饰保持穿孔疏通。

七、出牙和咬乳

婴儿的牙齿萌出后可以继续母乳喂养。在母乳喂养期间，婴儿的舌头遮住了下牙龈，所以即使有牙齿，婴儿在主动哺乳时也无法咬乳。

出牙时婴儿牙龈可能会肿胀和疼痛。因此，他可能会采取不同方法吃奶甚至咀嚼乳头，从而对他的牙龈施加压力可以缓解他的不适感。出牙期造成的乳头疼痛是短暂的，婴儿牙齿萌出后即可消退。在此期间，母乳喂养前可给婴儿一些冰凉的东西让他咀嚼，如湿毛巾或牙胶玩具。在婴儿摄入固体食物方面，冷冻食品可能有助于减轻婴儿的牙龈痛苦，使母乳喂养更舒适。

在使用麻木婴儿牙龈的止痛药或非处方药物之前，先咨询医护人员。这些产品也可能会使宝宝的舌头或母亲的乳房感觉麻木。

如果婴儿咬乳，建议妈妈尽量保持镇静，而不是立即中断婴儿吃奶，将手指放在婴儿的牙龈或牙齿之间滑动，松开乳头。

为防止咬乳，建议采取以下策略。

- 在母乳喂养期间给予婴儿更多的关注。目光接触、抚摸和语言交流可减少婴儿咬乳的可能性。
- 学会了解母乳喂养的结束信号。一些婴儿在母乳喂养结束时会咀嚼或咬乳，作为他们完成吃奶的信号。
- 不要强迫对吸奶不感兴趣的婴儿进行母乳喂养。
- 确保婴儿深衔乳房。良好的吃奶动作可减少咬乳的可能性。
- 把没有主动吮乳的熟睡婴儿从乳房移开。将手指轻轻插入婴儿的牙龈之间以松开乳头。
- 如有必要，可将手指放在婴儿嘴巴附近，准备中断吸吮。
- 保持泌乳量充足。
- 注意哪些行为导致咬乳，未雨绸缪。
- 轻松愉悦地坚持母乳喂养。

- 婴儿不咬乳时给予表扬。

为了阻止持续的咬乳，在婴儿咬乳后可尝试以下策略。

- 停止喂养。消除婴儿的诱惑因素，以免再次咬乳。
- 给婴儿一些可以咬的东西，如橡皮环或牙胶玩具。
- 将婴儿快速放在地板上。在婴儿面前做出几秒钟的痛苦表情，安慰他，并让他明白咬乳会带来不良后果。

让婴儿在母乳喂养时学会如何应对新萌出的牙齿。婴儿不明白咬乳会导致母亲疼痛或咬母亲的乳头是一种“恶意行为”。要让母乳喂养的婴儿学会将母亲与安全感、舒适感和饥饿感联想在一起。积极的联想可以帮助婴儿快速学习。

营养、锻炼和生活方式问题

一、营养

适用于母乳喂养母亲的基本营养准则同样也适用于其他家庭成员。建议母亲“饿了就吃”，而非计算卡路里。为了使母亲的饮食更加营养丰富，她可以选择新鲜的水果和蔬菜、全麦面包和谷类食品，以及富含钙和蛋白质的食物。特定的食物随着个人喜好、文化、气候和家庭经济情况而有所差异。

母乳中的脂肪酸种类将随着母亲摄入的脂肪而发生变化。

即使食物短缺，母乳喂养的母亲也能分泌充足的乳汁。即使发展中国家轻度营养不良的母亲也可为婴儿分泌大量优质乳汁。

如果母亲的营养状况发生快速的变化，婴儿母乳喂养模式的任何变化都是暂时性的。

（一）流食

建议母乳喂养的母亲“渴了就喝”。如果出现便秘或尿液浓缩，她应当知道需要摄入更多的流食。

与普遍认为的观点相反，喝更多流食并不会导致产乳量增加。

母亲不要信奉“吃什么补什么”的传统观念。

（二）宜食用的食物或不宜食用的食物

母乳喂养期间没有特定的宜吃或不宜吃的食物。大多数母乳喂养的母亲可以在没有婴儿不良反应的情况下适量吃任何食物。

当母乳喂养的母亲吃不同口味的食物时，这些口味会渗透到她的乳汁中，让婴儿预先感受到后来所摄入的固体食物的味道。

（三）对母亲饮食的反应

新生儿哭闹和胀气是正常的，不太可能是母亲饮食中的某些成分造成的。在第1年间，只有约5%的母乳喂养婴儿对母亲所摄入的食物产生反应，而牛奶是最常见的。

即使婴儿发生反应，引起反应的具体食物也会因婴儿而异。婴儿更可能对直接摄入的食物（如配方奶或固体食物）产生反应，而不是对母亲饮食中的食物产生反应。

反应更可能是家族过敏史，并且几乎总是伴有以下身体症状。

- 皮肤问题，如湿疹、皮炎、荨麻疹、皮疹和皮肤干燥。
- 胃肠道问题，如呕吐、腹泻、便中带血液或黏液。
- 呼吸困难，如鼻塞、流鼻涕、哮鸣和咳嗽。
- 喂养时或喂养后哭闹（也是过度泌乳和胃食管反流病的症状）。
- 难以入睡，睡不安稳。

如果婴儿对母亲饮食中的新食物有急性反应，症状可能会在1小时内出现，但通常会在24小时内消退。

会使婴儿对母乳产生反应的最常见的食物是牛奶，其次是其他蛋白质食物，如大豆、鸡蛋、花生、坚果、小麦、玉米、猪肉和鱼类。

当母亲剔除一种她常吃的食物（如乳制品）时，有些婴儿的症状几天内就会有所改善，但牛奶蛋白质通常需要2~3周才能从身体系统中排出，婴儿的反应才会消退。

从母乳喂养母亲的饮食中剔除牛奶几个月不会造成骨矿物质密度下降。如果有人担心，母亲可以补钙。

如果一个母亲在饮食上做出重大改变，一次剔除不要超过一到两种食物，以便她可以更容易地找出原因，并可以熟练掌握饮食习惯的评估。

母亲通常可以在6个月内再吃任何令人不快的食物。

如果剔除某些食物不能解决问题，母亲可以向医护人员询问是否可以开一种叫“胰酶 MT 4”的消化酶，这种消化酶通常给囊性纤维化患者服用来帮助其更彻底地分解食物。治疗方法是每次正餐服用 2 片，每次吃小份餐时服用 1 片。通过更彻底地分解这些令人不快的食物，过敏原不太可能完整地进入母乳并引起婴儿的反应。

如果一个健康的婴儿出现血便，并且从母亲的饮食中剔除乳制品依然不能解决这个问题，那么问题很可能会在持续的母乳喂养中及时得到解决。

（四）咖啡因、巧克力和草药茶

母亲摄入适度咖啡因（相当于每天 2~3 杯咖啡）对大多数母乳喂养婴儿来说不成问题。

巧克力含有类似于咖啡因的物质，但含量要少得多。巧克力的适度摄入通常不会导致母乳喂养婴儿出现问题。

草药可以像药物一样起作用，可以影响母乳喂养，所以在服用之前了解其服用方法是非常重要的。大剂量服用由鼠尾草、薄荷和西芹制成的草药茶会降低母亲的泌乳量。大品牌的草药茶对于母乳喂养的母亲来说是安全的，但是应该谨慎饮用市面上的“自有”品牌草药茶，或者以个别草药中煮制的茶。遵医嘱制备草药茶，并适度饮用。

（五）骨骼健康

母乳喂养似乎对女性的骨骼健康有中性或积极的作用。

母乳喂养期间从食物或补充剂摄入的钙量似乎不会影响乳汁中钙的含量或母亲的骨矿物质密度。

（六）母亲吃素

当母乳喂养的母亲不吃任何动物类食品时，如素食者或遵从养生食谱的那些母亲，建议服用维生素 B_{12} 补充剂，预防维生素 B_{12} 缺乏症，这一病症可能会导致婴儿的神经系统问题。如果早期发现并服用维生素 B_{12} 补充剂治疗，神经系统问题可能会被逆转。如果无法逆转，那就可能是不可逆的。

如果母亲不摄入动物类食品，为了保护婴儿的长期健康和发育，建议她服用维生素 B_{12} 补充剂或食用强化豆制品。

（七）体重减轻

许多（但不是全部）母乳喂养的母亲在产后最初 6 个月体重逐渐减轻。如果母亲想要更快地减肥，建议她少吃多运动，但要避免极端的减肥计划。在母乳喂养期间，建议每天至少摄入 1800 卡热量，但每天摄入 1500 卡热量的饮食结构不会影响乳汁的产量或组成。

不推荐母乳喂养的母亲采用极低碳水化合物的饮食结构。

（八）体重偏轻或饮食失调

这一类的母亲有维生素缺乏的风险。在母亲的存储量耗尽前，她的乳汁成分将保持正常，但她可能会出现精力不足，对疾病的抵抗力也较弱。如果她长期营养不良和缺乏维生素，她乳汁中维生素 A、维生素 D、维生素 B_6 和维生素 B_{12} 含量可能会低于正常水平。在几周内出现极度营养不良的情况下，她的产奶量可能最终会下降。如果母亲营养不良，最具成本效益和资源效益的策略是给母亲而非给婴儿补充营养。

具有饮食失调史的女性早产的风险较高，但母乳喂养不受影响。一些患有饮食失调的母亲接受母乳喂养；而其他一些则拒绝。

（九）肥胖

妊娠前肥胖的母亲在分娩后不太可能进行母乳喂养，如果她们这样做的话，往往会提早断奶。以下身体因素可能会影响超重和肥胖母亲的母乳喂养。

- 产后乳汁增加略有延迟。由于这些母亲在最初 2 小时内不太可能进行母乳喂养，所以这可能不是由于生理性因素，这可能与乳汁增加延迟有关。
- 在一项研究中发现催乳素对婴儿哺乳的反应下降，但研究结果没有普遍意义。
- 相关的治疗状况，如与后来乳汁增加相关的糖尿病和多囊卵巢综合征（PCOS）。

文化观念和母亲的自我形象也可能影响超重和肥胖女性的母乳喂养行为。以下实质性措施可以帮助肥胖和超重的母亲克服潜在的母乳喂养问题。

- 采用舒适的母乳喂养姿势。
- 穿戴合身的胸罩。

- 在公共场合进行母乳喂养。
- 利用吸奶器。
- 治愈引起瘙痒、灼伤和疼痛的乳房皮肤褶皱处的炎症。

超重或肥胖的母亲可能对婴儿的体重有不切实际的看法，将正常体重的婴儿视为肥胖。

（十）胃旁路手术和其他减肥手术

具有减肥手术史的母亲需要服用维生素和矿物质补充剂以避免相关营养缺乏，因为这些手术会影响她们的营养吸收。血检和其他手段可以确诊是否存在维生素和矿物质缺乏症。

建议母亲了解泌乳量，严格遵循营养指南，并监测婴儿的体重。虽然有报道称，在减肥手术后母乳喂养婴儿出现发育不良，但尚未排除其他可能的原因。

二、锻炼

适度锻炼有益于改善母乳喂养母亲的心血管顺应性、血脂指数和胰岛素反应。锻炼还可以有效地改善情绪，减轻抑郁症，效果类似抗抑郁药。

适度锻炼不会影响乳汁分泌和乳汁成分。而疲劳锻炼会增加母乳中乳酸的含量，但没有必要推迟母乳喂养。

产后开始锻炼时，应该和医护人员交流，逐渐开始。

如果把婴儿放在婴儿手推车上或婴儿背带里母婴一起散步，可能“新手”妈妈锻炼时间会比较充足也比较方便，可以跟慢跑手推车中的婴儿一起慢慢跑步，也可以参加母婴锻炼班。

三、仪容：头发护理、日晒和穿孔

没有证据表明母亲使用护发产品会影响母乳喂养的婴儿。

没有证据表明母亲使用日晒机器床会影响母乳喂养的婴儿。日晒机器床中使用的紫外线光也是阳光的一部分。

一些乳头穿刺的母亲已经顺利地进行了母乳喂养，但有些则出现了母乳喂养问题。

四、酒精、尼古丁和其他软性毒品

（一）酒精

偶尔喝一杯含酒精饮料被认为与母乳喂养相容。酒精可通过母亲的血流快速清除，因此她可以在母乳喂养后饮酒以最大限度地减少婴儿接触量。在未进食时饮酒，母亲的血液酒精水平在 30~60 分钟时达到峰值，而进食时饮酒则在 60~90 分钟达到峰值。即使她不挤奶，酒精也会很快从她的乳汁和血液中排出。一个 120 磅重的女性需要 2~3 小时才能完全从体内排出一杯普通的啤酒或葡萄酒中的酒精。

母亲饮酒越多，从体内排出所需的时间就越长。请参阅以下在线图表，了解平均酒精排出时间、母亲体重因素、开始饮酒时间和饮用数量：http://www.pubmedcentral.nih.gov/articlerender.fcgi？ artid=2213923。

在饮酒前吃饭和挤奶，可降低母亲的身体系统中酒精的作用。这些影响互为补充。

酒精会破坏母亲的激素平衡，并减少婴儿吃奶时的乳汁摄入量。暴露于母乳中的酒精会导致婴儿睡眠不足。

日积月累，当母亲经常饮用大量酒精或饮料时，可能会对她和母乳喂养的婴儿产生不良反应。对母亲的影响，包括抑制喷乳。而对婴儿的影响，症状包括嗜睡、深睡眠、虚弱、线性增长减少和体重增加异常。

长期中度至重度饮酒是否影响母乳喂养婴儿运动发育的研究证据是混杂不清的。

要确定母亲是否滥用酒精，可询问她每天、每周和每月饮用多少酒精饮料。如果怀疑有酒精滥用，可一起讨论母亲喝醉后在照顾婴儿方面的风险，以及如果成年人饮酒太多对母婴同睡带来的危险因素。请联系医护人员，并将她介绍给滥用药物方面的顾问。

（二）尼古丁

虽然许多吸烟母亲认为配方奶喂养比自己进行母乳喂养更“安全”，但事实正好相反。当母亲吸烟而不进行母乳喂养时，会增加她自身的健康风险，并增加婴儿感染、呼吸系统疾病、呼吸道过敏、哮喘和婴儿猝死综合征的风险。无论采取何种方式喂养婴儿，暴露于吸烟环境或被动吸烟都是有害的。

妊娠期间吸烟可导致婴儿出生体重较低并加大早产风险。吸烟越多，婴儿可能受到的影响就越大。

吸烟的母亲不太可能进行母乳喂养，而母乳喂养者更有可能提早断奶，但原因可能不是身体方面的。吸烟是否影响母亲的激素水平和泌乳量的研究证据是混杂不清的。一些研究表明，吸烟母亲提早断奶与母亲对吸烟如何影响其乳汁及其婴儿的焦虑情绪有关。母亲吸烟不是母乳喂养的禁忌证。

1. 减少婴儿暴露于尼古丁和香烟烟雾的策略

- 每天减少吸烟或戒烟。
- 母乳喂养后吸烟。在下一次母乳喂养前等待几个小时，婴儿再次吸乳之前，乳汁中的尼古丁水平会下降。然而，即便宝宝想要提前哺乳，母乳喂养也比给予配方奶更适合。
- 在外面或在单独的房间内吸烟。不管婴儿喂养方式如何，呼吸香烟烟雾会给家庭中的每个人都带来健康风险。

2. 尼古丁替代品 用于戒烟的尼古丁替代产品与母乳喂养相容。在一天内间歇性地使用尼古丁口香糖、锭剂、片剂、吸入器和鼻喷雾剂，使得血液和乳汁中的尼古丁水平升高和下降。建议母亲在母乳喂养后使用，如有可能，在下一次母乳喂养之前等待几小时，当血液和乳汁中的尼古丁含量较低时再进行喂养。如果一个孩子想要在那之前进行母乳喂养，那么不妨继续喂养。在大多数情况下，母亲从这些产品中吸收的尼古丁少于吸烟。

经皮尼古丁贴片在母亲的血液和乳汁中保持稳定的尼古丁水平，如果使用得当，应该低于吸烟。睡觉时，请在晚上取出贴片以降低尼古丁含量。

（三）软性毒品

可以使用以下标准来确定哪些具有非法药物使用史的母亲应该和不应该鼓励进行母乳喂养。

应该支持进行母乳喂养的女性包括以下人群。

- 在分娩前至少90天内没有使用非法药物，并且作为门诊患者可以保持清醒。
- 正在药物滥用治疗方案中，并同意其医护人员获得治疗进展信息。
- 计划继续其产后治疗方案。
- 接受持续的产前护理。
- 分娩时进行了尿检，对非法药物呈阴性。
- 母乳喂养期间未服用禁忌的精神药物。
- 正在使用稳定的美沙酮替代疗法（无论剂量如何）。

不应鼓励进行母乳喂养的女性包括以下人群。

- 没有接受产前护理。
- 在分娩后30天内服用非法药物。
- 拒绝药物滥用方面的治疗。
- 在分娩时对非法药物进行的尿液检测结果呈阳性。
- 正在频繁使用药物。

当受到非法药物的影响时，无论采用何种方式喂养婴儿，母亲提供足够照料的能力都会受损。

婴儿在妊娠期间或母乳喂养期间暴露于药物可能会影响母乳喂养的能力。例如，以下行为在美沙酮治疗阿片成瘾的母亲的新生儿中是常见的：烦躁、睡眠和醒来之间的快速波动、高肌肉张力（引起下颌咬合和身体弓起）、吸吮/吞咽不协调、刺激过敏、鼻塞和呕吐。一些此类婴儿在进行正常母乳喂养之前需要药物来治疗戒烟症状。接受美沙酮治疗的母亲母婴同室减少了症状和戒烟药物的需要。母婴同室还可以使母亲提前出院回家。

1. 安非他明 如果以处方剂量服用，与母乳喂养相容，但滥用时，母婴都将面临风险。一些安非他明，如右旋安非他明，是强大的中枢神经系统兴奋药。当以大于处方剂量服用时，安非他明在乳汁中积聚并可能造成危害。报告的症状包括烦躁易怒和失眠。

2. 可卡因 母乳喂养期间禁忌服用可卡因。它可以大量进入母亲的乳汁中，并在母乳喂养的婴儿体内引起可卡因中毒。在服用可卡因后，母亲应该在至少24

小时内吸奶并丢弃。报告称婴儿的症状包括烦躁易怒、呕吐、瞳孔扩大、震颤、心跳和呼吸频率增加。虽然对母亲的影响可以在 20~30 分钟内快速消退，但可卡因代谢缓慢，并且长达 7 天后还可在成人尿液中检测到，在婴儿的尿液中能检测到的时间甚至更长。长达 36 小时还可以在母乳中检测到可卡因。由于非法药物很少是纯的，可卡因也可能含有对母乳喂养婴儿有害的其他药物。

外用可卡因在涂抹于母亲乳头时也可能对婴儿产生危害。

3. 致幻药物 母乳喂养期间禁止吸食致幻药物，如天使粉、摇头丸和迷幻药（lysergic acid diethylamide,LSD）。它们可以大量进入人乳中，危及母乳喂养的婴儿。

- 五氯酚（半衰期为 24~51 小时）储存在脂肪组织中，并且在母亲的尿液中可检测到的时间长达 14~30 天。
- 摇头丸（半衰期为 20~60 分钟）对婴儿的暴露取决于母亲摄入的剂量，至少 12~24 小时内要吸奶并丢弃。
- LSD 迷幻药（半衰期为 3 小时）可穿过血脑屏障，并可能导致婴儿幻觉。在母亲的尿液中可检测到的时间长达 34~120 小时。

4. 海洛因 / 美沙酮 母乳喂养期间禁止吸食海洛因。如果滥用，大量海洛因可进入母乳，并可能导致婴儿海洛因成瘾。婴儿的症状包括震颤、烦躁不安、呕吐和喂养困难。

在所有剂量下，服用美沙酮是海洛因成瘾的有效治疗方法，被认为与母乳喂养相容。如果母亲正在进行美沙酮治疗，母乳喂养可能不会阻止婴儿的戒断症状，但母婴同室可能有效。

关于母乳喂养是否有助于阻止美沙酮治疗母亲的婴儿戒断症状的研究证据是混杂不清的。研究人员建议，服用大剂量美沙酮维持治疗的女性应逐渐戒断母乳喂养。

母乳喂养期间禁止吸食大麻。大麻中的活性成分四氢大麻酚（Tetrahydrocannabinol,THC）可积聚在母乳中。在大量吸食人群中，乳汁和血液中的THC水平可能高达8：1。虽然半衰期为25~57小时，但当母亲经常吸食大麻时，THC储存在身体脂肪中，使其半衰期长达4天。在母乳喂养母亲吸食大麻后，THC在婴儿的尿液中可检测到的时间长达3周。被动吸入大麻烟雾会增加婴儿获得的THC量。因为非法药物很少是纯的，大麻可能会与对母乳喂养的婴儿有害的其他药物或物质结合在一起。

第15章

妊娠期与两个婴儿的护理

一、妊娠期的母乳喂养

（一）断奶的决定

以下是导致一些女性在妊娠期断奶的因素。

1. **对未出生的婴儿的担忧** 如果母亲营养良好，母乳喂养应该不会将未出生的婴儿置于危险之中。

2. **对妊娠影响的担忧** 母乳喂养期间子宫收缩与发生性关系时的子宫收缩相似，因此，除非夫妇避开性行为，否则并不禁忌母乳喂养。

3. **对母亲的营养、健康或舒适度的担忧** 早期恶心会增加母乳喂养的困难。如果母亲营养不良，提供营养补充剂可以消除潜在的健康风险。由于母亲的腹部渐渐隆起，母乳喂养会变得棘手，乳头触痛可伴有激素变化。为了改善乳头不适，建议以下策略。

- 改变喂养姿势，确保婴儿深衔乳房。
- 利用分娩呼吸技巧。
- 让宝宝温柔一些，或限制母乳喂养的时间。
- 手动挤奶直至出现喷乳，因为乳汁流动可以减轻疼痛。

在妊娠期间，许多母亲在哺乳时感到不安或烦躁。

在妊娠期间继续母乳喂养的一个好处是，当母亲想要休息时，可以更容易说服孩子躺下和哺乳。

（二）妊娠期的产奶量

大多数母亲注意到在妊娠的第 4 个月或第 5 个月期间，乳汁转为初乳时，乳汁产量明显下降。一些母亲通过让孩子减少母乳喂养或断奶来应对产奶量降低。有些母亲则开始食用更多的其他食物。使得乳汁味道发生变化，从而说服一些孩子断奶。尽管发生了这些变化，另外有些孩子还是愿意继续母乳喂养。

仅仅根据年龄还不足以预测一个孩子是否会在母亲妊娠期间断奶，但是一个小于 12 个月的婴儿对母乳有生理需求，不可能断奶。

如果婴儿年龄小于 1 岁，建议母亲监测婴儿体重增加情况，以确保他保持良好的营养状况。

二、一大一小两个婴儿的护理

（一）分娩后的具体细节

在最初几天，建议优先给新生儿喂奶。如果年龄较大的孩子只是偶尔母乳喂养，母亲不需要做任何特别的事情。但是，如果母亲担心年龄较大的孩子频繁进行母乳喂养，她的助手可以分散孩子的注意力，或者，如果合适的话可带他离开母亲一段时间。

年龄较大的孩子一开始可能更频繁地哺乳，这可能会导致他的大便发生变化。初乳和过渡乳可作为泻药，导致较大的孩子大便更为松散，更频繁的排便。这种情况应该在分娩后约 2 周内消退。

一大一小两个孩子的护理有助于最大限度地减少乳房肿胀并确保充足的泌乳量。

在护理两个孩子时正常的乳房保健通常就已足够，即使在发病的情况下也是如此。

建议母亲保持良好的饮食习惯，摄入足够的流食，并在两个孩子护理期间隙得到充分的休息。

（二）后期乳房共享

母亲是决定孩子共享乳房的最佳人选。有些母亲喜欢两个孩子同时哺乳。当孩子们同时哺乳时，有些母亲则会变得不安或烦躁，喜欢分开给孩子喂奶。有些母亲觉得按一大一小两个孩子自己的需求随时进行哺乳是最舒服的。其他母亲则更喜欢通过设定次数和地点来限制年龄较大孩子的母乳喂养。

为了让自己感到舒适，母亲可能希望鼓励较大的孩子母乳喂养的习惯保持一致，以使他在第 1 天内不会整天想要吃奶而在第 2 天又根本不想吃，因为这样可能会增加母亲患乳腺炎的风险。

如果母亲发现两个婴儿的护理让她无所适从或令她感觉不适，鼓励她寻找循序渐进的积极的方式给大孩子断奶（见第 19 章）。

依靠伴侣的帮助以及使用婴儿背带可能更容易满足两个孩子的需要。

离家外出时，两个婴儿的护理可能具有挑战性。如果母亲在离家前对两个孩子进行母乳喂养，并且在外出期间向大孩子提供小吃和饮料，那么可能会减少对母乳喂养的需求。

第16章

早产儿

婴儿胎龄小于37周被认为是早产儿，这一情况涵盖了广泛的母乳喂养能力和健康相关问题。

一、母亲在婴儿护理中的作用

（一）母亲的情绪

早产后，婴儿可能不如母亲预期的那么健康，母亲可能会为此感到悲伤，这有可能影响她处理和记忆信息的能力。这可能会使她更加积极地进行母乳喂养，但也可能让她在进行母乳喂养时感觉被侵犯。

无论母亲是否计划在出院后对早产儿进行纯母乳喂养，她都应该在住院期间给婴儿喂奶。母乳喂养的早产儿的健康结果明显会更好。大多数母亲对于挤奶有着复杂的情绪。

（二）肌肤接触

应尽可能早地多进行肌肤接触（有时也称为“袋鼠护理法”），即使对于极早产儿来说也是如此。肌肤接触可以增强母婴之间的互动，并帮助建立母乳喂养机制。与母亲分开会对新生儿造成生理应激反应。肌肤接触会降低生理不稳定和应激，促进婴儿健康生长。肌肤接触比恒温箱可以更有效地稳定早产儿情绪，但是如果婴儿低于27周胎龄或出生时体重小于1000克，婴儿的状况非常不稳定，或近期做过手术，或者有大的伤口或引产，那么可能需要延迟7天才能进行肌肤接触。

早期频繁的肌肤接触可以延长母乳喂养的持续时间以及增加纯母乳喂养的可能性。

对于母亲来讲，袋鼠护理法可减少抑郁症的发生率。

二、早产儿的母乳喂养

（一）何时开始

母乳喂养被认为是理所当然的正常行为，而不应纠结在是否“准备就绪”方面。早产儿与足月产婴儿的母乳喂养方式不同，但并不一定无效。随着时间的推移和吃奶时的不断适应，大多数早产儿可以像足月婴儿那样有效喂养。在一些创新性新生儿重症监护病房（neonatal intensive care unit,NICU）中，并不会考虑胎龄和体重。只要婴儿脱离了呼吸机和持续的气道正压（continuous positive airway pressune,CPAP），并且没有严重的不稳定性，即可开始进行母乳喂养。

早产儿可以在母乳喂养时比用奶瓶喂养更自如地运用吸吮、吞咽和呼吸功能，并且在用奶瓶喂养之前就能够具备母乳喂养的能力。相比母乳喂养，在奶瓶喂养时早产儿血氧饱和度下降和心动过缓的发生率更高。

早产儿可以在妊娠 28 周时就开始吃奶。

（二）如何开始

没有必要让早产儿从“排空”的乳房开始吃奶。这项建议是基于奶瓶喂养研究的。

1. 合理预期　学习母乳喂养需要时间。在婴儿开始吃奶之前，可能需要几次尝试。婴儿可以从舔乳头或用嘴触碰乳头开始。许多婴儿会在短时间内一阵一阵地吃奶并很快入睡。如有必要，可以过后再给婴儿喂奶。

2. 隐私　应注意保护母亲和婴儿的隐私，最好是在一个带门的独立房间哺乳。如果正在对婴儿采用监视器监测、氧疗或静脉滴注，单人病房可能不太现实。可以使用窗帘、隔墙或屏风构建一个私人空间，或者调整母亲的座椅，让母亲背对着房间。

3. 安抚　如果有一张可以给母亲的背部和手臂提供良好支撑并可以让母亲斜躺的舒适座椅就再好不过了。加上一个枕头可能有所帮助。选择穿可以让婴儿随时吃奶的宽松衣服。不能让婴儿感觉太暖和，否则他可能会昏昏欲睡。与母亲身体的亲密接触足以让婴儿觉得很温暖，婴儿只要戴上帽子，身上盖个毯子就够了。

4. 声音和灯光　一个平静、安静的环境使婴儿可以易于应对外界刺激，这样就可以安静地交流了。将母婴远离闪光灯和直射光。房间灯光应昏暗。

5. 轻松相处 不要去催促或打断母婴共处的氛围。

6. 提供帮助 在前几次喂养期间提供母乳喂养技巧的帮助和支持。当母亲学习领会婴儿的吃奶提示信号时，可以从中获得信心。如有必要，可给予一些实用的建议，比如帮助婴儿深衔乳房并采用舒适的姿势。用娃娃玩偶进行演示，不要去触摸母亲或婴儿。

如果婴儿有呼吸或心跳异常，在早期母乳喂养期间对其进行监测。如果婴儿在第一次喂养期间一直比较平静稳定，母亲可以学习观察婴儿的呼吸和皮肤颜色，如有必要，可以联系医务人员。

（三）帮助婴幼儿含住乳房

在母乳喂养之前避免出现令人紧张的事件或行为，并在开始时尽可能多地进行肌肤接触。当婴儿在母亲的衣服下面醒来或准备吃奶时，母亲能从他的动作领会到他的需求，并且能感觉到婴儿呼吸的变化，看到他的眼睛睁开，并注意到他开始进行吮吸的一些动作。

倚靠式的母乳喂养姿势可以给身体提供良好的支撑，这对于早产儿很好地衔住乳房并有效喂养是至关重要的（详见第 1 章）。如果采用直立喂养姿势，许多早产儿肌肉张力较低，需要更多的支撑。

- 确保母亲的背部、颈部和手臂有良好支撑。
- 抱着婴儿，婴儿整个身体正面对着母亲。
- 将手掌放在婴儿背部，用拇指和食指支撑婴儿脑根部，引导婴儿靠近乳房。
- 将婴儿的鼻子与母亲的乳头对齐，让他的下巴先靠近乳房，嘴巴张大，头稍微向后倾斜，这样更利于婴儿吞咽乳汁（图 16–1）。
- 当婴儿吃奶时在婴儿的肩膀上稍微施加点儿压力，确保他可以大口吃奶，在喂奶时一直保持这个动作，可以让婴儿很好地吃奶。
- 可以在婴儿身下放一个枕头或垫子，支撑着他与乳房的高度一致。

采用直立喂养姿势可能有助于母亲支撑自己的乳房。

母亲找到一个舒适的喂养姿势后，建议她尽量避免太多的动作或多余的抚触，因为早产儿对刺激非常敏感。

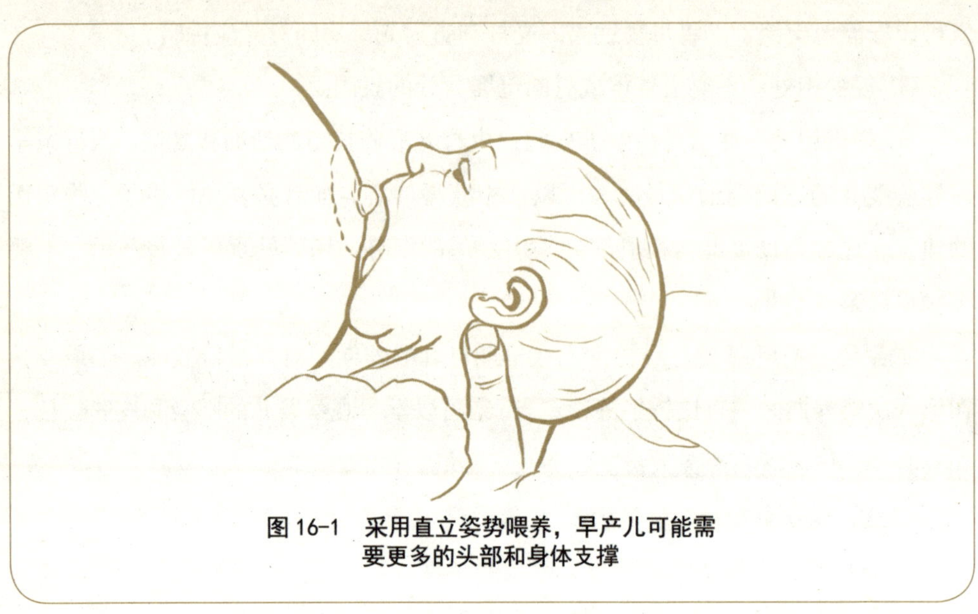

图 16-1 采用直立姿势喂养，早产儿可能需要更多的头部和身体支撑

起初，母亲的喷乳可能会延迟，但是，随着母乳喂养时间的增加，乳汁流动会越来越快。在此期间，她可以在母乳喂养之前与婴儿进行肌肤接触，增加亲密感，并用吸奶器或手动挤奶来刺激喷乳。

帮助母亲了解婴儿想要吃奶和想要停止吃奶的时间（表 16-1）。

表 16-1 早产儿母乳喂养时的信号

想要吃奶的信号	想要停止吃奶的信号
生理变化	
心跳和呼吸正常 肤色不变 消化稳定 偶尔惊吓或抽搐	过快、过慢或不规律的心跳 / 呼吸 肤色变化（苍白、斑点，发红） 排便时呕奶、噎住、发出咕哝声 呃逆，惊恐，震颤
动作	
稳定的肌肉张力 表现出想要多吃点奶的迹象： 主动靠近母亲乳房衔乳 把手放在脸上或嘴里 微笑 用嘴巴、舌头和嘴唇触碰母亲乳房	手、胳膊、腿、躯干和脸部的低肌肉张力 弯曲胳膊、腿、躯干，并一直保持 露出舌头 伸开胳膊 / 腿 歪着头部和（或）弓起身体离开乳房或转动身体 手指张开

续 表

状态	
稳定的睡眠或警觉 熟睡 状态容易区分 面向母亲，神情专注 平静的状态变化 很容易应对刺激	浅睡眠 昏昏欲睡，闭眼的动作 警觉性差，状态之间迅速转换 看起来目光呆滞、神情紧张、表情惊讶，眼神惊恐 很难平静，烦躁，过度活跃 应对刺激的能力有限
互动	
面向母亲的脸，发出声音 皱眉 用嘴唇形成一个“○”形 模仿面部表情，咕咕叫	目光移开，盯着另一个方向 眼睛来回“游离”或转动 慌张，哭闹，昏昏欲睡，闭上眼睛 打哈欠，打喷嚏

摘自 K. H. 奈奎斯特 . 早产儿的母乳喂养 // C. W. 根纳 . 母乳喂养婴儿的吸吮技巧支持 . 美国马萨诸塞州波士顿：Jones & Bartlett 出版公司，2008：157–158.

（四）婴儿从乳房摄入乳汁的标志

包括吞咽声、婴儿嘴巴周围的乳汁及从喂食管吸入的新鲜乳汁。使用精确到 2 克的婴儿体重秤给喂养之前和之后的婴儿称重，可以可靠地测量乳汁摄入量（不管婴儿是否疲乏虚弱）。

了解婴儿乳汁摄入量可以防止过度补充，这可能会延缓向纯母乳喂养的过渡时间。如果医护人员必须计算乳汁摄入量，提供准确的乳汁量也可以防止延迟母乳喂养和出院。

（五）母乳喂养模式

开始母乳喂养时，通常白天每隔 1~2 小时 1 次，没有时间限制。没有证据支持限制母乳喂养或缩短母乳喂养。预测刚开始喂养时间会有很大变化。早产儿在母乳喂养期间要有休息和活动的时间，并且限制吃奶的时间可能会大大减少乳汁摄入量。如果婴儿很快入睡，趁他睡着时抱着他，让他睡得很近，并在睡觉时让他衔乳。当婴儿吃母乳时进行管饲喂食，可积极促进婴儿所付出的努力。

除非婴儿需要，否则不要让他在两个乳房吸吮。

在早产儿准备进行纯母乳喂养之前，他可能需要喂食补充奶。应根据婴儿的需求确定喂食量和喂养模式，以便他在不断学习适应的同时维持体重正常增长。

一旦婴儿在乳房吃奶时可以摄入乳汁，母亲可与工作人员一起制定时间表，以便她在婴儿身边的时候可以自由哺乳。当母亲不在婴儿身边时，则使用其他喂养方法。

（六）使用乳盾

如果婴儿不愿意吃奶、快速入睡或不肯摄入更多乳汁，使用乳盾可能会有所帮助。在不影响母乳喂养持续时间的情况下，乳盾可以明显增加早产儿的乳汁摄入量。如果乳盾有助于增加吃奶时的乳汁摄入量，则只要需要就可以使用，平均而言，直到婴儿约 40 周 “纠正胎龄”之前都可以使用。

继续挤奶，直到婴儿可以进行纯母乳喂养。

（七）体重增长

在大多数情况下，早产儿可以同时进行母乳喂养和喂食补充奶。在学习母乳喂养的同时，婴儿也需要良好的喂养。

早产儿的最佳体重增长标准尚不清楚。早在 40 年前就有人提出了维持子宫内生长率这一设想，并以当时较大的早产儿的生长模式为基准。然而，由于如今早产儿可以顺利提前降生，这个基准不再有意义。

达到这个体重增长目标是具有挑战性的，因为弱小的早产儿消化系统不够成熟，吸收和消化食物的能力差。此外，额外的营养素必须以适量的可消化和可吸收的形式补充，这样才不会增加婴儿的肾脏和其他器官的负担。无论喂养什么或喂养多少，许多弱小的早产儿都不能获得子宫内生长率。

最重要的是长期的健康结果，体重增长过快实际上可能导致后期的健康相关性问题，如肥胖、糖尿病、高胆固醇、代谢综合征、激素失调、高血压、过敏和心血管问题。

如果婴儿增长缓慢，并且体重增长成问题，可询问是否可以增加喂养的量或频率。可接受的喂养量通常为每次 15~30 毫升或每天 0.5~1 盎司。

对于高脂乳汁，应继续挤奶，直到乳流停止。在一些地区，可采用母乳分析仪测量母乳的脂肪含量，这个数据因母亲个体而异。

乳汁输送系统也会影响婴儿的脂肪摄入量，从而影响体重增长。由于乳脂黏附在乳导管上，弱小的早产儿持续喂养的乳汁输送系统具有更严重的乳脂流失现象。乳汁和婴儿之间的乳导管越长，乳脂流失就越多。如果喂食系统的类型不能改变，缩短乳导管可能有助于减少脂肪流失。间歇性喂养可减少脂肪流失，但是当采用“注射器和吸奶器”系统进行管饲喂养时，已发现将注射器直立放置可以将脂肪流失从48%降低到8%。将少量卵磷脂与母乳混合可以减少乳汁通过这些装置喂养时的脂肪流失。

（八）补充性母乳喂养

母亲的产奶量随婴儿的状况而波动。

母亲的乳汁太少，或加入强化剂，可能让母亲感到灰心。有一点母乳总是比一点都没有要好，任何强化剂都是暂时性的。欲了解增加产奶量的策略，可参阅第11章。

1. 非人乳喂养的健康相关性风险 包括婴儿脑干发育较慢、许多与免疫系统和消化功能相关的疾病发病率增加（如感染和消化道炎症，可引起坏死性小肠结肠炎并扩散到身体其他部位，导致神经发育问题）、慢性肺部疾病和视力问题。只用配方奶喂养的早产儿喂养耐受性延迟，从而可能会延迟出院时间。

对早产儿采用纯配方奶喂养可能导致其在7.5—8.0岁时智力低下、20岁时骨骼低矿化以及青少年时血压升高。

2. 使用捐赠人乳 当婴儿的需求量比母亲的产奶量更大时，使用捐赠人乳是很好的第二选择。与喂养捐赠人乳的早产儿相比，喂食配方奶的新生儿坏死性小肠结肠炎（necrotizing，enterocolitis，NEC）风险高出2.5倍。

3. 强化剂和后乳 这种喂养方法可以促进体重增长。早产儿的母亲摄入某些营养物质时产奶量较高，但仅限于在第1个月。虽然没有发现这些营养物质长期摄入的益处，但是当婴儿胎龄小于34周或出生体重小于1800克时，可能会增加母乳中蛋白质、钙、磷和其他一些营养物质含量，从而促进体重增长。

可以以粉末和液体的形式将牛奶强化剂加入到母亲挤出的乳汁中。当有足够的母乳提供所需的液体时，可使用粉状强化剂。当母乳不足时，可使用液体强化剂增加喂养量。使用液体强化剂可能造成挤奶持续时间较短。

在一些国家，对乳汁进行了分析，并且强化剂是针对每个早产儿个体需求量身定制的。

一些体重增长缓慢的早产儿接受额外的后乳是有好处的，其中包括向挤出的乳汁中加入高脂后乳，或者让母亲储存最初挤出的乳汁留待后用，并在挤奶结束时保留脂肪含量更高的乳汁来喂养婴儿。后乳脂肪含量的平均值是初乳的2~3倍，并可以提高摄入的热量。但是，初乳和后乳含有大约相同量的蛋白质，所以如果推荐食用额外的蛋白质，那就不会单独喂食后乳。

（九）乳汁处理和安全

理想情况下，初乳和后乳应按照它们所挤出的顺序喂养。如果添加了配方奶，则分开喂养，而不能与母乳混合喂养。

为了降低给住院婴儿喂食的母乳细菌污染的可能性，过去通常采取一些冗余的程序，包括专门的乳房清洗、吸奶前润滑乳头、每次使用后给吸奶器零部件消毒、丢弃第一次挤出的乳汁、常规细菌筛查乳汁并给母乳进行巴氏杀菌处理。

母乳不是无菌的，正常的细菌水平尚不明确，所以常规筛查没有意义。为了减少细菌污染，可与母亲一起了解一些专家推荐的卫生习惯。

- 接触吸奶器零件和容器前先洗手。
- 每次使用后，按照说明书清洗吸奶器零件和容器。
- 手指远离乳汁储存容器的内部。

如果母乳中加入了强化剂，应在24小时内食用。

1. 巨细胞病毒（cytomegaoviyns, CMV） 风险很低，但是，一些出生体重小于1500克（3磅5盎司）极早产儿，其母亲呈CMV阳性而婴儿则呈CMV阴性，这些早产儿由于经母乳感染病毒而引发严重疾病。

当一个极早产儿呈CMV阴性，而他的母亲是CMV阳性或CMV状态未知，因为引发严重疾病的风险低，就该如何去应对并没有达成共识。将母乳加热至63.5°C（145°F）持续30分钟对其进行巴氏杀菌即可杀死病毒，消除感染的风险，但也会破坏一些乳汁的保护性成分。冷冻母乳可降低病毒水平，但无法完全杀死病毒。母亲和医护人员必须权衡活动性CMV疾病的风险及已知的与不进行母乳喂养相关的风险。

2. 其他产妇疾病 为数不多的产妇疾病禁忌对早产儿进行母乳喂养。禁忌证包括艾滋病病毒、人类T淋巴细胞白血病病毒1型和2型及治疗前的活动性结核病。可能暂时需要母亲挤出并丢弃乳汁的疾病包括水痘、带状疱疹、麻疹以及接触母亲的手或吸奶器的疱疹性乳房溃疡。

（十）母亲饮食和药物

母乳的质量和数量不受其饮食的影响，除非饮食非常有限，例如饮食失调的母亲。

母亲服用处方药或非处方药之前，要与婴儿的医护人员共同讨论，因为早产儿比足月婴儿更容易受到母乳中药物的侵害。开始服用药物之前，需要评估药物与婴儿的体型和状况是否相容。

如果对某种药物存在疑虑，可能要使用与母乳喂养和（或）挤奶喂养相容的替代品。

与婴儿的医护人员一起讨论母亲吸烟、饮酒和（或）使用非法药物方面的一些事宜。

（十一）替代性喂养方式

首先，根据婴儿的胎龄和状况，他可能需要静脉滴注养分或通过管饲法喂食。开始喂食乳汁时，可以用喂食管连续喂食或每隔 2 个小时通过一根喂食管“快速注射”，称之为“灌胃喂养”。喂养期间的肌肤接触可以帮助乳汁消化并增加母亲的泌乳量。

经口给婴儿补充喂养的方案包括杯子、奶瓶和乳旁加奶装置。奶瓶喂养对于早产儿来说可能会造成身体上的压力，并且可能使过渡到乳房喂养更为困难。仅通过鼻饲（nasogastic gavage，NG）管补充的婴儿在出院时进行母乳喂养的可能性是奶瓶喂养的 4.5 倍。杯子喂养与母乳喂养时婴儿吮吸的肌肉动作是相似的。

（十二）过渡到完全母乳喂养

根据早产儿提早出生的时间，在出生至完全母乳喂养之间可能有几个转折点。这个转变的时机取决于母亲的产奶量、婴儿的健康状况及婴儿的吃奶练习时间。这在医院或家中均有可能发生。已经确定的早产儿母乳喂养的七个阶段如下。

(1) 管饲、肌肤接触和挤奶。

(2) 母乳喂养开始。

(3) 觅乳，单一性吸吮，短时间间歇式吮乳，长时间停顿，偶尔吃奶。

(4) 间歇式吮乳时间延长，吃奶时间更长，吃奶更频繁，补充剂逐渐减少。

(5) 乳汁摄入量增加，偶尔大量吃奶。

(6) 乳汁摄入量多变，不成熟的吃奶方式，可能伴随半需求喂养的完全母乳喂养，母亲确保婴儿每天摄入最低喂食量。

(7) 精力旺盛，成熟的吃奶方式，长时间间歇式吃奶，按需母乳喂养。

月龄较大或健康的早产儿可能会在稍后阶段开始。吃奶时的练习对母乳喂养效果影响最大。在早产儿吃奶上花费大量时间的情况下，36 周胎龄的早产儿 85% 可以进行纯母乳喂养，胎龄仅为 32 周的早产儿有一部分可进行母乳喂养。具有健康相关性问题的婴儿母乳喂养效果较差，而且比健康早产儿纯母乳喂养时间更长。

通过观察婴儿的反应，母亲可以使用以下策略来提高喂养效果。

- 激发觅乳：如果没有觅乳，通过用乳头或手指触碰婴儿的嘴唇来刺激婴儿的觅乳本能。
- 改善婴儿嘴巴含住乳房的程度。如果婴儿什么都没有含住或含住部分乳头，或含住乳头而没有含住乳晕，帮助婴儿更深入地含住乳头。
- 让婴儿的嘴巴一直含着乳头。如果采用直立喂养姿势，婴儿很快离开乳房或只是停留很短的时间，可将婴儿的身体拉近一些。
- 鼓励吮乳：如果婴儿还未开始吸吮，或者在清醒和呼吸平静的时候停顿很长时间，可以跟婴儿说说话或抚摸他的脚或手掌。

如果母乳喂养没有改善，请尝试使用乳盾。

随着婴儿变得越来越熟练，一些策略可以缓解向完全母乳喂养的过渡。

1. 从按时间表到半需求喂养 如果称重试验表明婴儿每次乳汁摄入量只有实际需求量的一半，首先采用“半需求”喂养计划取代 1~2 小时的喂食时间表。这一计划包括，每当婴儿出现吃奶的兴趣或距离上次喂食已过去至少 3 小时，就可以给婴儿喂奶。如果婴儿睡着了，将他靠近乳房，让他的嘴巴触碰乳头。每次喂养都进行称重试验并统计乳汁量。如果母亲发现称重试验有压力，则将每天作为补充剂喂食的乳汁量逐渐减少，并监测婴儿体重增长情况。每天所需的乳汁量由婴儿的体重决定。

一旦实现纯母乳喂养，许多母亲继续这种半需求喂养的惯例，直到婴儿发育更成熟为止。在婴儿可以自我调节自己的喂养前，无论白天还是晚上都应避免长时间间隔，保持跟踪每天喂养的次数，确保婴儿每天吃奶至少 8 次。

2. 从“半需求”喂养到“需求”喂养 婴儿的吸吮模式变得更加成熟时，有节奏的间歇式吸吮穿插呼吸，就表明他已经成熟到足以调节自己的喂养，并转向婴儿决定何时吃奶的“需求”喂养。称重试验停止，婴儿每隔 1~3 天称重，以确保其体重正常增长。

即使母亲的目标是母乳喂养，花费数周或数月的时间观察所测量和记录的每一次喂养可能会增加她挤奶喂养的舒适度。她可以将这些喂养习惯与脆弱婴儿的健康联系起来，而根本性的改变可能引发她的焦虑。

然而，过渡到完全母乳喂养有助于实现所推荐的母乳喂养持续时间。在产后 4 个月，72%的母亲过渡到仍然属于母乳喂养的直接母乳喂养，只有 10%未过渡到直接母乳喂养的母亲仍在采用挤奶喂养。

3. 监测婴儿的乳汁摄入量和体重增长 这对于过渡到直接母乳喂养是至关重要的。处于过渡期的婴儿面临乳汁摄入不足的风险，需要进行监测。如果在医院里母亲可以使用精确的电子秤（精度为 2 克）进行称重试验，可用它来观察婴儿吃奶时摄入的乳汁量以及与另一种方法相比婴儿吃奶时的行为有没有什么变化。这可以让她感觉到良好喂养的外在迹象，如婴儿表现放松、满足和听得到吞咽声。

无论母亲是否使用体重秤进行称重，频繁的体重检查对于确保婴儿每天至少体重增长半盎司或 1 盎司（15~30 克）是至关重要的。

在能够根据婴儿的吃奶提示信号进行完全母乳喂养之前，仍应按计划继续挤奶，因为健康的产奶量是有效母乳喂养的重要方面。

4. 使奶瓶喂养更近似于乳房喂养 “诱导吸乳”是指采用母乳喂养姿势进行奶瓶喂养，婴儿的脸颊与母亲裸露的乳房接触，然后当婴儿吸吮和吞咽时，快速从婴儿嘴巴里取出奶瓶并放入乳头。或者尝试通过用奶瓶的奶嘴触碰婴儿嘴唇来开始喂养，等到他嘴巴张大，让他将奶瓶的奶嘴吸入他的嘴巴，而不是将其推进去。水平拿着奶瓶而不是垂直，让乳汁流动变缓，并且以更直立的姿势抱着婴儿，而不是让他仰面躺着。

避免婴儿嘴巴紧闭吸住奶嘴的尖端。

5. 使用工具 使用乳盾让乳头感觉更牢固，或者使用乳旁加奶装置让奶瓶中的乳汁流动更快，这样可以使过渡更容易。这些工具可以单独使用或结合使用，以帮助婴儿找到他正在寻找的东西，并在吃奶时形成母婴之间的积极联系。

最重要的是避免因为喂养问题争执不休，让乳房成为一个“战场”。如果婴儿不想吃奶，可停下来安抚他。吃奶时母婴放松的肌肤接触将有助于促进母婴之间更为积极的联系。

（十三）回家

在出院前，母亲需要积极参与婴儿护理和检查，为将来出院后回家护理积累经验。在出院前，母亲和婴儿一起度过的时间越多，过渡到家庭就越容易。如果母亲还没有花太多时间与婴儿肌肤接触，现在就开始熟悉婴儿的睡眠——觉醒节律。

如果婴儿母乳喂养不够正常并且母亲没有花很多时间照顾他，出院可能意味着第二次危机。在家里的第 1 周，接受一切可能的帮助，并安排好计划，除了母乳喂养和照顾婴儿不做其他事情。可以请带有年龄稍大孩子的亲朋好友偶尔来聚聚。

1. 测定乳汁摄入量 母亲需要知道婴儿正在摄入足够的乳汁。正常乳汁摄入量的最可靠标志是每日体重增长至少半盎司至 1 盎司（15~30 克）。频繁安排体重检查，以确定婴儿如何应对新的生活习惯。

另一种监测乳汁摄入量的方法是租用一个精确的（精度为 2 克）电子秤供家庭短期使用。每天监测婴儿的体重增长情况，或者使用它来进行称重试验，以确定是否需要补充剂。

2. 带头母乳喂养 在过渡到家庭中时，母亲应尽可能多地抱着婴儿，自己主动带头进行母乳喂养，并寻求支持。在家里创建一个舒适的母乳喂养区域，远离活动和过度刺激，并多用几个枕头来支撑自己和婴儿。

在夜间保持给婴儿喂养。如果母亲不舒服的话，可躺下来，斜靠在床上哺乳，用额外的枕头进行支撑，并让婴儿趴在母亲身上。喂奶后，妈妈可以把婴儿放回他的床上，或者把婴儿放在自己身边。

3. 使用强化剂 如果出院后建议使用强化剂，在一些喂养中，可以使用含有强化乳的乳旁加奶装置，或者将挤出的母乳混合强化剂使用另一种方法喂食。

三、晚期早产儿

胎龄 34~37 周的婴儿被称为“晚期早产儿”，以强调其脆弱性。婴儿可能尚未准备好依据吃奶的提示信号进行母乳喂养。婴儿面临低温、黄疸、低血糖和呼吸暂停等大量健康相关性问题的风险更大。

晚期早产儿需要进行监测，以确保他摄入所需的乳汁，在某些情况下，他可能需要采用补充剂的喂养方式。为了减少补充剂需要，母亲可以花尽可能多的时间跟婴儿身体接触帮助其调节体温，并发出频繁的喂奶提示。如果婴儿在母亲的身上，即使睡着了也可以进行母乳喂养。可按照前面章节“半需求喂养”中的建议。

四、早产的双胞胎、三胞胎以及更多胞胎

许多多胞胎都是早产，所以在妊娠期间建议母亲为下列可能性做好相应准备。

- 跟医院的工作人员约见并参加早期母乳喂养课程。
- 了解挤奶事宜。
- 了解肌肤接触和婴儿的稳定性。
- 尽快计划开始母乳喂养。
- 至少在第 1 个月（最好在前 3 个月），在家中安排人手提供帮助。

如果需要挤奶来诱发充分产奶量，建议她将每个婴儿每天摄入乳汁量目标定为 25 盎司（750 毫升）。

一个婴儿比另一个婴儿更有效地哺乳，或者婴儿不同时间出院，这种情况并不多见。如果是这样，可尝试将两个婴儿同时进行母乳喂养，以便有效喂养的婴儿可以触发效果较差的婴儿所需的喷乳。

一些多胞胎的母亲发现其中一个婴儿比其他婴儿更早出院。这可能意味着既要在家里进行母乳喂养，还要继续为医院里的一个或多个婴儿挤奶。在这个忙得

焦头烂额的时期，提供及时的帮助无异于雪中送炭。

一旦所有的婴儿都出院回到家里，共用同一个睡眠位置可以帮助他们保持睡眠周期的协调，以便他们同时入睡和醒来。

第17章

重新泌乳与诱发泌乳

一、定义和期望

（一）重新泌乳

重新泌乳是增加产妇泌乳量的过程。这一过程可能在她仍旧泌乳时开始，也可在距离她最后一次妊娠多年之后开始。如果婴儿接受乳房哺乳，那么每天需要母乳喂养 10~12 次，并且要利用大量的时间与婴儿保持身体接触，如果没有影响泌乳的身体障碍，几周内母亲大量泌乳的可能性很大。

如果母亲因喂养她最小的孩子而重新泌乳，可询问她产后母乳喂养出现了什么情况。造成这一问题出现的动力学可能依然存在，需要想办法解决。根据她在开始重新泌乳时的泌乳量水平，可能要花上几周才能达到充分泌乳。

（二）诱发泌乳

这是刺激从未妊娠过的女性泌乳的过程。随着现代生育技术的进步，母亲可能领养一个宝宝或者采用代孕的方式生育宝宝，因此诱发泌乳一度被称之为“领养类母乳喂养”。

不同的母亲因目标的差异而采用不同的诱发泌乳的方法。有些母亲认为，大量产奶是她们的头等大事，而另外一些母亲则认为母乳喂养的亲密程度和产奶量同样重要。还有一些母亲认为诱发泌乳主要是一种增进她们与婴儿情感亲近度的方式，很少在乎自己分泌多少乳汁。在这种情况下，婴儿愿意用乳房吃奶并享受吃奶时的慰藉是衡量成功最好的标准。

所有长期母乳喂养的母亲诱发泌乳最终都达到了婴儿对乳汁的需求量和母亲的泌乳量相匹配的阶段。6 个月后，当婴儿可以食用固体食物时，一些母亲停止给婴儿喂食配方奶。而对于一些婴儿来说，可能需要将近 12 个月的时间。

（三）可能影响泌乳过程的因素

- 婴儿的年龄——年龄较小的婴儿可能比年龄较大的婴儿更容易母乳喂养。
- 母乳喂养史。
- 婴儿目前对乳房的反应。
- 母亲或婴儿的健康、用药或解剖学问题。
- 母亲能给婴儿提供的奶量。

二、刺激产奶

重新泌乳和诱发泌乳本质上都是一样的，基本策略大致类似。

- 通过母乳喂养和（或）频繁挤奶刺激乳房。
- 母亲和婴儿之间频繁身体接触。
- 催乳剂（可选）。

采用让母亲最自然最轻松的方法，这样她就会一直坚持下去。如果在诱发泌乳期间，母亲的主要目标是与孩子建立更亲密的关系，她可能希望等到婴儿到来并且只采用母乳喂养和身体接触。但是，如果她强烈地希望在婴儿到来之前刺激大量的产奶，并且至少提前几个月她就知道婴儿的到来日期，她可能会考虑诱发泌乳方案。如果涉及领养，领养方式可能会影响到泌乳方案。比如，她能提前多久知道婴儿的到来？她确定会领养婴儿吗？

（一）乳房刺激和身体接触

无论是对于重新泌乳还是诱发泌乳，最有效的方法是全天候频繁、有效的母乳喂养。

- 每天母乳喂养至少 10~12 次。在分泌乳汁之前，乳头刺激会增加催乳素的分泌，有助于乳腺组织的生长。
- 确保婴儿深衔乳。使用第 1 章中喂养姿势和策略。
- 每次哺乳时，每个乳房喂奶均多于 1 次。

- 如果婴儿主动停止吮乳，请采用按压乳房来加速乳汁流动（见附录A）。
- 将入睡的婴儿引导至乳房吃奶，增加每天喂养的次数。
- 避免使用安抚奶嘴，并且吃奶时保持一直吸吮乳房。采用乳旁加奶装置喂食补充奶可以使婴儿主动母乳喂养的时间更长。

挤奶也可用于加快产奶速度。如果婴儿有效地进行母乳喂养，则使母乳喂养优先于挤奶。但如果母亲经常与婴儿分开或婴儿还没有有效的母乳喂养，挤奶可能仍是一个比较有效的方式。

对于挤奶，医院级的双侧吸奶器套装应当是首选的吸奶器。如果吸奶器成本高昂而未购置，则使用手动挤奶。

通过以下方式可以提高产奶量。

- 吸奶过程中采用乳房按摩以及吸奶后再手动挤奶，使得乳房完全排空。
- 挤奶时间足够长，以便彻底地排空乳房，每个乳房每次挤20~30分钟，或挤出最后一滴乳汁后至少再挤2分钟。
- 在母乳喂养后或母乳喂养间隙挤奶。每天按照实际情况尽可能多地挤奶。即使只挤出了少量乳汁，也可以刺激更快地泌乳。
- 尝试“动力吸奶”。这种方法是将吸奶器放在母亲经常活动的地方。连续几天的时间，每当她经过吸奶器时，都会用同样的吸奶器套装抽吸5~10分钟并装入相同的奶瓶中，而吸奶器套装可以在4~6小时内无须清洗。然后将乳汁混合在一起进行冷藏，并清洗吸奶器零部件。
- 将乳汁排出时间间隔缩短至8小时以内。

（二）催乳剂和诱发泌乳的方案

请医生开催乳剂或帮助母亲产奶的草药。在大多数情况下，催乳剂并不是充分产奶所必需的。

应至少提前几个月通知诱发泌乳的母亲，她才可以在婴儿到来之前使用产前诱发泌乳方案。可登录网站 (www.asklenore.info) 了解有关详细信息。

已经开发了如下三种方案。

- “常规方案”，适用于婴儿到来前至少6个月的女性。
- “加速方案”，适用于婴儿到来前6个月以内的妇女。

- “更年期方案”，适用于生殖器官已手术切除或自然绝经的妇女。

为了促进乳腺组织发育，所有三个方案都包括每天不间断服用一种含有 1~2 毫克孕酮和不超过 0.035 毫克雌激素的活性口服避孕药。为了加快泌乳速度，母亲每天还要服用多潘立酮。

在婴儿到来之前，停用口服避孕药（具体时间因方案而异），这会导致母亲孕酮水平下降，而多潘立酮可刺激其血液催乳素水平升高，促进其乳汁的“生成”。而在极低的血液水平上，这一情形酷似产后自然发生的激素变化。停用口服避孕药后，为了进一步刺激乳汁产生，开始服用草药，母亲可以使用自动双侧吸奶器，每 3 小时抽吸 1 次。这些方案的不良反应可能包括长期点状出血、血压升高和体重增加。

根据未经证实的报道，婴儿到来之前，采用“常规方案”的母亲产生了 60%~100%的婴儿乳汁需求量，采用“加速方案”的母亲产生了 25%~50%的婴儿乳汁需求量。这些结果尚未在同行评议的期刊上发表。

考虑其中任何一种方案的母亲都应该咨询其医护人员。另外，使用口服避孕药可能无法避孕。

（三）文化传统差异对产奶的影响

在母乳喂养作为一种行为准则的发展中国家，成功重新泌乳和诱发泌乳有着悠久的历史。但是在母乳喂养并未纳入行为准则的国家，少数这样的母亲能够达到充分泌乳量。这可能是因为生活在以母乳喂养为准则的地区的母亲更了解母乳喂养，而进行频繁的母乳喂养，并获得母乳喂养方面的支持。尽管她们不太可能取得催乳剂的药方，她们也有可能会有使母乳喂养更轻松的生育和哺乳史。大多数养母可能生产充足的乳汁喂养婴儿，但西方文化传统规范却视其为预防措施。

另一个区别在于，在发展中国家，大多数母亲使用易于清洁的临时喂养方法，比如汤匙和杯子，来给婴儿喂奶。由于存在污染风险，很少使用奶瓶喂养。然而，在发达国家，奶瓶喂养司空见惯，由于奶瓶喂养时乳汁流动速度快，婴儿可能摄入超过他营养需求的乳汁量。

（四）身心变化

母亲泌乳量增加时可能会产生以下身心上的变化。

- 月经变化，如月经不调或完全停经。
- 乳房变化，如乳晕变暗和感到疼痛的涨奶，乳房增大。
- 情绪变化，如情绪改善或焦虑、紧张或抑郁增加。

感觉不堪重负，或者总是在即将出现泌乳量增加的迹象时选择放弃。

多休息、多吃营养丰富的饮食及多喝水不太可能促进泌乳，但这些措施可以提升母亲的精神状态和她的应对能力。

三、让婴儿过渡到乳房吃奶

有些婴儿可以轻松而愉快地吃奶，另一些则需要耐心和鼓励才会接受。长期用奶瓶喂养的婴儿可能比其他方式喂养的婴儿更不愿意进行母乳喂养。但是因为婴儿天生都喜欢母乳喂养，所以大多数婴儿最终会接受在乳房吃奶。世界各地都有报道 8 个月至 12 岁领养儿童的觅乳行为。

养母应该首先关注她与孩子的关系。首先，养母对孩子来说是一个陌生人。母乳喂养是一种亲密的行为，当孩子感觉与新妈妈亲近时，才更有可能接受乳房吃奶。在给孩子喂奶之前，通过搂抱、陪伴、跟孩子一起睡觉、一起洗澡，并满足他的需求，从情感上变得更亲密。在第一周，如果只有母亲抱着宝宝，可能有助于使母婴关系独一无二。婴儿的性格和过去的吃奶经历会影响他的反应。如果他习惯于用快速流动的奶瓶快速喂养，那么，首先换一个中等流速的奶瓶，然后再换用一个流速缓慢的奶瓶，逐步采取措施以便孩子吃奶前不会感觉不堪重负。

对于年龄较大的婴幼儿来说，首先花点时间围绕母乳喂养的母亲和婴儿展开讨论会大有裨益，以便让婴儿看到这种互动，或者让母亲阅读带有母乳喂养图片的书籍。

（一）所有母亲

当母亲准备开始给婴儿喂奶时，首先每天花一些时间抱着露出肚子的婴儿，采用倚靠的喂养姿势将婴儿放好，触发婴儿先天性摄食行为（见第 1 章）。如果婴儿仍然抗拒吃奶，请使用以下基本策略。

- 让乳房成为一个愉快的乐园，而不是各种烦忧和矛盾的战场。如果感觉母乳喂养压力很大，那就换个方法喂养，吃奶时尽量搂抱婴儿，特别是在他睡着的时候。

- 花时间抚摸婴儿并和婴儿进行肌肤接触。不喂奶时，如果婴儿喜欢，也可以抱着他进行肌肤接触，例如一起洗一个温水澡。
- 婴儿浅睡眠或昏昏欲睡时给他用乳房喂奶。
- 使用婴儿最喜欢的喂养姿势并不断尝试，首先采用倚靠姿势。
- 尝试在私密的地方哺乳，以免分心。
- 在婴儿吃奶前刺激喷乳或尝试先挤一点奶在婴儿嘴唇上。
- 采用乳房三明治法和乳头倾斜法，尝试乳房塑形和（或）托扶，帮助婴儿深衔乳，以更好地触发主动吮乳。
- 走路或摇晃时，在运动中进行母乳喂养。
- 每当婴儿母乳喂养状态很不错时，要花大量时间进行母乳喂养。
- 根据需要添加补充奶，以确保婴儿摄入所需的乳汁量，使他们感到平静并随时准备母乳喂养。
- 采用乳房安抚和喂养婴儿，而不是奶嘴。
- 当婴儿不太饿或不太饱时给他喂奶。
- 婴儿吃奶时，搂抱他并进行大量肌肤接触。
- 让母乳喂养的时间成为令婴儿感觉到特别受关注和特别亲密的时刻。

（二）有助于婴儿接受乳房吃奶的工具和其他策略

- 请助手在婴儿吃奶时用汤匙将挤出的乳汁滴在乳头上。吞咽可以触发吮乳。
- 先喂一点乳汁，因为一些婴儿不是很饿时就会尝试母乳喂养。
- 尝试使用硅胶乳盾，这一措施可以帮助一些婴儿从奶瓶喂养转变到乳房喂养。
- 如果乳汁流动过于缓慢，尝试使用乳旁加奶装置；这可能有助于婴儿接受乳房吃奶。

奶瓶喂养的另一种用途是使用奶瓶作为过渡工具。

- 把奶瓶握在胸前，让婴儿习惯在那里喂食。
- 将奶瓶裹在布中，喂奶时将奶瓶靠近裸露的乳房，这样婴儿就可以感受到母亲的肌肤了。

- 运用“诱乳”的方法，首先采用母乳喂养的姿势进行奶瓶喂养，当婴儿正在主动吸吮并吞咽时，拔出奶嘴，把乳头塞入婴儿嘴中。
- 使用流速慢的奶嘴 / 奶头。
- 用奶瓶 / 奶头轻轻地在婴儿的嘴唇上摩擦，等他张大嘴巴，然后再将乳头放进他嘴里。
- 根据婴儿喂食时需要使用宽口径的奶嘴。

四、确保充足的乳汁摄入

当母亲注意到她幼小的婴儿吞咽更多乳汁和母乳喂养时间较长时，她可以开始逐渐减少给予的补充奶量。在这之前，由医护人员给婴儿称重，并至少每周在相同的体重秤上定期进行体重检查。如果婴儿年龄小于 3 个月，并且他的体重增加低于每天约 2/3 盎司（20 克）或低于每周 5 盎司（140 克），这是婴儿需要增加补充奶的标志。

在这个过渡期间，给幼小的婴儿喂养所需的最少量的补充奶，同时积极主动哺乳，以刺激更快的产奶。婴儿需要保持良好的营养。如果母亲过快地减少补充奶量，这可能会损害婴儿的母乳喂养能力。而如果母亲给予太多的补充奶，婴儿则会太饱足，以致无法频繁进行母乳喂养或者喂养足够长的时间来刺激产奶。

婴儿的体重增加是衡量母亲的产奶量与满足婴儿需求接近程度的最佳指标。需要更多信息，母亲可以使用精准（精度为 2 克）的电子婴儿秤进行称重试验。但是，单次喂奶婴儿的摄入量会因饥饿程度以及在一天内所处的时间段而有所不同。如果她有家庭用的体重秤，则全天候的称重试验可以提供更多的信息。或者她每天可以在大约同一时间给婴儿称体重，确保婴儿的体重增长保持在正常的范围内。

挤奶是另一种可以提示母亲泌乳量的方法。然而，挤奶是一种后天学习的技能，需要母亲花许多时间不断练习、熟练掌握。

乳汁摄入量的其他标志信息，如婴儿的吞咽声和尿布用量，并不完全可靠，但可以每天提供一些提示。随着母亲不断减少婴儿补充奶量，建议她在定期体重检查的间隙，每天记录以下内容。

- 婴儿大便的次数，其大小至少应为 25 美分硬币（2.5 厘米）。

- 婴儿用乳房喂奶的次数有多少，他对乳房的反应怎么样。
- 喂食补充奶的数量、时间及 24 小时喂食的总量。

当母亲减少给婴儿喂食补充奶时，母亲看到婴儿的大便保持正常会让她安心。尽管在前 6 周，每天大便 4 次，大便大小平均不低于 25 美分硬币（2.5 厘米），但在此之后，频率往往会有所下降，有时甚至有明显波动。大于 6 周龄的纯母乳喂养婴儿 2 次排便时间间隔可长达 1 周，只要婴儿体重增长良好，就不用过于担心。

了解脱水的迹象可以在婴儿茁壮成长时让人更加安心，而当婴儿的成长状况不佳时，可以作为一种警示信号。以下是婴儿需要更多补充奶的迹象。

- 24 小时内只需要用 2 片甚至更少的尿布。
- 当捏婴儿的皮肤时，松开后仍旧保持被捏后的样子。
- 极度嗜睡或无精打采。
- 口、眼干燥。

婴儿吃奶时乳汁摄入量增加的标志包括以下几种。

- 摄入的补充奶减少。由于婴儿吃奶时摄入了更多乳汁，他会对乳房更感兴趣，对摄入补充奶不感兴趣。随后即可减少补充奶的量。如果使用乳旁加奶装置，则刚开始喂奶时不使用这一装置，最后才用它。
- 大便气味轻微。乳汁摄入量增加的一个标志是大便不成形和气味更轻微。
- 健康状况更好，性格更温顺。如果婴儿生病了，乳汁摄入量增加可能表明他的健康状况在好转。尿布疹或皮肤病症可能会好转。
- 他可能更活跃，或者如果以前比较紧张，现在可能会更放松。

在每天减少补充奶量的同时，如果每周婴儿持续体重增长至少 5 盎司（140 克），这意味着母乳正在填补营养缺失。应减少补充奶量的标志包括以下几种。

- 婴儿开始更愿意吃奶或突然看起来吃奶速度更快。
- 婴儿吃奶时让乳汁溢出，或表现出其他形式的饱足信号。
- 婴儿剩下了足以喂养好几次的补充奶。

除非明显需要快速减少补充奶，否则对许多母亲和婴儿来说，每次喂养减少半盎司（15 毫升）效果最佳，减少补充奶的间隔时间可以长达一两天。也可以采用在一天的不同时间喂食不等量的补充奶来替代每次喂食减少相同量的方式。随着产奶量的增加，早上的第一次母乳喂养通常是彻底减掉补充奶的最佳时机。如果婴儿在摄入比平常更少的补充奶后看起来很舒服，则可以在不让婴儿饿着的情况下继续逐渐减少喂食量。避免摄入超过婴儿需求的补充奶。

在月经前后，母亲可能会注意到自己的泌乳量出现暂时下降。

第 18 章

接种疫苗和维生素 / 矿物质补充剂

一、接种疫苗

（一）母乳喂养婴儿接种疫苗

对于所有婴儿，无论是否母乳喂养，都适用相同的免疫接种计划。疫苗似乎增强了婴儿对免疫接种的免疫反应。免疫接种前后和免疫接种期间，母乳喂养都不需要延迟。

母乳喂养在免疫接种期间可有效地缓解疼痛。

（二）母乳喂养母亲接种疫苗

除了天花疫苗外，母亲接种的所有疫苗均与母乳喂养相容。

1. **风疹疫苗的接种时机** 因为与出生缺陷有关，所以不建议在未来 28 天内可能妊娠的女性接种风疹疫苗。对风疹无免疫力的母亲，可以用血检来测定，建议在产后进行免疫接种。

2. **被动保护** 当母亲做了免疫接种时，她体内产生的对抗疾病的抗体会进入乳汁。如果接种了轮状病毒和肺炎球菌疫苗，这就可以为婴儿提供几个月的被动保护。但这种被动保护作用是暂时的，不能代替婴儿接种疫苗。

3. **RhoGAM** 如果 Rh 阴性的母亲产下了 Rh 阳性婴儿，建议注射 Rh 免疫球蛋白（RhoCAM），以预防未来妊娠的并发症。母乳中的所有 Rh 抗体在婴儿的胃中都会灭活，所以即使喂食量大，母乳喂养也是安全的。

二、维生素 / 矿物质补充剂

（一）产妇维生素 / 矿物补充剂

营养状况良好的母乳喂养母亲可能不需要补充剂，但营养不良或维生素 / 矿物质缺乏的母亲可服用补充剂并从中受益。

长期营养不良或饮食非常有限的母亲可能最终会造成维生素或矿物质缺乏，以及乳汁中的以下矿物质和维生素水平降低：碘、维生素 A、维生素 D、维生素 B_6 和维生素 B_{12}。其他可能面临维生素或矿物质缺乏风险的包括有减肥手术史、患有克罗恩病以及其他营养吸收不良的人群。由于确诊为维生素 D 缺乏的人不断增加，如今认为，维生素 D 补充剂对大多数母亲和婴儿是有益的。

水溶性维生素（维生素 C 和复合维生素 B）每天经过母亲身体系统冲洗，不会积聚在体内。而脂溶性维生素 A、E 和 K 会储存在脂肪和组织中，因此不应超过推荐剂量，除非母亲缺乏某种维生素。

（二）婴儿维生素 / 矿物质补充剂

1. 维生素 D 补充剂 由于生活方式的改变，母亲和婴儿在阳光下照射的时间不断减少，维生素 D 缺乏症成为世界许多地方的普遍现象。目前建议所有纯母乳喂养婴儿每日补充维生素 D，每天给予婴儿 400 国际单位或母亲每天服用 6400 国际单位。如果母亲每天服用这个剂量的维生素 D，会有足够的维生素 D 进入喂养婴儿的乳汁中，同时为她自身提供健康的维生素 D 水平。

2. 维生素 B_{12} 建议给母亲存在维生素 B_{12} 缺乏症的母乳喂养婴儿服用维生素 B_{12} 补充剂。具有维生素 B_{12} 缺乏风险的母亲包括不食用含动物蛋白质的限制性饮食者（如素食者或遵从养生食谱者）、具有胃旁路或其他减肥手术史的患者以及患有克罗恩病和其他营养吸收不良的患者。由于维生素 B_{12} 缺乏的母亲所分泌的乳汁维生素 B_{12} 含量低，母乳喂养的婴儿也会有维生素 B_{12} 缺乏的风险。

婴儿维生素 B_{12} 缺乏的症状经常发生在母亲出现症状之前，出现在出生后的最初几个月内，或者直到后来才被诊断出来。症状包括对母乳喂养不感兴趣、体重增加缓慢、发育不良以及最终出现的神经系统问题。如果母亲未出现症状，血检可以检测到这种缺乏症。在这种情况下，母婴可能都需要服用维生素 B_{12} 补充剂。

3. 补铁剂 正常发育需要有效健康的铁元素，但常规的补铁剂对体内铁元素含量正常的婴儿可能是有害的。如果母亲的营养状况良好，那么她的足月分娩婴儿通常拥有足够的铁储备，可以维持其最初 6~9 个月的生活。从 6 个月开始，母乳喂养的婴儿需要摄入固体食物中的铁。而具有铁元素缺乏症母亲的早产儿或出生体重低的婴儿在 6 个月之前可能需要补充额外的铁元素。

进行简单的血液检查就可以测定婴儿体内的铁元素状态。母乳喂养婴儿的健康血红蛋白水平在 4 个月和 6 个月时 ≥ 10.5 克 / 分升，9 个月时 ≥ 10.0 克 / 分升。

铁元素含量过低会使婴儿面临缺铁和贫血的风险，可导致发育迟缓和神经系统问题。如果铁元素含量一直过低，这些病症可能会变得不可逆转。

铁元素含量过高可导致发育迟缓、神经发育迟缓、智商下降、身长和头围生长减缓。因此，除非婴儿有铁元素缺乏症，否则不建议服用补铁剂。

对于不满 6 个月的母乳喂养婴儿不建议使用氟补充剂，因为它们可导致婴儿牙齿永久性变色，通常被称为氟中毒。如果当地饮用水氟化物含量低于 0.3×10^{-6}，建议 6 个月以上的婴儿服用氟补充剂。

第19章

断　奶

断奶通常被定义为母乳喂养的结束。这不是一个行为，而是一个过程，是从婴儿摄入乳汁以外的任何食物开始，到最后一次母乳喂养结束。在世界上的某些地区，“断奶”是以开始摄入称之为“断奶食品”的固体食物作为标志。

一、建议

美国儿科学会建议，至少应在出生后的第一年采用母乳喂养，然而只要母亲和孩子都想母乳喂养，母乳喂养则仍可以持续下去。早期断奶可能导致急性和慢性疾病以及死亡发病率升高。

世界卫生组织建议持续母乳喂养 2 年以上。

二、决定断奶

（一）文化传统期望

每个母乳喂养的孩子最终都会断奶，但在不同的地方，对断奶的看法大相径庭。在美国，普遍在宝宝约 1 岁时断奶。但从跨文化的角度看，平均断奶年龄在 3~4 岁。从历史上看，母乳喂养 2~5 年是比较常见的做法。根据人类学家的说法，在没有文化传统影响的情况下，断奶的“自然”年龄估计在 2.5~7 年。

（二）母亲的观点

当被问及为什么选择断奶时，很多母亲都提到了具体的母乳喂养问题。然而，母乳喂养是一种复杂的社会行为，而且往往有更深层次的问题影响母亲的决定，例如缺乏支持和文化标准。

断奶的决定往往与母亲母乳喂养的总体满意度水平更加密切相关，而不是具体的母乳喂养问题。对母乳喂养后婴儿的满足感应该保持多长时间等不切实际的期望，可能会影响母亲对于其养育婴儿能力的看法，这是与母亲享受母乳喂养以及母乳喂养满意度密切相关的因素。

（三）其他人的影响

断奶的时机受到其他人以及是否得到社会支持的影响。在早期断奶比较普遍的文化传统中，平均来说，母乳喂养时间越长，她们从他人那里得到的支持就越少。

缺乏医护人员在母乳喂养方面的帮助和鼓励会导致早期断奶。

随着母亲们在母乳喂养方面的经验越来越多，她们受到其他人的影响越少。

三、断奶动力学

即使母亲并不积极鼓励断奶，孩子自己也会随着年龄的增长而无须继续母乳喂养。断奶可能主要由母亲或婴儿的行为影响，也可能是彼此相互影响的过程。

当母亲认为断奶是彼此需求而非仅仅出于自身原因的时候，她的情绪调整可能会更容易。有时候母亲做好断奶准备之前孩子就可能已经决定断奶，还有些时候母亲在孩子准备好断奶之前就可以断奶。

由于婴儿第 1 年对母乳的生理需求，不满 12 个月大的婴儿可能尚未发育成熟到可以断奶的程度。但是当给予婴儿母乳替代品并且婴儿开始喜欢上它们时，就可能会在无意中断奶。另外，有些家长将婴儿的正常行为，例如注意力不集中、较短的母乳喂养时间，以及想要减少母乳喂养次数，误认为这是婴儿准备断奶的信号。而在 12 个月大之前“给自己断奶”的婴儿应认为是在“罢奶”，这是一种可以解决的母乳喂养问题。

（一）断奶基础

如果婴儿年龄小于 1 岁，可向医护人员咨询适合的母乳替代品。喂养方式则因婴儿年龄而异。许多 6~8 个月大的婴儿可以断奶，改用杯子喂养。

在卫生条件差的地区，不推荐使用婴儿奶瓶。选择没有缝隙的易清洁容器（如带有直边的小杯子或勺子）会更安全。配方奶粉并非无菌产品，因此不推荐用于

4周以下婴儿的喂养。

孩子的年龄、断奶的准备工作和使用的方法，都会影响母亲和孩子断奶的难易程度。

（二）断奶的方法

一般分为几个类别：逐步断奶、部分断奶和突然断奶。逐步断奶可使母亲避免因乳房涨满而引起的疼痛，并降低乳腺炎的风险。这种方式也能使她有充分的时间，在她准备好断奶之前确保婴儿接受所给予的任何替代食物。

1. 从出生到12个月逐步断奶 在婴儿对日常生活形成强烈的喜好之前，断奶通常需要用婴儿配方奶代替母乳喂养。从纯母乳喂养过渡到完全断奶可能需要2到3周时间。为了帮助她做到这一点，首先应做到以下几点。

- 注意婴儿每天通常进行母乳喂养的时间。
- 每天选择一次母乳喂养（先让婴儿摄入别的食物，将早上的首次母乳喂养延后），而不是按照所选择的方法喂养替代性食物。
- 至少等待3天后，再进行一次母乳喂养，让她的产奶时间舒适而逐步地减少。

如果母亲感觉涨奶，应根据实际需要采取挤奶的办法，让她感觉更舒适一些，或给婴儿哺乳一小会儿让乳房软化。断奶时，给予孩子更多的关注和拥抱。期待他去寻找其他吮吸途径，并让他自己决定选择哪一个。

2. 12个月后逐步断奶 只要母亲尊重孩子的喜好，12个月后逐步断奶应该是最令人愉悦的过程。尝试不同的断奶方法，并采用下列最适合孩子的任意一种。

- 不主动哺乳，也不拒绝哺乳，也就是说当孩子想要吃奶时就给他哺乳，但是如果孩子并没有要求吃奶，就不要主动哺乳。当与其他方法结合使用时，可以加快断奶的进程。
- 定期给婴儿喂食餐点、零食和饮料，以尽量减少婴儿的饥渴感，并展开与婴儿年龄相适应的娱乐活动，以避免母乳喂养过于无聊。
- 改变日常惯例。想想婴儿会在何时何地要求母乳喂养以及如何改变日常惯例，这样他就不会老惦记着母乳喂养了。
- 让母亲的伴侣也参与进来。如果孩子在早晨醒来时通常要母乳喂养，请她的伴侣早点儿唤醒他并给他喂食早餐，或者帮助婴儿在夜间继续睡觉。

- 在孩子要求母乳喂养之前，喂食他喜欢的母乳替代品以及让他分散注意力的食物。一旦他要求母乳喂养，而给他喂食替代品，他可能会感到被拒绝母乳喂养。
- 推迟。这适合于年龄大一些且耐得住等待的孩子。如果这让他觉得母亲是故意跟自己保持距离，他可能会更加想要母乳喂养。
- 缩短母乳喂养时长。这对于2岁以上的孩子最有效。
- 可以与大一点儿的孩子一起商量。如果孩子已发育成熟到可以脱离母乳喂养，则可以通过相互协商提早放弃母乳喂养。

根据孩子的反应和喜好，如果需要的话调整断奶计划，并在出现异常情况，比如生病时，灵活应变。母亲可以以后再断奶。

如果孩子变得烦躁、哭闹或者坚持要母乳喂养，即使母亲试图以其他方式分散他的注意力或给予抚慰，也可能意味着断奶操之过急，采用不同的方法或许会更好。表明断奶过程进展太快的其他迹象包括婴儿行为的变化或退化，例如口吃、醒夜、过于黏人、新的或更为严重的母婴分离恐惧、咬乳（如果他从来没有咬过）、胃部不适和便秘。

3. 自然断奶　这是一种逐步断奶，可以让孩子自然发育到脱离母乳喂养。发生自然断奶的年龄因孩子而异。在社会上无法接受的情况下，继续母乳喂养的母亲应对所要面临的社会挑战的一个方法是保持母乳喂养的私密性，由于较大的孩子通常不像年幼的婴儿那样需要经常母乳喂养，因此这一点是可以做到的。在不太友好的场所，历经时间考验的避免母乳喂养的有效措施包括以下几点。

- 限定孩子母乳喂养的时间和地点。
- 出门时带点零食、饮料、玩具和（或）书籍，以便在孩子想要吃奶时分散他的注意力。
- 为母乳喂养选择一个他人听不懂的“暗语”。
- 离家较远时，寻找隐秘场所进行母乳喂养，例如试衣间。
- 选择穿合适的衣服。两件套和罩衫的效果会比较好。

如果母亲持续母乳喂养的时间比她们文化传统里所形成的时间更长，这些母亲一旦得到志同道合的母亲的支持，就会发现这一点是很容易做到的。因此建议她参加母乳喂养支持小组。

4. 部分断奶　这是要减少一部分母乳喂养，而继续采用一些其他的方式喂养。这可以作为在工作中不能母乳喂养或挤奶的职场母亲完全断奶的一种替代方法。对于感觉母乳喂养不堪重负的母亲来说，它也可以作为完全断奶的一种替代性方法。

一些有虐待史的母亲会感觉自己很难接受母乳喂养时的亲密接触，有限的母乳喂养可能会让她们继续下去。

在进行部分断奶之前，应确定给婴儿喂食什么食物来替代母乳。

- 如果婴儿年龄小于 1 岁，请与婴儿的医护人员讨论要选用哪种替代品。
- 如果婴儿年龄大于 1 岁，可以用固体食物和其他乳汁替代母乳喂养。

如果想要进行部分断奶，首先要注意婴儿平常的母乳喂养时间，并决定要放弃哪些时段的母乳喂养。如果母亲在一天的某个时间段内要离开宝宝，那么在她离开的几个小时内开始喂食（除了早上的首次喂食，那时婴儿可能已经吃饱了）。放弃某时段的母乳喂养后，每天在同一喂养时间给予替代性食物。

在放弃另一次母乳喂养之前，应至少等待 3 天的时间，让母亲的泌乳量向下调整。如果感觉乳房充盈，母亲可以挤出适量的乳汁以保持舒适。这将逐渐减缓母亲的泌乳量，同时避免疼痛和相关健康风险。

当母亲达到预期的母乳喂养水平，不再感觉到母乳喂养间隙的乳房充盈时，就意味着她已经实现了断奶。她可以在这个水平无限期地保持母乳喂养。

5. 突然断奶　这对于母亲和婴儿来说身心两方面都非常煎熬。母乳喂养疼痛的母亲更容易突然断奶。突然断奶引起乳房过度充盈，这可能导致剧烈的乳房疼痛，并可能导致乳腺炎。

对于婴儿而言，突然断奶可能比逐步断奶更难调整好情绪。在断奶期间，应给予婴儿更多的关注和抚触以让他感到慰藉。

如果年龄在 1 岁以下的婴儿突然抗拒乳房，可以认为是罢奶，而非自然断奶。

（三）断奶期间的舒适措施

断奶越平缓，所需的舒适措施就越少。断奶舒适措施的研究证据很少。没有关于常规做法（如乳房束缚和冷敷）的研究。

“干燥”性药物，如溴隐亭，已不再用于抑制泌乳，因为有报道称其具有严重的不良反应，并且美国食品与药物管理局撤回了对这一用途的许可。

断奶期间，挤奶可以增加母亲的舒适感，降低健康风险。无论母亲是逐步断奶还是突然断奶，她都可以采用挤奶的方式来保持舒适感。任何时候，当她感觉乳房涨满，都可以“挤奶以求舒适”，或挤出适量的乳汁让自己感觉舒适即可。

对于患有乳导管堵塞的母亲来讲，特别有用的另一种挤奶方法是完全排空乳房，然后在没有母乳喂养或挤奶的情况下使间隔时间越来越长。

在大众文献中推荐的一些令母亲断奶时感觉舒适的措施有以下几方面。

- 将裹在布内的冰袋敷在乳房上以减少肿胀。
- 洗个热水澡，缓解肿胀，使乳汁流动。
- 穿着舒适的、有支撑的胸罩，可能要比平常穿的大一个尺码。
- 喝水解渴，但限制盐分的摄入量。
- 将冰镇甘蓝叶放在胸罩中，每隔 4~8 小时替换新鲜叶子。
- 在不超过 1 周的时间内，每天饮用 3 杯（750 毫升）鼠尾草茶，这种茶是通过将一茶匙半（6 毫升）干鼠尾草叶浸泡在一品脱刚煮沸的开水中 10 分钟制成的。
- 服用 100 毫克维生素 B_6（吡哆醇）片，第 1 天服用 2 片，每日 3 次，之后每日 1 片；不良反应可能包括恶心、呕吐、腹泻和深黄色尿液。

（四）断奶时母亲的身心变化

一些母亲报告说没有任何变化，而另一些则注意到自己能量水平的变化（减少或增加）、情绪变化（更快乐或更悲伤）、体重变化（增加或减少）、头发纹理或光泽的变化和食欲变化（提高或下降）。如果婴儿母乳喂养 2~3 年或更长时间，母亲对断奶的复杂情绪较少。

如果母亲的月经周期在断奶之前没有恢复，预计她的月经和生育能力都会在断奶后得到恢复。

第 20 章

体重增长与成长发育

一、正常成长发育

（一）出生后体重减轻

无论采用何种喂养方式，大多数新生儿在出生后都会出现体重减轻，这是因为从他体内排出了组织中多余的液体以及胎便。出生后母乳喂养的婴儿平均体重会减轻 5% ~7%，最低体重出现在第 3 天或第 4 天。

除乳汁摄入量之外，影响出生后体重减轻的因素包括以下方面。

- 分娩时母亲静脉滴注。母亲分娩前最后 2 小时内给予静脉滴注越多，婴儿出生后的最初 24 小时内体重减轻也越多。
- 出生体重。较重的婴儿体重减轻较多。
- 剖宫产。经剖宫产手术出生的婴儿体重减轻较多。
- 胎龄。婴儿出生越早体重减轻越多。
- 性别。女婴比男婴体重减轻较多。
- 出生地点。大多数在美国出生的婴儿较出生时体重减轻 10%或以上。

如果婴儿体重较出生时体重减轻 8% ~10%，这可能处于正常范围内，但应评估母乳喂养动力学。如果婴儿较出生时体重减轻超过 10%，应对母乳喂养进行评估并检查婴儿的黄疸和脱水情况。

大多数母乳喂养的婴儿体重大约在第 4 天开始有所增长，并在 10~14 天恢复至出生体重。如果婴儿在第 14 天没有恢复至出生体重，这是评估母乳喂养动力学和进行某些必要调整的警示信号。

（二）从出生到 12 个月的体重增长

在第 3 天或第 4 天后，母乳喂养的婴儿体重开始增长，最初 3 个月的平均体重增长为每周约 8 盎司（245 克），男婴的体重增长速度略高于女婴。出生后的体重增长应始终以最低体重为基础计量。

3–12 月龄，体重增长逐渐减缓。5–6 月龄时，母乳喂养的婴儿体重较出生时平均增长 1 倍。

在出生的第 2 个 6 个月，健康、茁壮成长的婴儿身长平均每月增加 0.5 英寸（1.27 厘米），头围每月增加约 0.25 英寸（64 毫米）。12 月龄时，母乳喂养的婴儿体重约为出生体重的 2.5 倍，身长增加 50%，头围增加 33%。

年龄在 3–12 月龄，用配方奶喂养的婴儿比用母乳喂养的婴儿体重增长更明显，也具有更多的不利健康后果。

（三）12 个月后

母乳喂养仍然是婴儿营养的重要来源。母乳喂养可提供 1–2 岁的婴儿摄入能量的 35% ~40%。

（四）生长曲线

生长曲线是一个非常有用的工具，可以借此了解与其他相同年龄婴儿相对比的婴儿生长情况，但也可能会给父母和医护人员带来困惑。体重落在较高百分位数未必“好”，而体重落在较低百分位数也未必“坏”。根据定义，位于各个百分位数的孩子都可能是健康的，有的婴儿会较为矮胖，有的则会比较娇小，但他们的百分位数并不一定反映其整体健康或生长状况。

如果一个孩子一直健康成长，则其体重的实际百分位数就无关紧要了。但如果随着时间的推移，他的百分位数下降，则是一个应密切关注的信号。

3–12 月龄，婴儿在生长曲线上的百分位数会因其是否基于母乳喂养规范而有所不同。世界卫生组织的生长曲线准确地反映了 0–60 月龄的母乳喂养儿童的正常生长情况，可以在网站（http：//www.who.int/childgrowth/standards/en/）免费在线下载。

二、体重增长缓慢

（一）掌握基本信息

在给出建议的措施之前，首先要确定婴儿体重增长缓慢的原因，通常可以从以下三个方面查找。

- 母乳喂养动力学。婴儿是否深衔乳房？婴儿是否每天母乳喂养至少8次、主动吃奶并且在完成吃奶前一直待在乳房边？
- 婴儿的解剖结构和健康状况。婴儿是否由于异常解剖结构或健康相关性问题而导致母乳喂养无效？婴儿的健康相关性问题是否导致体重增长缓慢（尽管乳汁摄入量正常）？
- 母亲的解剖结构、健康状况和泌乳量。母亲的泌乳量是否可以满足婴儿的需求？

以一种平静且轻松的方式询问，并肯定母亲所做的事情是正确的。

确保由医护人员对婴儿进行定期评估。

如果婴儿的医护人员建议添加婴儿配方奶，而母亲想先尝试其他选择，请鼓励母亲联系医护人员讨论这一情况。

（二）评估体重增长或减轻

这时应该注意是否接近正常范围。所要询问的问题如下。

- 时间。婴儿一出生时体重就出现了问题，还是一开始体重增加正常？
- 称重问题。所有体重检查都使用相同的秤吗？每次称重时婴儿的衣服都一样吗？体重秤最近一次校准是什么时候？
- 生长状况。婴儿的身长和头围增长了多少？
- 婴儿的状况。医护人员对婴儿的整体健康有什么看法？诊断结果是体重增加缓慢还是生长发育停滞？

生长发育停滞的婴儿面临营养不良的风险，需要立即进行干预。婴儿的身长或头围增长可能很小，并且排出的是浓缩尿液，排便也较少。

体重增长缓慢的婴儿通常会有小便颜色清白的情况，而大便的排出次数符合预期，显得警觉且活跃、发育正常、皮肤和肌肉张力发育良好而且体重正在增加，只是比平均水平缓慢一些。在补充营养前进行母乳喂养可能会起到积极的作用。

（三）评估母乳喂养的有效性

母乳喂养无效的标志如下。

- 听不到吞咽声。也有些例外，因为有些婴儿可以有效地进行母乳喂养，但吞咽太安静，根本听不到声音。这些婴儿的体重增长会正常。
- 婴儿看起来从未得到满足。母亲可能会说，她“一直”都在哺乳。
- 浅衔乳可能会减缓乳汁流动、减少乳汁摄入量，并且婴儿难以在吃奶时始终待在乳房边。
- 吃奶时噎住可伴有乳汁流动过快，以及哺乳和吞咽不协调或呼吸问题。
- 肌肉张力过低或过高。低肌肉张力的婴儿包括那些唐氏综合征和其他神经功能障碍患儿。高肌肉张力的婴儿吃奶时可能会弓起身子，特别是采用直立喂食姿势时。
- 脸颊凹陷或吃奶时发出咔嗒声表示吸吮中断。如果婴儿体重增长正常，那就不成问题。
- 乳头疼痛或皲裂可能是由于浅衔乳、异常的舌头动作或解剖结构变异，如舌系带过短。
- 由于乳汁未有效排出而导致的乳房涨满得不到缓解或乳腺炎复发。

如果母亲根本听不到宝宝的吞咽声，那么可听见的吞咽应该在婴儿哺乳时早就停止了，或者是他很快入睡了，建议尽量帮助他更深地衔乳房，让他主动母乳喂养持续更长时间，并采用乳房按压使乳汁流动更快。

在某些地区，可以精确测量婴儿吃奶时的乳汁摄入量。

（四）尿布用量

这并不是衡量母乳喂养婴儿乳汁摄入量的可靠指标。每天的湿尿布量和大便量充其量只是一个粗略的指标。在常规的体重检查之间，尿布用量是可以借鉴的，但单凭尿布用量不能代表婴儿的准确体重。

尿布用量随时间而变化。在最初几周，每天平均有 4 次排便，但是 6 周龄后，即使婴儿体重增长正常，排便频率也会下降。

持续的绿色粪便可能是正常的变化，或表明泌乳过多，或者是婴儿对从母亲饮食经乳汁进入体内的某种药物或物质敏感。婴儿便中带黏液或便中带血也可能是敏感或过敏的征兆。

（五）婴儿的体温和睡眠模式

不是乳汁摄入量的可靠指标。

（六）母乳喂养的动力学基础

在婴儿体重增长缓慢的情况下应始终对母乳喂养的动力学基础进行如下检查。

- 每天母乳喂养婴儿多少次？大多数新生儿每24小时至少哺乳8次。如果由于嗜睡，婴儿每天喂养的次数较少，则每天至少要进行10~12次母乳喂养。
- 母乳喂养通常需要多长时间？婴儿是否吸吮了乳房？通常是谁结束喂养，母亲还是婴儿？推荐她们采用“先吃完第一个乳房的乳汁”的方式，其中，只用一个乳房喂奶，在婴儿自行离开后再用第二个乳房喂奶。
- 婴儿是否在吃奶时很快睡着了？母亲乳头疼痛吗？这些情况是浅衔乳的征兆。乳头疼痛也可能是婴儿或母亲异常解剖结构的征兆。
- 婴儿的睡眠/醒觉模式是什么，婴儿的最长睡眠时间有多长？如果婴儿没有每天醒来进行至少8次母乳喂养，他可能是过于拘束或穿太多衣服了，这可能使他昏昏欲睡。如果是这样的话，解开包裹婴儿的襁褓或给他穿上更轻薄的衣服，夜间至少进行1次母乳喂养，在婴儿自然发生的警觉期间采用密集型喂养方式，跟婴儿待在一起时多采用倚靠姿势，并在婴儿浅睡眠时将其诱导到乳房喂奶。
- 母亲是否使用乳盾？如有使用，问她使用的原因。如果婴儿无法有效吮乳（可能会导致婴儿体重增长缓慢），有时会推荐使用乳盾。

（七）最初6周内体重增长缓慢的原因

可能包括下列一个或多个因素。

1. 母乳喂养动力学

- 浅衔乳——可减少乳汁输送和（或）引起乳头疼痛，并可能是由于姿势问题或匹配度差（母亲乳头大、婴儿嘴巴小）引起的。

- 吃奶时很少主动吸吮乳汁——喂养时间表、有限或不频繁的喂养，婴儿嗜睡或穿衣过多，过度使用襁褓或安抚奶嘴（奶嘴、摇篮），产妇抑郁症。
- 由于分娩或医院做法而导致的不太理想的早期母乳喂养——母婴分离，服用药物，婴儿在吃奶时吸吮困难或艰难应对。
- 喂食低热量液体或固体食物（水、果汁和麦片等）——可延缓或替代母乳喂养。

2. 婴儿因素

- 性格——拘束/嗜睡的婴儿或喂养时难以安定。
- 导致无效吮乳的解剖结构或健康相关性问题——婴儿口腔解剖结构异常、疾病、早产、产伤、呼吸系统问题、感官处理失调、神经功能障碍（肌肉张力过高/过低）。
- 在保证健康的乳汁摄入量的前提下导致体重增长缓慢的健康相关性问题——心脏缺陷、囊性纤维化（婴儿的皮肤带咸味）、代谢紊乱和其他疾病。

3. 母亲的解剖结构、健康状况和泌乳量

- 乳房/乳头问题——乳房手术或损伤（切断乳导管或阻碍喷乳的神经损伤）、腺体组织不足，乳头解剖结构异常或乳头穿刺（可能会减少或阻止乳汁输送）。
- 出生相关性问题——母乳喂养延迟、产后出血、胎盘滞留。
- 健康和药物问题——减少泌乳量或与母乳喂养不相容的药物/草药；肥胖；甲状腺、垂体或激素问题；导致母乳喂养疼痛的产伤；多囊卵巢综合征（PCOS）。

4. 6周龄后体重增长减缓时，首先讨论基本的母乳喂养动力学

- 婴儿出生后的体重减轻在正常范围内吗？
- 婴儿2周时恢复到出生体重了吗？
- 在上个月左右婴儿的母乳喂养或睡眠模式有什么变化吗？
- 除了摄入母乳之外，婴儿还进食了什么食物或饮料？

- 母亲是否不太适合母乳喂养，还是需要承受来自家庭的不寻常的压力？
- 母乳喂养时，婴儿的注意力是否更加不集中？
- 婴儿每天有多少时间使用安抚奶嘴/橡皮奶嘴或者吸吮手指或拇指？
- 婴儿生病了吗？
- 如果婴儿年龄大于6个月，是否进行了血液检查以排除缺铁性贫血？
- 母乳喂养期间婴儿是否看起来不开心或者疼痛？
- 是否测量了婴儿吃奶时的乳汁摄入量？

（八）可能导致6周后体重增长缓慢的因素

1. 母乳喂养动力学

• 吃奶时很少主动吸吮——喂养时间表、有限或不频繁的哺乳、更长的夜间睡眠时间或作息调整（取决于母亲的乳房储奶量）、过度使用襁褓或安抚奶嘴（安抚奶嘴/橡皮奶嘴或摇篮）、婴儿注意力不集中。

• 给婴儿喂食低热量的流质或固体食物（水、果汁、麦片等）——可能会延缓或替代母乳喂养。

2. 婴儿的健康状况

- 可能减少婴儿乳汁摄入量的疾病——疾病，过敏，反流病。
- 在保证健康的乳汁摄入量的前提下可导致体重增长缓慢的病症——心脏缺陷、囊性纤维化（婴儿皮肤带咸味）、代谢紊乱和其他疾病。

3. 母亲的解剖结构、健康状况，乳汁生产/输送问题

- 健康状况或药物问题——减少泌乳量或与母乳喂养不相容的药物；激素、甲状腺或垂体问题；妊娠；多囊卵巢综合征；胃旁路手术或限制饮食导致的维生素 B_{12} 缺乏症。
- 乳房/乳头问题——乳头穿刺、乳房手术、损伤或腺体不足，一开始对体重增长的影响可能不明显，直到婴儿在约5周龄时需要充分泌乳量才能维持体重增长时才会显露出来。

从基本的母乳喂养动力学着手（见前面章节）。

如有可能，只给婴儿喂食母乳或者先母乳喂养。避免婴儿摄入水和果汁。如

果婴儿每天摄入 2~3 盎司（59~89 毫升）的配方奶，则不应突然停止喂食。相反，应随着母亲泌乳量的增加，逐渐减少配方奶的摄入。当配方奶的摄入量减少时，应监测婴儿的体重。如果婴儿年龄在 6~12 个月之间，母乳喂养之后应该喂食高热量的固体食物，而非之前。

母亲可根据她和婴儿的健康状况和病史与医护人员讨论催乳剂（促进泌乳的草药和药物）的使用。

在喂养后或喂养间隙挤奶有助于增加泌乳量。每天尽可能多次练习，直到挤出最后一滴乳汁后 2 分钟为止。

如果使用乳盾，请确保其正确放置并使用。如果婴儿没有深含乳房，他可能仅在乳盾的坚实端头处吸吮，而非较柔软的边缘处，这可能意味着乳汁流动较缓慢。

（九）何时及如何添加配方奶

如果婴儿没有喂养风险，在改善母乳喂养管理后，可促进体重增长，即使是最低限度，也表明该方法正在起作用，配方奶已不再需要。一两周后定期安排婴儿的体重检查。

在开始添加配方奶之前，请确保婴儿的体重增长缓慢是由于乳汁摄入量低造成的。由于健康相关性问题，例如心脏缺陷、遗传疾病、代谢障碍、吸收不良、肠梗阻、寄生虫或其他增加其能量需求或阻碍其充分代谢乳汁的病症，有些婴儿即便乳汁摄入量正常也会出现体重增长缓慢的情况。确保这些原因被排除，否则配方奶不仅不会促进体重增长，还会破坏母乳喂养。

如果需要补充奶，应确保母亲了解这样可以更有效地帮助婴儿进行母乳喂养。

就母亲选择的喂养方式展开讨论。如果婴儿年龄大于 6 或 8 月龄，理论上一杯的量是额外补充乳汁的首选量，但由于一杯的量无法满足婴儿的哺乳需求，所以在降低吃奶欲望程度上要小于一瓶的量。然而，如果需要给一个年龄较小的婴儿补充配方奶，可讨论其他选择（乳旁加奶装置、杯子、喂养注射器、滴管、奶瓶）。如果母亲愿意使用乳旁加奶装置进行补充，可以减少她花费的时间，因为母乳喂养后不必再喂养。这一装置还可能有助于改善母乳喂养。

（十）什么可用作补充奶

从最健康到最不健康排序的话，给年龄为 6 月龄以下婴儿补充奶的优先顺序是：①挤出的母乳；②捐赠人乳；③非人乳。

如果母亲有足够的乳汁作为补充奶，可考虑通过在母乳喂养后挤奶获得高脂肪、高热量的后乳。如果母亲采用配方奶作为补充，请遵循婴儿医护人员的建议，不要稀释，也不要加入强化剂。

婴儿每天体重增长所需的乳汁量会因年龄和婴儿而异（表 20-1）。

表 20-1　按年龄计算的乳汁摄入量

婴儿年龄	每次喂养平均乳汁摄入量	每天平均乳汁摄入量
第 1 周（第 4 天后）	1~2 盎司（30~59 毫升）	10~20 盎司（300~600 毫升）
第 2 周和第 3 周	2~3 盎司（59~89 毫升）	15 盎司（450~750 毫升）
1-6 月龄	3~5 盎司（89-148 毫升）	25~35 盎司（750~1035 毫升）

摘自 Mohrbacher，Kendall-Tackett. 轻松解决母乳喂养问题 . 2 版，美国加利福尼亚州：New Harbinger 出版社，2010：80.

（十一）补充奶基础知识

视婴儿自身的情况而定。通常，营养不良的婴儿应从摄入少量补充奶开始。但是，一两天内，随着婴儿胃的扩张，他们会摄入更多的乳汁，体重增长会显著增加。如果经过定期补充，而婴儿体重未见增长，应再次检查婴儿的健康问题。

应根据情况进行补充。这些原则可能有助于制定喂养计划。

- 白天补充还是夜里补充。在睡觉的时候，采用纯母乳喂养。
- 每天补充次数。如果婴儿的体重增长处于临界状态，则不必在他每次醒来母乳喂养后进行补充。应该让有健康风险的婴儿摄入更多补充奶，否则体重增长会很少。应随着时间的推移不断调整计划。
- 按一天的时段调整。如果婴儿喂养有效而母亲的泌乳量较低，视泌乳量究竟低到什么程度，有些母亲可以只在下午和傍晚才给婴儿补充奶，以配合她泌乳量的自然消长。
- 按喂养方式进行调整。如果通过乳旁加奶装置添加补充奶，那么当婴儿正常摄入乳汁时，在喂食刚开始时会把输乳管夹住。当婴儿开始打瞌睡时，再打开输乳管，以刺激母乳喂养持续更长时间。如果不能在婴儿吃奶时补充并且可以有效哺乳，则先进行母乳喂养，然后再喂食补充奶。然而，一些婴儿在摄入一些乳汁后可以更好地进行母乳喂养。做最有成效的事情就对了。

- 补充奶的量取决于婴儿的体重增长和身体状况。因乳汁摄入量低而缺乏抵抗力的婴儿应尽可能地多喝补充奶，增加他的身体能量，以便更有效地进行母乳喂养。但是，如果他的体重增长只是稍微有点缓慢，则只让他摄入正常增重所需的补充奶量，从而不会减少他母乳喂养的量。一般而言，婴儿每天更容易接受较少量的补充奶，而不是每天 1 次或 2 次大量补充。立即接受太多补充奶的婴儿可能会跳过一次或多次母乳喂养。对于 4 个月以下的婴儿，表 20–2 显示了每周平均体重增长增至 7 盎司（198 克）所需的补充奶量。

表 20–2 体重增长所需的补充奶量

每周体重增长	6 盎司（170 克）	5 盎司（142 克）	4 盎司（113 克）	3 盎司（85 克）	2 盎司（60 克）	1 盎司（28 克）	0 盎司（0 克）
每周体重赤字	1 盎司（28 克）	2 盎司（60 克）	3 盎司（85 克）	4 盎司（113 克）	5 盎司（142 克）	6 盎司（170 克）	7 盎司（198 克）
每日所需补充量	2 盎司（60 毫升）	4 盎司（113 毫升）	6 盎司（180 毫升）	8 盎司（240 毫升）	10 盎司（300 毫升）	12 盎司（360 毫升）	14 盎司（420 毫升）

摘自珍娜．母乳喂养工具的选择和使用．美国得克萨斯州阿马里洛市：黑尔出版，2009.

（十二）戒掉补充奶

当母亲的泌乳量和（或）婴儿的母乳喂养效果有所改善，应逐步戒掉补充奶。

- 缓慢减少补充奶。除非婴儿明显准备好快速终止补充奶，否则应每隔一天减少约 2 盎司（59 毫升）补充奶，同时增加喂奶时间。
- 在早上首次母乳喂养时不再补充奶。大多数婴儿从此可以很好地进行母乳喂养。
- 使用相同的体重秤，每周监测婴儿的体重增长 1 次或 2 次。如果婴儿的体重增长每周下降至低于 5~6 盎司（142~177 克），则可重新添加补充奶。
- 宝宝进行纯母乳喂养前预计需要花些时间。安抚母亲情绪并提供支持。

如果纯母乳喂养很显然并非母婴双方的选择，可帮助她了解所发生的一切，帮她一起梳理、平复心情，并对她的失望情绪表示理解。

三、体重快速增长

在母乳喂养的婴儿中，在最初几个月体重快速增长是正常的。然而，在6~12月大的时候，母乳喂养的婴儿比采用配方奶喂养的婴儿身体脂肪消耗更多，因此应该预测他的体重会减轻。

生长曲线上第95百分位数的婴儿不一定超重。大多数这类婴儿身长也大于平均值，而且是否超重是由重量与身长的比值决定的。可从世界卫生组织的官网免费在线下载体重－身长生长曲线，网址为http://www.who.int/childgrowth/standards/en/。超重的婴儿经常很难翻身和爬行，所以询问这个问题可以帮助确定婴儿是否真的超重，或者母亲的疑虑是否反映了她自己对体形问题的看法。

母乳喂养可使儿童肥胖风险降低20%~30%，但超重和肥胖的首要预测因子之一是超重或肥胖的父母。如果母亲超重或肥胖，建议她帮助孩子养成健康的饮食习惯并经常锻炼身体。如果她担心婴儿的体重，她可以找膳食学家或营养学家讨论相关策略，尽量减少婴儿成为超重儿童或成人的可能性。

母亲的乳脂含量不会影响婴儿的体重增长，因为食用高脂乳汁的婴儿每天摄入的乳汁比食用低脂乳汁的婴儿更少。

尝试通过限制吃奶的时间来减缓婴儿的体重增长并不明智，因为婴儿成长迅速，需要母乳中的营养成分才能正常发育。

（一）6月龄之前添加固体食物和体重增长

当固体食物延迟至6月龄以后再添加时，母婴的健康结果更好。但是，体重快速增长有时被误认为是婴儿“需要”早早添加固体食物的标志。在那些认为超重婴儿“更健康”的文化传统中，父母可以提早添加固体食物来增加体重。如果母亲固执地无视婴儿的超重迹象并继续给予更多的食物，这样势必就会造成不健康的饮食习惯，从而增加儿童肥胖的风险。

如果固体食物是婴儿饮食的重要部分，而妈妈想要减少固体食物的摄入量，就要逐步减少并更加频繁地母乳喂养，以促进泌乳量，弥补营养缺口。

（二）6月龄之后添加固体食物和体重增长

食物选择会影响体重增长。如果婴儿体重增长非常迅速，应避免摄入高热量的固体食物（如蛋黄和鳄梨），以及“高热量无营养价值”的食物（如甜食和饮料），多吃各种新鲜果蔬。乳汁在出生后的第一年应该是婴儿的主要食物，固体食物只是母乳喂养的补充。3–12月龄，母乳喂养的强度和持续时间增加与体重增长减缓有关。

附录 A 乳房按压

乳房按压是一种简单的技巧，母亲可以此延长婴儿主动吮乳的时间，从而增加乳汁摄入量。这一措施对于体重增加缓慢的健康婴儿、患有严重黄疸的新生儿，以及影响婴儿体重增长或生长发育的健康相关性问题或神经系统问题的婴儿可能是有用的。也可能有助于母亲减少长时间喂养的次数或增加泌乳量。

这种技巧是由加拿大儿科医生杰克·纽曼推广普及的（经许可后使用）。

1. 母亲需要知道婴儿什么时候想吃奶（张大嘴巴——停顿——闭上嘴巴呈吸吮的嘴型）。

2. 当婴儿主动吸吮乳汁时，母亲不需要使用任何乳房按压技巧。

3. 一旦婴儿开始吸吮乳汁，但并非长时间吮乳，只是小口吮乳，母亲应该开始进行乳房按压。

4. 婴儿在吸吮乳房，但实际上并未吸食（张大嘴巴——停顿——闭上嘴巴呈吸吮的嘴型）。当婴儿吮吸时，母亲用一只手握住乳房，拇指放在乳房一侧，其他手指放在乳房另一侧，这样将大部分乳房托在手上，拇指和其他手指一起用力，按压乳房。按压的动作应快速而有力，但不要过于用力以免乳房受到损伤。

5. 婴儿可能再次开始吸食（张大嘴巴——停顿——闭上嘴巴呈吸吮的嘴型）。如果是这样的话，母亲应该保持按压的状态，直到婴儿恢复吮乳。一旦婴儿只是在小口吮乳，母亲应该松开施加在乳房上的压力，这样她的手就不会太累，并且让乳汁再次开始流动起来。

6. 当母亲松开乳房时，小于2到3周龄的婴儿将停止吸吮。当他再次尝到乳汁时，他才会重新开始吸吮。年龄较大的婴儿可能会继续吸吮。如果婴儿开始吸食，那就再好不过了。如果他只是吸吮但不吸食，母亲应该重新开始按压乳房。

7. 如果乳房按压在特定时刻不起作用，这并不意味着母亲必须立即换一种方法。有时按压起作用，有时则不起作用。随着婴儿吃奶时间越来越长，乳汁流速减慢，它所起到的作用也就越来越小。这并不意味着乳房是“空的”，而是婴儿所能吸出的乳汁越来越少。婴儿会对乳汁流动做出反应。

8. 如果按压不再起作用，而且婴儿有点儿犯困，或者由于乳汁流动缓慢而显得有些烦躁，母亲应该让婴儿离开乳房，并用另一个乳房给婴儿喂奶。随后母亲应该重复这一过程。

9. 母亲应该不断尝试对她们最有用的事情。只要按压乳房不会对母亲造成伤害，而且婴儿能吃到乳汁，意味着这种技巧正在发挥作用。

附录部分

附录B　手动挤奶

手动挤奶可用于缓解乳房充盈、刺激泌乳量以及为婴儿提供乳汁。想要熟练掌握这一技巧需要不断练习，有效的手动挤奶技巧因母亲而异。

每个母亲需要在她的乳房上找到自己的“最佳挤压点”，以获得最佳的乳汁流动。乳晕很大的母亲可能会在自己的乳晕中找到最佳挤压点，而乳晕较小的母亲可能会在距离乳晕比较远的地方找到最佳挤压点。当母亲正在进行学习时，如果在乳晕上贴上一个小小的圆形创可贴，可能会帮助她更容易地找到这些“最佳挤压点”。

手动挤奶说明如下。

- 如果要给婴儿喂食乳汁，首先要洗净双手，并使用干净的勺子或宽口的收集容器。
- 在挤奶之前，用手、柔软的婴儿按摩刷或温暖的毛巾轻轻按摩乳房。
- 坐起来，微微前倾，让重力促进乳汁流动。
- 为了找到“最佳挤压点”，首先将拇指放在乳房上方，其他手指放在乳房下方距离乳头约 1.5 英寸（4 厘米）处。向胸壁施加稳定的压力，连续数次。如果没有挤出乳汁，将手指和拇指放置更远离或更靠近乳头的位置，再按压几次。重复移动手指和拇指，直到感觉到更坚实的乳房组织，然后施加压力产生乳汁。在将来的手动挤奶时，可跳过“查找”阶段，直接将手指放在该部位上。

- 应朝向胸壁施加稳定的压力，而并非向着乳头。对乳房内的乳汁区域施加压力。
- 向内施加压力时，连同拇指和其他手指的衬垫一起按压（推进，不是向外挤出乳头），找到一个很好的“按住－挤压－放松”节奏，类似婴儿的吮乳模式。
- 每隔几分钟（每个乳房挤奶5~6次）换另一个乳房，转动手指位置，使乳房所有区域的乳汁都挤出来并感觉柔软，通常需要20~30分钟。
- 避免沿着皮肤滑动手指。

如有疼痛或不适，可能是按压乳房用力过大，手指沿着皮肤滑动，或挤压乳头本身。

变化。为了在婴儿吃奶时手动挤奶，可用枕头支撑婴儿，这样就可以把两只手都腾出来。一些母亲同时从两个乳房手动挤奶，右手挤右侧乳房，左手挤左侧乳房，并收集在与乳房同一水平高度的稳定平面上的容器里。

与母亲分享不同手动挤奶技巧的视频剪辑：http://newborns.stanford.edu/Breastfeeding/HandExpression.html 和 http://ammehjelpen.no/handmelking？ id = 907（向下滚动查看英文版页面）。

附录C 乳 盾

母乳喂奶时，将乳盾罩在乳头上，婴儿通过其端头上的孔吃奶。大多数乳盾是由硅胶制成的，包含一个薄薄的“罩沿”，可以盖住母亲部分或全部乳晕，以及一个适合她乳头的更坚实、突出的“端头”，还有几个乳汁流通的孔。

使用说明。乳盾可用作帮助保持乳头扁平或乳头内陷的母亲进行母乳喂养的一种工具，特别是在奶瓶和（或）奶嘴改变了婴儿的期望值之后。乳盾可以帮助新生儿吸吮肿胀的乳房，或将不喜欢奶瓶喂养的婴儿过渡到乳房。对于乳头有皲裂的母亲来讲，临时使用乳盾可以减轻疼痛，避免中断母乳喂养。对于肌肉张力过高或舌系带过短的婴儿，坚实的乳盾可以帮助把乳房推向婴儿收缩的或凸起的舌头来触发主动吮乳。对于一些早产儿，使用乳盾可增加吃奶时的乳汁摄入量，避免需要额外补充。对于有母乳喂养问题的母亲来讲，使用乳盾可以直接用乳房喂养婴儿，最大限度地减少了挤奶的需求，并以另一种方式给婴儿喂奶，从而方便她的生活。

选择乳盾类型。普通的乳盾罩沿呈正圆形，在一些母亲的喂养期间可以很好地贴附在乳房上。接触式乳盾在其罩沿上有一个切口区域，与婴儿的鼻子或下巴进行肌肤接触。将切口与婴儿的鼻子对齐，可防止喂养期间乳盾罩沿向后弯弹到婴儿的脸部。刚开始使用乳盾的母亲可以多尝试一些类型，看看哪一种更适合。

适宜的乳盾。适宜的乳盾是发挥其有效性的关键。如果乳盾对于婴儿来说太大了，可能引起吐奶，从而可能导致喂养厌恶，并且婴儿的下巴可能逐渐靠近其端头而非其柔软的罩沿，因而阻碍了有效的乳汁输送。如果乳盾太小可能会因无法足够深入婴儿的嘴巴而无法刺激主动吮乳。大多数乳盾的端头长度非常相似。测量值变化最大的（可能在包装上注明）是端头开口的直径。对于早产儿和新生儿来说，最常选择的是端头开口狭窄的尺寸（16 毫米和 20 毫米），而对于较大的婴儿来说，最常选择的是具有较宽端头开口（24 毫米）的乳盾。为了与母亲乳头更匹配，端头开口必须足够宽以舒适地容纳她的乳头。但婴儿的体型与母亲乳头的宽度无关，这意味着适合婴儿的乳盾未必适合母亲，反之亦然。

如果乳盾端头对于母亲来说太小，这可能会减缓乳汁流动。如果乳盾适合母亲但不适合婴儿，这个工具就不再有用，反之亦然。

乳盾的使用。可以将乳盾放在母亲的乳房上，乳头塞入端头内部中间位置。为了将其保持在原位，母亲可以将拇指放在罩沿边上一侧，其他手指则放在另一侧。另一种使用方法是将乳头塞入端头深处，这样可以让婴儿耗费较少的体力，并帮助他更容易地停留在乳房上。

1. 将大部分乳盾端头从里面翻到外面。

2. 将乳盾端头放在母亲的乳头上。

3. 缓慢向右侧转动乳盾，将其滑到适当位置，再把乳头塞入乳盾端头。

在母乳喂养时，让乳盾保持在原位不动的方法：使用前在上面抹点温水，或在罩沿的内部边缘敷上少量 USP 改性羊毛脂。

在乳盾上哺乳。如果婴儿的下巴靠近乳盾的端头而不是罩沿，则不太可能触发主动吮乳。如果母亲可以在婴儿母乳喂养时看到乳盾端头的任何部分，应将婴儿从乳房移开，然后重试一次，确保婴儿吃奶时把嘴巴张得很开。不要让婴儿通过撅起嘴唇让奶嘴向下滑动来含住乳盾端头。

使用乳盾喂养有效性评估。母乳喂养后，检查乳盾端头内的乳汁，询问母亲的乳房是否感觉不那么涨了。一个饱足的婴儿会松开乳房，他可能将头部枕在乳房上，或者静静地保持警觉，双手会放松，而且如果母亲放下他，他不会马上烦躁不安。作为预防措施，使用乳盾一两天后应检查婴儿的体重，然后每周检查一次，确保他已经摄入足够的乳汁。

使用乳盾时，母亲还需要挤奶吗？这项建议是基于1980年使用厚橡胶乳盾所进行的一项不尽如人意的研究。2009年，一项使用薄硅胶乳盾的研究发现，吃奶时无论婴儿使用还是不使用乳盾，在2周、1个月和2个月时，体重增长没有统计学意义的差异。因此，如果婴儿使用乳盾可有效地进行母乳喂养，那么以后就不需要挤奶了。

停止使用乳盾。停止使用乳盾的合适时机将取决于使用它的原因。在某些情况下，可能只是偶尔在某一次喂养中派上用场。在其他一些情况下，则更长的时间可能会更好。使用乳盾以改善母乳喂养效果的早产儿可能需要不断成长并成熟数周，才能在没有乳盾的情况下正常喂养。

如果停止使用乳盾的时机成熟，可先用乳盾进行母乳喂养，婴儿主动吞咽后，尝试快速取出乳盾，并将婴儿放回乳房吃奶。如果可行，可在需要时使用此方法。通常，当婴儿动作变得更加协调时，喂养时需要用到乳盾的次数会越来越少。

如果不可行，可在整个喂养中继续使用乳盾，并在几天后当母婴都感到轻松而且不太饿的时候，重新尝试诱导吸乳的技巧。把乳房营造成一个愉快的乐园，避免在每次喂养时尝试不用乳盾所带来的压力。

曾经有人建议，通过一点点切下乳盾的端头直到完全切掉，从而停止使用乳盾，但采用这一方法时并不推荐使用硅胶乳盾。因切割时硅胶易形成尖锐的边缘而造成婴儿口腔不适。

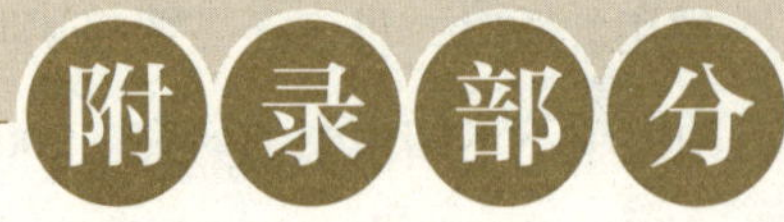

附录D 反式按压法

反式按压法由国际认证专业哺乳顾问（IBCLC）K. Jean Cotterman RNC–E（mellomom @ gmail.com）开发。

只要母亲的乳晕过于坚挺而导致母乳喂养或挤奶存在困难，就可以随时采用由美国哺乳顾问兼护士 Jean Cotterman 开发的反式按压法（RPS）。挤奶前也可以使用 RPS 法来触发喷乳。反式按压法需要对母亲的乳晕轻轻地施加压力，使肿胀的状况深入到乳房内部，而乳晕变得柔软。当乳晕渐渐变得柔软，肿胀消退，婴儿就可以更深入地衔住乳房，并且母亲在挤奶过程中更容易挤出乳汁。

什么是反式按压法？

这是一种软化乳晕（乳头周围的圆圈）的新方法，使母亲和婴儿在不断学习的时候能够轻松哺乳且易于排出乳汁。不应该让衔乳成为一件痛苦的事情。

这种新方法与用手指排出乳汁不同。不要指望每次都有乳汁从乳头流出来。但是如果有一些乳汁流出来，就大功告成了。

为什么反式按压法会起作用？

早期肿胀、坚挺或涨满可能只有一部分是由乳汁引起的。有些肿胀可能是由于多余的体液储存在乳导管周围的海绵状保护性组织中（这种多余的体液可能永远不会进入婴儿体内）。乳汁排出延迟经常导致组织液残留。经常排出少量的早期乳汁最好不过了。静脉注射药物，如催产素，往往可能会导致早期多余的组织液残留，有时需要 7~14 天才会消除。

反式按压法可短暂消退乳晕下方轻微或更坚实的肿胀，稍微向后进入乳房，持续5~10分钟的短暂时间。这可以让乳晕轻松改变形状，使衔乳更容易。软化的乳晕可以促进乳头伸展，从而更深入婴儿的口腔。

反式按压法还可以形成“下奶”反射（这表示乳房要向前快速释放更多的乳汁，这样一来婴儿的舌头可以够着它）。柔软的乳晕也可以更容易地用指尖或短时间的慢速温和性吸奶器来排出乳汁。如果您需要用指尖或吸奶器排出乳汁喂养婴儿，可在需要时使用反式按压法。您也可以在乳房上向前轻轻按摩挤出乳汁。避免长时间抽吸和吸奶器上过高的真空设置，以免残留的多余组织液进入乳晕和乳头。

什么时候反式按压法对您有帮助？

在最初的几周，可用于软化坚实的乳晕、解决衔乳问题或使乳房肿胀消退。在任何时候，可在用吸奶器抽吸前或抽吸时实现“下奶”反射。

感知乳晕和里面的深层组织。它是不是就像您的耳垂或嘴唇一样柔软并容易挤压？如果不是这样的话，那就应在每次婴儿想要吃奶之前试试反式按压法。

有些母亲在每次喂奶前软化乳晕，持续1周或更长时间，直到肿胀减轻、衔乳深入而轻松以及乳汁流动正常。

反式按压法应该不会造成不适。

（警告：切勿用于乳腺炎、乳导管阻塞或脓肿。）

如果在学习母乳喂养的最初几周，受到疼痛、肿胀或涨奶等问题的困扰，不妨试试这一手法。关键是使在乳头底部周围的乳晕非常柔软，这样就可以更好地衔乳了。柔软的乳晕可帮助婴儿的舌头吮吸更多的乳汁，与此同时对乳头的压力应非常温和。据母亲们说，手指弯曲效果最好（图D–1，图D–2）。如有必要可以找一个熟悉这一手法的人给您示范一下（图D–3，图D–4）。

压力应该稳定而坚决，但要尽量温和，以免造成疼痛。向内朝胸壁施加压力，慢慢计数至50次，如果乳房非常肿胀，计数可以慢一些。乳房非常肿胀的母亲们可以横躺，把更多的压力转移到背部得以缓解（利用重力）。这一措施可延迟肿胀回到乳晕，留下更充足的时间衔乳（如果指甲较长，可尝试如下所示的另一种方式）。如果母亲愿意，别人可以用拇指从旁协助（图D–5）。

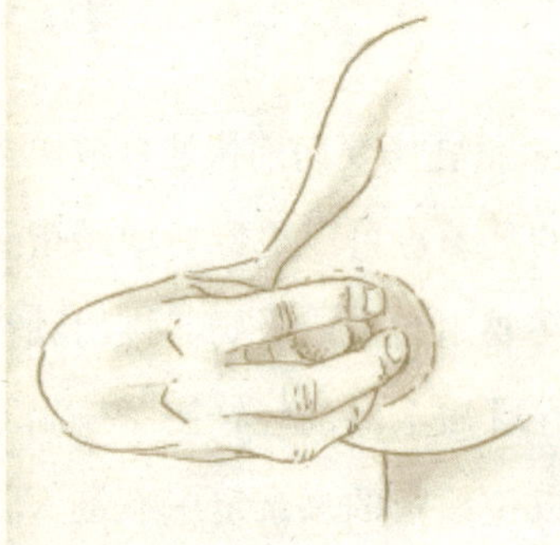

图 D-1　单手“花式捏压”：手指甲要剪短，指尖弯曲，放在婴儿的舌头可能触及的地方

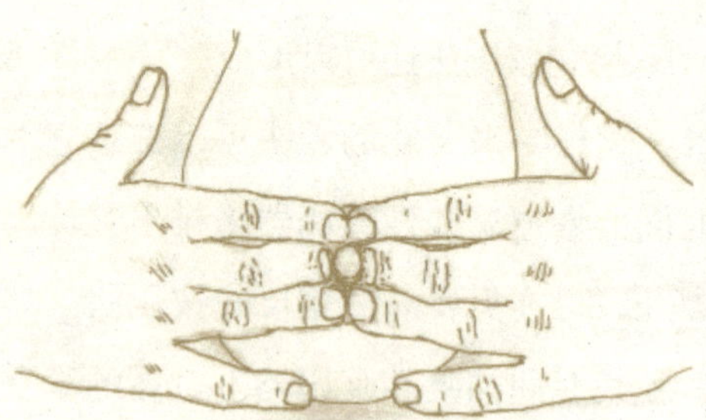

图 D-2　双手，一步法：手指甲要剪短，指尖弯曲，两只手各抚触乳头的一侧

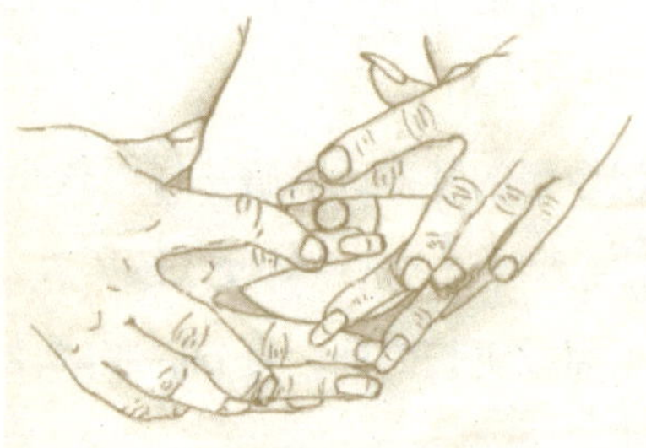

图 D-3　可以请人协助，把手指或拇指放在您的上方帮您按压

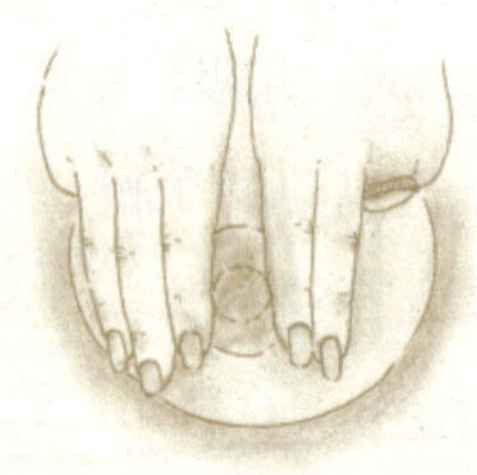

图 D-4　两步法，双手：两侧各使用 2 根或 3 根伸直的手指，第一指节贴近乳头。转动 1/4 圈，在乳头上下重复相同动作

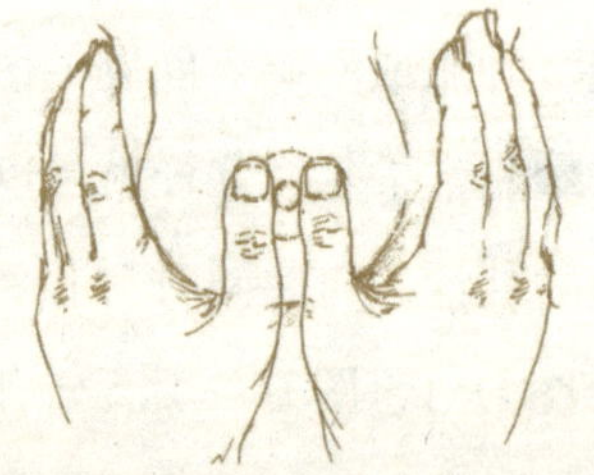

图 D-5　两步法，双手：两侧各使用 2 根或 3 根伸直的手指，第一指节贴近乳头。转动 1/4 圈，在乳头上下重复相同动作

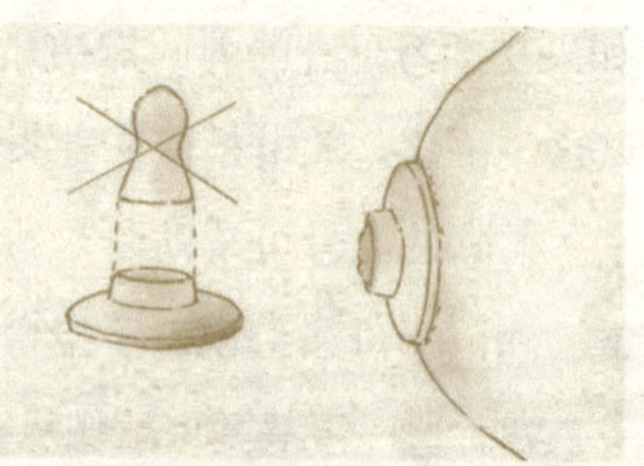

图 D-6　环绕软化法：切下一个人造乳头的下半部分，放在乳晕上，用手指按压

在每次喂养（或抽吸）前软化乳晕，直到肿胀消退。对于一些母亲来说，这可能需要 2~4 天甚至更长时间。任何一次抽吸时间都不能太长，如有必要，可以暂停一下重新软化乳晕。采用中或低真空度，以减少肿胀回流到乳晕。

本手册可复制和分发，无须另外的许可，条件是在任何情况下均不违反世界卫生组织《国际母乳代用品销售守则》。

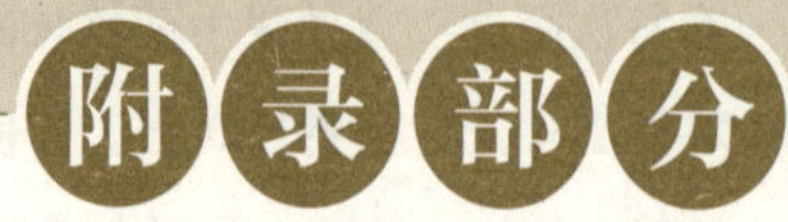

附录E　深衔乳技巧

不对称衔乳

如果婴儿衔乳较深并且母乳喂养正常，一般而言，母亲的乳头应延伸到婴儿硬软腭交界处5毫米以内。乳头到达这个区域时，母乳喂养通常是舒适和有效的。不对称衔乳是实现深衔乳的一种方法。在不对称衔乳中，婴儿用下颌覆盖的乳房部分比上颌覆盖的更多，使乳房“偏离中心”（图E-1）。这样可以使乳头更深入地伸到婴儿口腔内。

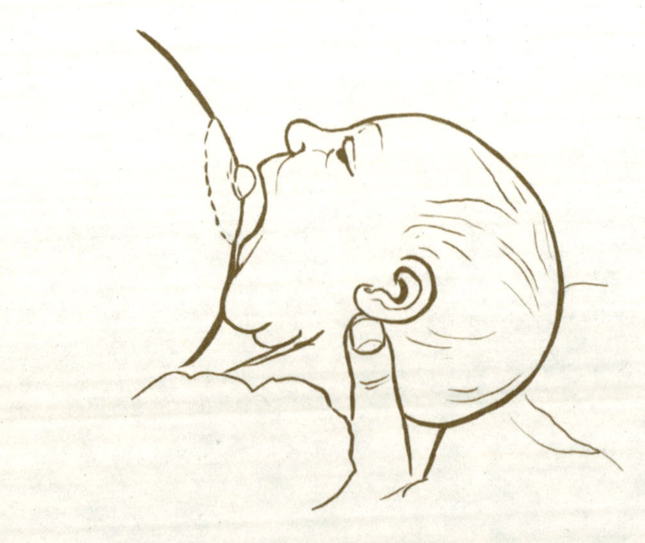

图E-1　不对称衔乳时婴儿下颌贴在偏离中心的乳房上

©2012 Anna Mohrbacher, 经许可后方可使用

说话或吃饭时只有下颌移动。下颌可完成所有的喂养动作，而上颌仅将乳房保持在适当位置。当婴儿含住乳房时，下颌离乳头越远，乳头越能深入到婴儿口腔后部。

母乳喂养的姿势可能使深衔更容易，也可以使之更困难，尤其是在早期。采用倚靠姿势时，重力作用可以自然地保持婴儿的头部、下巴和躯干与母亲的身体接触。采用这些姿势，当婴儿张大嘴巴并含住乳房时，重力可拉低婴儿的头，帮助他更加贴近乳房。

采用直立喂养姿势时，重力作用可能将婴儿的身体从乳房移开，因此母亲需要提供更多的帮助。直立喂养姿势可能导致衔乳更困难，特别是在最初几周。为了实现直立姿势母乳喂养时深衔乳，应做到以下几点。

- 首先使婴儿的身体与乳房平齐，这样婴儿就可以用“鼻子碰到乳头”了。支撑好婴儿的肩膀和颈部，让他的头部可以稍微倾斜。
- 确保婴儿的下巴、躯干、双腿和脚部均与母亲接触，母婴之间没有间隙。
- 等到婴儿的下巴对乳房的刺激产生反应，促使婴儿张大嘴巴。
- 当婴儿向乳房移动时，轻轻地在婴儿的背部和肩膀施加压力（避免挤压婴儿的头部），帮助他更加贴近乳房。

乳房塑形

当婴儿努力地深含乳房时，乳房塑形有时会使之更轻松。

乳房三明治法。母亲在乳晕附近轻轻地挤压乳房（手指放在乳房一侧，拇指放在另一侧），给乳房塑形，乳房压缩使得婴儿的下颌位置更靠后，更容易含住乳房。这个技巧特别适合于具有坚挺乳房组织的母亲（无论是天然存在的还是由于肿胀）。在新生儿期间，只要母亲和婴儿出现衔乳困难就可能派得上用场。

为了产生更好的效果，压缩乳房形成的椭圆形必须与婴儿嘴巴的椭圆形状相匹配——嘴角更宽，上下唇之间更窄。如果这两个椭圆形的方向不匹配，乳房塑形反而会使母乳喂养更加困难，而非更轻松。

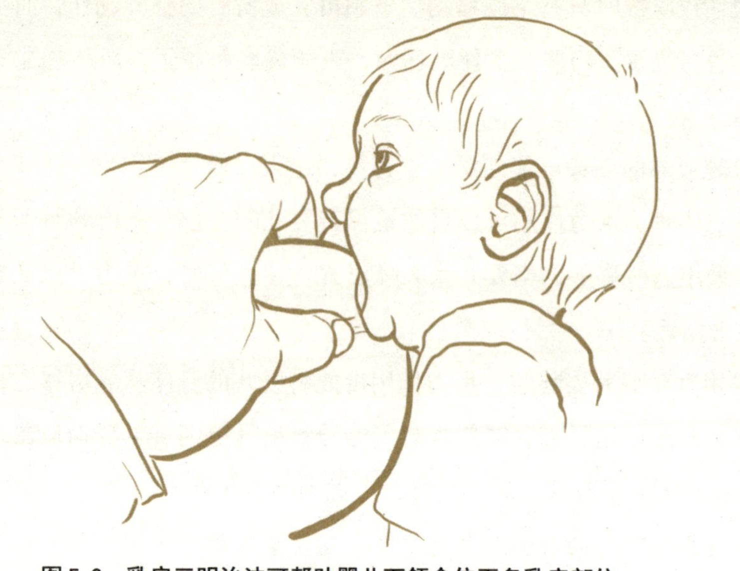

图 E-2　乳房三明治法可帮助婴儿下颌含住更多乳房部位

©2012 Anna Mohrbacher，经许可后方可使用

如何解释在何处轻轻挤压乳房

- 想象一下，母亲咬一口三明治的场景。首先，三明治处于水平位置，与嘴齐平，以便最窄的部分平行于她的嘴唇，这样就容易咬了。如果将三明治旋转 90 度与她的嘴巴垂直，咬起来就很费事了。婴儿和乳房的情形也是如此。
- 想象一下，把母亲的拇指或手指（无论哪个都要离婴儿上唇所在的位置最近）当作她的婴儿的“胡子”。换句话说，为了使乳房和椭圆形嘴巴在同一个方向上对齐，她的拇指和其他手指应平行于婴儿的嘴唇。

当形成“乳房三明治”时，请保持手指在乳房后方离乳头足够远，使得婴儿衔乳时不会有过多妨碍。

乳头倾斜。为了使用这种技巧，应做到以下几点。

- 将婴儿的身体拉近并与母亲接触，下巴触及乳房，母亲按压乳头上方的乳房，拇指或其他手指平行于婴儿的上唇，朝上指向乳头并远离婴儿（图 E-3）。
- 婴儿的下巴与乳房接触，刺激婴儿张大嘴巴。
- 用这根拇指或手指向内按压乳房，以使乳房下方滚入婴儿张大的嘴巴。

- 当乳房进入婴儿的嘴巴时，用这根手指轻轻地将乳头推入婴儿的上牙龈，然后取出手指。

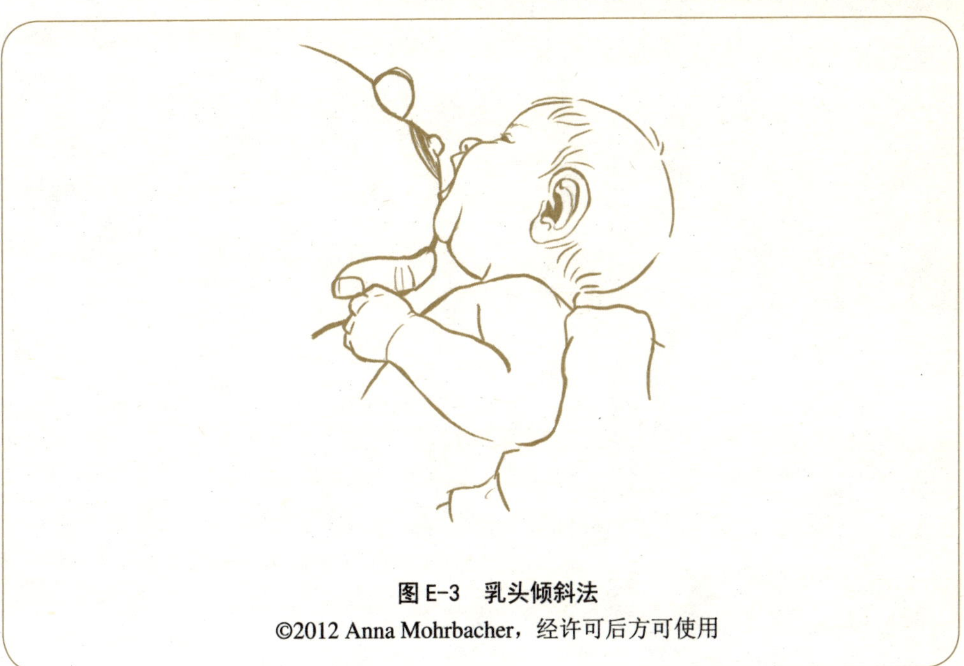

图 E-3 乳头倾斜法

©2012 Anna Mohrbacher，经许可后方可使用